Dr. Siegfried Wagner

Die Homöopathie-Fibel

Die wichtigsten Krankheitsbilder

Großes Arzneimittelregister

Kneipp-Verlag Leoben · Wien · Stuttgart

ISBN 3-901794-02-6

© Verlag des Österreichischen Kneippbundes Ges.m.b.H., A-8700 Leoben.

Titelseitengestaltung: Reinhard Habeck, Fenzlgasse 38/2/4, 1150 Wien.

Autor: Dr. med. Siegfried Wagner, Schatzmühle, 8411 Hengsberg.
Lektorat: Dr. Barbara v. Künsberg Sarre, Dr. Karin Fuchs, Sigrid Fink.

Layout, technische Bearbeitung:
Verlag des Österreichischen Kneippbundes Ges.m.b.H., Kunigundenweg 10, 8700 Leoben, Telefon 0 3842 /24094, Fax: 03842/21718-32.

Druck: Obersteirische Druckerei, 8700-Leoben,

Buchbindearbeiten: Buchbinderei Frauenberger, 7201 Neudörfl.

Das Werk ist urheberrechtlich geschützt. Jede Verwertung des Textes oder der Tabellen ist unzulässig und strafbar.

1. Auflage   Leoben, Februar 1997

VORWORT

Das Ziel jeder homöopathischen Behandlung ist die Auffindung der sogenannten Einzelmittel oder des Simile. Das Einzelmittel umfasst jeweils die Gesamtheit der Symptome einer Person und wird somit zu einem wesensgemäßen Arzneimittel. Darüber hinaus ist die Konstitution bzw. Krankheitsneigung richtungsweisend bei der notwendigen Auffindung der geeigneten Konstitutionsmittel.

Der geneigte homöopathische Arzt und die Geduld und Selbstbeobachtung der Patienten können und müssen dabei Pate stehen, wenn es um echte Heilung gehen soll. Demgegenüber stehen nicht im Gegensatz, sondern ergänzend, oft durch Generationen hindurch bewährte zusammengesetzte homöopathische Arzneimittel. Die nachgenannten Komplexmittel sind im Rahmen meiner eigenen Erfahrung entstanden und jahrelang bewährt. Sie bieten die Möglichkeit, bei leicht zuzuordnenden Krankheitsbildern eine Erstmaßnahme an der Hand zu haben, bis entsprechende ärztliche Beratung und Arzneimittelbeschaffung möglich sind. Herkömmliche schulmedizinische und homöopathische Arzneimittel weisen nicht immer Gegensätze untereinander auf und können und müssen oft parallel nebeneinander im Sinne einer Ergänzung Anwendung finden.

Zwischen dem Einzelmittel und dem Komplexmittel stehen Arzneimittel, die aus der Erfahrung oft auch im Sinne bewährter Indikationen entstanden sind und naturgemäß nach Diagnosen und Symptomen aufgefunden werden können.

Der Zugang zur homöopathischen Denk- und Behandlungsweise kann auf jeder dieser Stufen begonnen werden. Letztlich beginnt ein Lern- und Werdeprozess, den jeder Einzelne nach seinen eigenen Möglichkeiten für sich entscheidet.

Es kann bei der Fülle homöopathischer Möglichkeiten kein Anspruch auf Vollständigkeit erhoben werden, vielmehr soll dieser Leitfaden den Beginn eines eigenen homöopathischen Erfahrungsschatzes darstellen, der für jeden Einzelnen im Laufe seiner eigenen Tätigkeit sich selbsttätig erweitert. Mit eigenen Notizen und Anmerkungen versehen, soll praktisch ein »Brevier« für die homöopathische Therapie entstehen, in das die eigenen Erfahrungen einfließen können.

Homöopathische Arzneimittel werden in diesem Leitfaden mit besonders charakteristischen Eigenschaften aufgelistet, um einen ersten Überblick und eine Sichtung zu ermöglichen. In der Praxis wird man oft in die Lage kommen, in relativ kurzer Zeit Erstmöglichkeiten für eine Behandlung einsetzen zu müssen. Oft kann man dabei auf einen großen, eigenen und übernommenen Erfahrungsschatz zurückgreifen.

Die Auflistung der verschiedenen Arzneien unter den genannten Diagnosen soll ein Leitfaden werden, durch den man die Erstorientierung erfahren soll. Ebenso sind die genannten Potenzen zu verstehen, die natürlich nur als Mittelwert angesehen werden sollen und wie in der gesamten Homöopathie dem eigenen Ermessen überlassen bleiben.

Mit den klinischen Diagnosen quasi als Gerüst wird es auch notwendig sein, andere schulmedizinische oder alternative Heilmöglichkeiten zu vermerken. So haben auch neben den Komplexmitteln andere notwendige Therapieansätze in die Behandlungsempfehlungen Eingang gefunden.

Die Fülle der möglichen Arzneimittel und ihre differenzierte Anwendung sollen auch ein Anfang für eine fruchtbringende Auseinandersetzung und Gesprächsbasis zwischen Patienten und fachkundigen Ärzten sein.

In der Geschichte der Homöopathie waren immer Herstellerfirmen namhaft an ihrer Weiterentwicklung beteiligt und in ihren Bemühungen um der Sache willen tätig. Darüber hinaus wird der Erfolg einer Behandlung wesentlich von der Qualität der Arzneimittel abhängen. Qualität werden wir in Zukunft nicht ausschließlich über gesetzliche Vorschriften garantiert bekommen, sondern von der persönlichen Verantwortung und seelischen Beziehung der Hersteller. Aus diesem Grund werden im Rahmen dieser Fibel als Zeichen des Vertrauens und jahrzehntelanger, bewährter Zusammenarbeit die Bezeichnung DOS (Fa. Magister M. Doskar) bei den entsprechenden Arzneimitteln und Rohstoffen angegeben.

Für die notwendige Geduld während der jahrelangen Vorbereitung danke ich meiner Frau, Mag. art. Jutta Wagner Rothermann, und für die doch mühevolle textliche Verarbeitung gilt mein persönlicher Dank Frau Dr. Barbara von Künsberg Sarre. Für ihre Lektortätigkeit danke ich herzlich Frau Dr. Karin Fuchs.

Dem Kneipp Verlag danke ich in besonderer Weise für die Aufnahme der vorgelegten Fibel in sein Verlagsprogramm.

Dr. Siegfried Wagner

Hengsberg, Schatzmühle am 7. Jänner 1997

INHALT

Teil 1 7
Verdauungs-, Galle- und Lebertropfen 8
Wirbelsäule- und Gelenkstropfen 9
Nieren- und Blasentropfen 10
Beruhigungs- und Schlaftropfen für Kinder 12
Bettnässertropfen 14
Heuschnupfentropfen 15
Asthmatropfen für Kinder 17
Blasentropfen 19
Tropfen zur unspez. Abwehrsteigerung 21
Sklerosetropfen 23
Migränetropfen für Frauen 25
Migränetropfen für Männer 26
Nerventropfen für Männer 28
Nerven- und Examentropfen 31
Herz- und Kreislauftropfen mild 34
Herz- und Kreislauftropfen 36
Schultropfen für Kinder 38
Frauentropfen 40
Jugend Aknetropfen 41
Grippetropfen 43
Halstropfen 45
Stärkungstropfen für Kinder 47
Prostatatropfen 50
Hustentropfen 52
Verletzungstropfen 56
Sinusitistropfen 59
Stoffwechseltropfen 62
Venentropfen 67
Neuralgietropfen 69
Schlaftropfen 71
Schwindeltropfen 74
Neurastheniertropfen 77
Entwöhnungstropfen 80
Stärkungstropfen 84
Reizblasentropfen 86
Tropfen bei Regelbeschwerden 89
Magen- und Verdauungsstörungs-Tropfen 91
Durchfalltropfen 94
Angina pectoris-Tropfen 97
Gelenks-Entzündungstropfen 100
Teil 2: Großes Arzneimittelregister 103

Teil 1

Die wichtigsten Krankheitsbilder und bewährte Komplexmittel, ihre Zusammensetzung und Wirksamkeit als Einführung in die homöopathische Denkweise und Therapie durch den Arzt.

Verdauungs-, Galle- und Lebertropfen Mag. Doskar Nr. 1

Zusammensetzung:
Carduus mar. D2, Chelidonium D3, Taraxacum D3.

Anwendung:
Bei Verdauungs-, Galle- und Leberbeschwerden.

Eigenschaften und Wirksamkeit:
Unser Wohlbefinden ist untrennbar mit dem Funktionieren unserer Verdauungstätigkeit verbunden. Jeder Mensch besitzt seine eigenen Vorstellungen über seine ihm zuträgliche Ernährung. Man kann ruhig sagen, Gesundheit beginnt im Magen und bei der Verdauung, dort, wo wir in der Lage sein sollen, alle aufgenommenen Stoffe uns auch einzuverleiben. Störungen in diesem Bereich können vielfältiger Natur sein. Ein wesentlicher Anteil der Verdauung geschieht durch die Leber- und Galletätigkeit. Der gute und reichliche Gallefluss ist ein Garant für eine gute Verdauung und ein gutes Gemüt. Man sollte erwähnen, dass Melancholie soviel heißt, wie zu dicke und zu dunkle Galle, cholerisch zuviel und zu reichlich Galle bedeutet.

Carduus mar., die Mariendistel, wird in diesem Zusammenhang gerade in D2 zur Förderung des Galleflusses eingesetzt.

Chelidonium, das Schöllkraut in D3, bewirkt die Erweiterung der Gallengänge und Lösung von Verkrampfungen im Bereich der glatten Muskulatur, die häufig im Rahmen der heute üblichen nervösen Überforderung auftritt.

Taraxacum, der Löwenzahn, führt ebenfalls zu einer starken Steigerung des Galleflusses bei gleichzeitiger Mehrdurchblutung der Verdauungsorgane. Nebenbei kommt es auch zu einer Steigerung des Harnflusses.

Aus den erwähnten Wirkbereichen ergibt sich die tief über die Anregung der Galle- und Leberfunktion in das Stoffwechselgeschehen hineinreichende Wirkung. Die Leber, als das oft urerkrankte Organ, erfährt eine wesentliche anregende Wirkung und kann damit oft zum Schlüssel der wiederzuerlangenden Gesundheit werden.

Es ist nicht verwunderlich, dass die Wirksamkeit dieser Arznei sich von hier ausgehend auch auf Hauterkrankungen, chron. Stauungen, Gemütsverfassung und Stuhlregulierung erstrecken kann. Überall dort, wo die Entgiftung durch die Leber und die Anregung der Verdauungsorgane notwendig geworden sind, wird dieses Arzneimittel eine wesentliche Hilfe bedeuten.

Nebenwirkungen: Bisher keine bekannt.

Dosierung:
10 bis 12 Tropfen ca. 15 Minuten vor dem Essen. Vor Gebrauch schütteln!

Wirbelsäulen- und Gelenkstropfen Magister Doskar Nr. 2

Zusammensetzung:
Symphytum D8, Ruta D2, Aesculus D3, Hypericum D3, Rhus toxicodendron D4.

Anwendung:
Arthrose, Verstauchungen, Verrenkung, Cervicalsyndrom, Ischias und Wurzelneuralgie.

Eigenschaften und Wirksamkeit:
Da es sich bei den meisten Wirbelsäulen- und Gelenkserkrankungen um ein multifaktorielles Geschehen handelt, bei dem die verschiedenen Gewebsbezirke Knochen, Beinhaut, Sehnen, Bänder, Gefäßsystem, peripheres Nervensystem betroffen sind, können diese Tropfen mit ihren vielfach ineinandergreifenden Wirkungen sowohl bei akuten als auch chronischen Prozessen zur Anwendung kommen. Zu erwähnen ist, dass mit **Symphytum** gerade in D8 die Regeneration an Knochen und Beinhaut angeregt werden kann, dass **Ruta** besonders an den gezerrten und überbeanspruchten Bändern wirkt, **Aesculus** berühmt für seine antiödematöse Wirkung gerade in D3 ist, **Hypericum** bei allen Nervenläsionen und damit Schmerzäußerungen seit altersher angewendet wird, nicht zuletzt in dieser

verwendeten Potenz, und schließlich **Rhus toxicodendron** durch seine überragende Wirkung bei dem bekannten Anfangsbewegungsschmerz die Gesamtwirkung dieses Kompositums abrundet. Als nützlich haben sich diese Tropfen in vielen Jahren erwiesen, sowohl bei akuten, traumatischen Veränderungen an Gelenken und Wirbelsäule, sowie auch bei chronischen arthrotischen Veränderungen, die ja in gleicher Weise die genannten Gewebsbezirke betreffen. Die Einzelmittel sind aus der Homöopathie bestens in ihren Wirkungen bekannt und ergänzen sich zu einem abgerundeten Wirkungskomplex.

Nebenwirkungen: Bisher keine bekannt.

Dosierung:
3- bis 5mal täglich 20 Tropfen, im akuten Fall 1- bis 2mal stündlich. Vor Gebrauch schütteln!

Nieren- und Blasentropfen Magister Doskar Nr. 3

Zusammensetzung: Berberis D3, Solidago D3.

Anwendung: Zur Senkung des Harnsäurespiegels, bei Nierensteinen, zur Entgiftung bei und nach Infektionskrankheiten.

Eigenschaften und Wirksamkeit:
Niere, Leber, Darm, Lunge und Haut sind die großen Ausscheidungsorgane des Menschen, wobei die Niere den Reigen anführt. Was Leber und Niere nicht ausscheiden, scheidet der Darm aus. Was der Darm nicht ausscheidet, scheidet die Lunge aus. Was die Lunge nicht ausscheidet, scheidet die Haut aus und was die Haut nicht ausscheiden kann, führt zum Tode, so hieß es in der chinesischen Medizin. Wir wissen Vieles und Ungeordnetes über die Wichtigkeit der Ausscheidung über Nierentätigkeit, Darmtätigkeit, Atmung und Schwitzen. Vielfach werden die Ausscheidungsfunktionen in der Volksmedizin besonders beachtet und zur

Anregung gebracht: bei akuten Erkrankungen durch Schwitzkuren, bei chronischen Erkrankungen durch vielerlei Kräuter, die Nieren- und Darmfunktion anregen sollen. Wir wissen instinktiv etwas über die Verschlackung des Körpers und versuchen, über Entschlackungsmöglichkeiten den Organismus wieder zu reinigen und zu wohlgeordneter Organ- und Zellfunktion zu bringen. Im Vordergrund der sogenannten Verschlackungsprozesse steht die harnsaure Diathese. Durch eine schlechte Stoffwechselfunktion der Leber kommt es zu einer Überladung des Blutes im Körper mit sauren Stoffwechselprodukten und zu einer Überlastung der Niere, die ihrerseits als Organ (Blase, Niere) Beschwerden verursachen kann, oder in der Folge Störungen des Gesamtorganismus bewirkt wie z. B. rheumatoide Beschwerden, Erschlaffung der Haut, Müdigkeit, Kopfschmerzen u. dgl. im Sinne einer allgemeinen Beeinträchtigung des Organismus. Harnveränderungen bis hin zur Blaseninfektionsanfälligkeit treten auf.

Berberis vulgaris, der Sauerdorn, greift mit seiner Wirkung sowohl auf die Leber, wie auch auf die Nierenfunktion, zentral an dieser Schwach- und Schlüsselstelle ein. **Solidago,** die Goldrute, ist in erster Linie ein Nierenfunktionsmittel. Mit diesen beiden Arzneien wird oft der Beginn einer Therapie im Sinne einer Entschlackung eingeleitet, so dass der Organismus wieder seine Reaktionsfähigkeit erlangen kann. Häufig ist die Kombination von Leber- und Galletropfen zusätzlich angezeigt. Gleichzeitig wird das Organsystem Blase, Niere und die Harnbeschaffenheit positiv beeinflusst und die Neigung der in diesem Organbereich häufig rezidivierenden Entzündungen in beschwerdefreien Intervallen wesentlich herabgesetzt. Es gibt wohl keine kranken und auch gesunden Tage, in denen nicht der Nierenfunktion unser besonderes Augenmerk zur Erhaltung und Wiedererlangung der Gesundheit geschenkt werden soll.

Nebenwirkungen: Bisher keine bekannt.

Dosierung: 3mal täglich 10 bis 12 Tropfen. Vor Gebrauch schütteln!

Beruhigungs- und Schlaftropfen für Kinder
Magister Doskar Nr. 4

Zusammensetzung:
Zincum valerianicum D30, Coffea D12, Helleborus niger D4.

Anwendung:
Gegen Schlaflosigkeit für Kinder.

Eigenschaften und Wirksamkeit:
Gerade der heranwachsende Organismus stellt das ZNS vor eine besondere Leistungsaufgabe. Die gesamten Sinnesorgane der Kinder werden ja gerade in der frühesten Kindheit in starkem Maße durch immer wechselnde neue Eindrücke beansprucht. Oft hält die Verarbeitung nicht Schritt mit der Fülle der Aufnahme von solchen Eindrücken.

Die ganze Erlebnis- und Sinneswelt unserer Kinder in der heutigen Zeit ist von Reizüberflutung gekennzeichnet. Man denke nur an Lärm, Radio, Fernsehen, Auto und moderne Lebenshektik beruflich und privat überlasteter Menschen. Das Kind gerät dazwischen. Den gesetzten Reizen folgt keine Abklingzeit und Erholphase, dem Lärm keine Ruhe. So kommt es naturgemäß zu einer Steigerung des Erregungszustandes des Zentralnervensystems. Folglich gehen die Konzentrationsfähigkeit, Aufnahmefähigkeit, Merkfähigkeit verloren, es stellt sich Nervösität mit Unruhe der Gliedmaßen ein, die Kinder können nicht mehr ruhig sitzen, schulische Leistungen sinken und – als Endergebnis eines Prozesses nervlicher Überforderung – stellt sich Schlaflosigkeit ein. Gerade dann, wenn die Eltern der Meinung sind, das Kind müsse nach so einem Tag voll Hektik erschöpft einschlafen, ist die konzentrative Fähigkeit des Gehirns, die zum Einschlafen notwendig ist, verloren gegangen. Nicht selten wird ohne Einsicht in dieses Geschehen zu Beruhigungs- und Sedierungsmitteln gegriffen, um wenigstens die letzte Notwendigkeit, den Schlaf, noch zu retten.

Durch die Einsicht homöopath. Ärzte eröffnet sich ein Zugang zur Leistungsfähigkeit und Überforderung des Gehirns und zu notwendigen Arzneimitteln als positive Unterstützung der Leistungsfähigkeit.

Zincum val., Zinkvalerianat, spielt eine besondere Rolle, speziell in den heranwachsenden Zellen des Zentralnervensystems. Symptome wie Müdigkeit, Schwäche, verbunden mit Erregung und Unruhe, nervöse Geschäftigkeit, Betriebsamkeit, Umkehr des Tag- und Nachtrhythmus, schlechtes Gedächtnis und Konzentration fallen in den Wirkbereich.

Helleborus niger, die Christrose, besitzt noch mehr Beziehung zur Überreizung des Nervensystems bei unruhigem Schlaf, wobei es zum nächtlichen Aufschreien kommen kann.

Coffea, der grüne Kaffee, in der 12. Potenz kann seine beruhigende und ausgleichende Wirkung gerade da entfalten, wo am Abend im Kind noch alles hellwach ist und der ganze verflossene Tag noch einmal im Gedankenflug vorüberzieht und die Phantasie noch stundenlang beleben kann.

Über die Einsicht in den Prozess einer Störung und gleichzeitig in das Wesen von Arzneimitteln kann es gelingen, regulierend und ausgleichend zu wirken. So wird über die Kräftigung der Zentralnervenfunktion, ganz anders als durch einfache Beruhigungs- und Sedierungsmittel, ein positiver Weg zur Umweltbewältigung beschritten.

Darüber hinaus kann gesagt werden, dass durch die vermehrte Konzentrationsfähigkeit auf einige wenige notwendige Aufgabenbereiche die Überfülle der Sinneseindrücke verringert werden kann und sich das Schlafvermögen als Krönung der therapeutischen Bemühungen wieder einstellt.

Nebenwirkungen:
Bisher keine bekannt.

Dosierung:
1- bis 2mal tagsüber und vor dem Schlafen 10 bis 12 Tropfen. Vor Gebrauch schütteln!

Bettnässertropfen
Magister Doskar Nr. 5

Zusammensetzung:
Ferrum met. D12, Belladonna D6.

Anwendung: Gegen Bettnässen.

Eigenschaften und Wirksamkeit: Wer mit bettnässenden Kindern zu tun hat, kommt nicht umhin festzustellen, dass diese Kinder gewisse gemeinsame Merkmale besitzen. Es sind die zarteren, schwächeren, sensibleren, nervösen und meist etwas blasseren Kinder; sicher gibt es auch Ausnahmen dazu. Diese gemeinsamen Zeichen fordern bei der Behandlung der Bettnässer ein Eingehen auf konstitutionelle, d. h. veranlagte Eigenschaften, die sehr häufig im Kalzium-Phosphor-Stoffwechsel gelegen sind. Die hier vorliegenden Arzneien allerdings werden sich vorerst aber gegen einen Übererregungszustand sowohl im ZNS wie auch im Nervenübertragungsbereich auf die glatte Muskulatur richten, wobei die Konstitution oder Veranlagung vorläufig unberücksichtigt bleibt und einer eingehenden und notwendigen homöopath. Betrachtung bedarf.

Ferrum met., das Eisen, wie schon im blassen Typ mit Neigung zu fliegender Röte angesprochen, spielt nicht nur auf diesem Wege eine Rolle, sondern zum Wirkbild des Eisens gehört auch die Reizbarkeit der Blase mit gesteigertem Drang.

Belladonna, die Tollkirsche, besitzt in homöopath. Verwendungen ebenso einen Wirkbereich im Erregungszustand des Nervensystems wie an der glatten Muskulatur der Blase und ihrer gesteigerten Erregbarkeit. Mit diesen beiden bewährten Arzneimitteln soll es gelingen, eine positive Wirkung oder zumindest eine günstige Voraussetzung für eine notwendige konstitutionelle Therapie zu schaffen.

Nebenwirkungen: Bisher keine bekannt.

Dosierung:
3- bis 5mal 5 Tropfen regelmäßig. Vor Gebrauch schütteln!

Heuschnupfentropfen
Magister Doskar Nr. 6

Zusammensetzung:
Gelsemium D3, Euphorbium D6, Echinacea D1, Alumen chromicum D2.

Anwendung:
Gegen Heuschnupfen.

Eigenschaften und Wirksamkeit:
So sehr die homöopathische Therapie sozusagen als Krönung ihrer Einsichten eine konstitutionelle, d. h. auf Veranlagung hin ausgerichtete, Behandlung im Auge hat, so sehr ist sie auch aufgerufen, den Prozess der Reaktion in einem System, im Falle Heuschnupfen im System Schleimhaut, zu erfassen und vorerst vordergründig zu beeinflussen.

Die Allergie, als Veranlagung, ist in der mangelnden Abgrenzungsfähigkeit des Organismus gegenüber verschiedenen Allergenen meist als angeborene Störung des Kalkstoffwechsels vorhanden und die Voraussetzung für die abnorme Reaktionsweise, die in verschiedener Intensität vom leichten Kitzeln in der Nase, von geröteten Augen bis zur akuten Anschwellung aller Schleimhäute bis hin zur Atemnot reichen kann.

Der Ausdruck Heufieber trägt der Tatsache Rechnung, dass der gesamte Mensch seine Beeinträchtigung erfahren kann. Die Zeitspanne, in der diese allergischen Erscheinungen auftreten, kann von der ersten Haselnussblüte bis in den Spätsommer hinein andauern. Die davon betroffenen Menschen besitzen diesbezüglich meist genaue Erfahrungen und Kenntnisse. Die verschiedenen Pollen, respektive Pflanzeneiweißkörper, werden als alleinige Ursachen angesehen und von den Austestungs- und Desensibilisierungsmethoden erfasst, wobei der Erfolg wechselhaft bleibt und die eigene innere Stoffwechselschwäche des Menschen unberührt bleibt. Mit dem Eindringen der Allergene beginnt der Organismus Sturm zu laufen und der Prozess der Sekretion oder Flüssigkeitsabsonderung beginnt, als ob gleichsam alle oberflächlich anhaftenden Fremdeiweißkörper fortgespült werden sollten. Alle Maßnahmen, die nun gewaltsam versuchen, diesen Prozess von der Symptomatik her zu unterbrechen, können sicher, trotz subjektiver Besserung, nur eine Verdrängung und Verlagerung der allergischen Reaktionen bedeuten. Häufig genug treten nach einer erfolgreichen Desensibilisierung allergische Erscheinungen z. B. an der Haut auf und häufig kommt es Jahr für Jahr nach unterdrückenden Maßnahmen zu einer Verstärkung der allergischen Reaktionen. Die in den vorliegenden Heuschnupfentropfen vorhandenen Arzneimittel sollen nun in der Lage sein, vorerst das Symptomenbild der Schleimhautschwellung mit seiner Blutfülle und Flüssigkeitsabsonderung in der Weise zu beeinflussen, dass die von der Natur aus ablaufenden Vorgänge eine wirksame Unterstützung finden und damit positiven Ablauf zeigen. Die Veranlagung als vorher schon angesprochene Stoffwechselstörung oder Schwäche des Organismus bleibt in ihrer Betrachtung und Behandlung Aufgabe einer intensiven homöopathischen Besprechung und Erfassung der Person des Betroffenen.

Gelsemium sempervirens, der wilde Jasmin, entfaltet in D3 seine Hauptwirkung gerade dort, wo Benommenheit und ein gleichsam katarrhalischer Zustand der Schleimhaut des Nasen-Rachenraums besteht.

Euphorbium vermag in D6 besonders auf den häufigen Niesreiz, die geröteten Bindehäute sowie auf den oft auch auftretenden kurzen Reizhusten einzuwirken.

Echinacea, die schmalblättrige Kegelblume, besitzt ihre positive Wirkung im Bindegewebe und im Immunsystem, wo ja gerade Beziehungen zum allergischen Prozess bestehen.

Alumen chromicum, Chromalaun in der 2. Potenz vermag erfahrungsgemäß, die Hauptsymptome der Allergie wie Sekretion und Atmung äußerst positiv zu beeinflussen.

Mit dieser Mittelkombination werden die vom akuten allergischen Geschehen erfassten Funktions- und Gewebsbereiche im Sinne einer ablaufenden Reaktion positiv beeinflusst, so dass auch eine gewisse Stabilisierung der betroffenen Bezirke und Kräftigung eintritt. Wenngleich sich dauerhafte Erfolge ohne eingehende homöopathische Umstimmungstherapien nicht einstellen können, so kommt es doch oft alleine dadurch schon zu einer Abnahme der Beschwerden von Jahr zu Jahr.

Nebenwirkungen:
Bisher keine bekannt.

Dosierung:
Falls vom Arzt nicht anders verordnet 10 bis 12 Tropfen ca. 15 Minuten vor dem Essen. Vor Gebrauch schütteln!

Asthmatropfen für Kinder
Magister Doskar Nr. 7

Zusammensetzung:
Ipecacuanha D2, Cuprum aceticum D4, Calcium phos. D12.

Anwendung:
Asthma bei Kindern.

Eigenschaften und Wirksamkeit:
Wer asthmaerkrankte Kinder beobachtet, wird bemerken, dass es sich dabei um Kinder mit im allgemeinen bestimmten Wesenszügen handelt. Es sind meist die nervöseren, erregbareren, motorisch unruhigen, zarteren Kinder, die auch häufig gewisse Essgewohnheiten aufweisen. Natürlich gibt es auch einen ganz gegenteiligen Typ. Man kann annehmen, dass es die im Kalk-Phosphorstoffwechsel gestörten Kinder sind.
Der Beginn des asthmatischen Geschehens steht meist im Zusammenhang mit gehäuft auftretenden Infekten, die sich bis in die Bronchien hinein erstrecken.
Es ist eine verstärkt ablaufende lymphatische Reaktion, ein verstärkt ablaufender Anpassungsversuch, wobei die Schwäche im Kalk-Phosphorstoffwechsel

zu Tage tritt. Im Zuge der gehäuft auftretenden Infekte kommt es dann schließlich zu einer allergischen Reaktionsbereitschaft der Bronchien mit Verkrampfung und Schleimbildung bis zum Erbrechen.

Ipecacuanha, die Brechwurz, besitzt ihre große Beziehung zur Verkrampfung der Bronchialmuskulatur, zur Sekretbildung, zur Neigung zum Erbrechen und zum periodischen Auftreten der Symptome. Man könnte von einer vagolytischen Wirkung in der zweiten Potenz dieser Arznei sprechen.

Cuprum aceticum, Kupferacetat, besitzt auch seinen Hauptwirkbereich in diesem Zusammenhang in der Verkrampfungsneigung der Bronchien bis zum Erbrechen. Darüber hinaus spielt es eine Rolle im Abwehrmechanismus des Körpers.

Mit **Calcium phos.,** Kalkphosphat, wird die konstitutionelle, d. h. veranlagungsmäßige, Seite der Erkrankung beeinflusst.

Mit diesen homöopathischen Mitteln wird das komplexe Geschehen dieses Prozesses erfasst und das Kind, das über seine Infektanfälligkeit seine Schwachstelle erkennen lässt. In Verbindung mit der nervösen Veranlagung kann ein Circulus vitiosus ausgelöst werden, wobei man versucht ist, zu glauben, dass es schon die Angst und Erregbarkeit ist, die einen Anfall auslösen kann. Die Homöopathie ist bemüht, immer möglichst die Gesamtheit der Symptome zu erfassen und ihre therapeutischen Möglichkeiten darauf abzustimmen. Nicht die Einengung auf eine erkennbare Ursache, sondern die Erweiterung unserer Einsichten in die Zusammenhänge soll den ärztlichen Bemühungen zugrunde liegen.

Nebenwirkungen:
Bisher keine bekannt.

Dosierung:
Anfangs 5- bis 10minütig 10 bis 12 Tropfen, dann seltener. Vor Gebrauch schütteln!

Blasentropfen
Magister Doskar Nr. 8

Zusammensetzung:
Dulcamara D3, Equisetum D1, Petroselinum D1, Sepia D6.

Anwendung:
Blasenschwäche und Entzündung, Blasenkatarrh.

Eigenschaften und Wirksamkeit:
Chronisch wiederkehrende Harnwegsinfekte mit sogenannter aufsteigender Tendenz von der Blase zur Niere werden oft als die moderne Seuche des ausgehenden 20. Jahrhunderts genannt. Die Ursachen dafür werden sicherlich einen vielschichtigen Charakter haben und von der Ernährung, der Kleidung bis hin zur arhythmischen überfordernden Lebensweise mit ausgeprägtem Stimulanzienmissbrauch (Coffein, Nikotin, Alkohol u. dgl.) reichen. Die heute üblichen, nur vordergründig wirkenden Antibiotikatherapien, respektive Antibiotikakuren, weil über lange Zeiträume und immer wieder angewendet, nehmen keinen Bedacht auf die zugrunde liegende Organ- und Systemschwäche. Es kommt im Gegenteil durch zusätzliche allgemeine Belastung des Organismus zu einer weiter gehenden Schwächung und Steigerung der Infektanfälligkeiten. Der Patient hingegen kennt anfangs vielfach eine gesteigerte Reizbarkeit der Blase, die nachfolgenden Infekten vorangehen kann. Es ist die Empfindlichkeit gegenüber Nässe und Kälte, kalte Füße, kaltes Sitzen, gesteigerte nervöse Belastung und bisweilen auch hormonelle Zusammenhänge, die gerade bei den weiblichen Patienten eine Rolle spielen. Der Infekt, als Ursache der Beschwerden und Symptome aufgefasst, ist nur die logische Folge eines vorausgehenden Reizzustandes und einer Schwächung des Organbereichs. Die mit diesen Tropfen bezweckte Kräftigung und Besserung der gesamten Blasensituation ist vorerst die notwendige Voraussetzung, die Infektanfälligkeit herabzusetzen, so dass diese besonders im subakuten, wie auch chronischen Stadium Verwendung finden kann.

Dulcamara, Bittersüß, besitzt seine Hauptarzneiwirkung in D3 besonders in der Empfindlichkeit gegen Nässe und Kälte, Blasenreizung durch diese, sowie eine weitere Beziehung zur Zelloberfläche und Zellschutz.

Equisetum, der Schachtelhalm, entfaltet seine Wirkung in D1 vor allem in einer leichten harntreibenden Wirkung, so dass Mehrdurchflutung des Nieren-Blasensystems eine weniger günstige Bedingung für Bakterienvermehrung bietet, gleichzeitig erstreckt sich die Wirkung auf den Reizzustand von Blase und Niere.

Petroselinum, die Petersilie, auch als harntreibend bekannt, besitzt ihre besondere Beziehung zu gehäuftem heftigen Harndrang, oft auch im Zusammenhang mit einer nervösen Blasenschwäche.

Sepia, die Tinte des Tintenfisches, ist, in der Homöopathie potenziert, ein häufig verwendetes Mittel, wobei besonders in diesem Zusammenhang die Wirkung auf die Schlaffheit der Beckenorgane, auf venöse Stauungen und die Beziehung zum hormonellen Bereich in Frage kommen. So können diese Arzneimittel durch die leicht harntreibende Wirkung über die Beziehung zur Zelloberfläche, die Bindegewebsschwäche bis zur nervösen Blasenschwäche eine allgemeine Besserung in diesem Organbezirk erwirken und somit eine Voraussetzung in der Behandlung chronisch-rezidivierender Harnwegsinfekte werden.

Nebenwirkungen:
Bisher keine bekannt.

Dosierung:
Anfangs 1- bis 2stündlich, später 3mal täglich 12 bis 15 Tropfen. Vor Gebrauch schütteln!

Tropfen zur unspez. Abwehrsteigerung Magister Doskar Nr. 9

Zusammensetzung:
Echinacea D1, Sulfur jod. D4, Mercurius bijodatus D4, Vincetoxicum D12.

Anwendung:
Unspezifische Abwehrsteigerung, Infektionskrankheiten und Rezidive, Epidermien.

Eigenschaften und Wirksamkeit:
Rezidivierende, verzögert ablaufende und chron. Infekte in ihren verschiedenen Erscheinungsformen und Organmanifestationen sind seit eh und je das größte Problem ärztlichen Handelns gewesen.

Darüber hinaus ist es heute durch symptomatische Therapiemaßnahmen, die die eigenen Körperabwehrmaßnahmen außer acht lassen, zu einer enormen Zunahme aller chron. rezidivierenden Infekte gekommen. Besonders die chron. rezidivierenden Nasen-, Rachen- und Urogenitalentzündungen ragen heraus. Außer wiederholten und langdauernden Antibiotika-Gaben mit allen ihren negativen Konsequenzen scheint es keine weitere Therapiemöglichkeit zu geben.

Nun ist dem ganzheitlich und homöopathisch denkenden Arzt vorerst ein ganz anderer Zugang zum Kranksein gegeben. Nicht das Organ allein, sondern ein ganzes System, ein ganzer Mensch ist geschwächt in seiner Abwehrlage, in seinen Reaktionsmöglichkeiten, sich der allgegenwärtigen pathogenen Umwelt zur Wehr zu setzen.

Das Schwergewicht der Betrachtung richtet sich von der äußeren Ursache weg zur inneren Veranlagung und Disposition. Auf dem Weg dorthin bieten die Tropfen zur unspez. Abwehrsteigerung eine wertvolle Einleitung einer Therapie Unterstützung einer laufenden Therapie, und Nachbehandlung und Sicherung eingetretener Heilungen.

Im Nachfolgenden soll auf die Wirkung der einzelnen Inhaltsstoffe eingegangen werden.

Vincetoxicum besitzt eine aconitinähnliche Gefäß- und Sympathicuswirkung und ist unerlässlich, da ja gerade die gestörte Gefäßregulation die Voraussetzung für das genannte Krankheitsgeschehen bietet.

Echinacea bewirkt eine Leukozytenausschüttung und Steigerung der Abwehrkraft und besitzt auch gewisse Gefäßtonuswirkungen.

Mercurius bijodatus: Quecksilber und Jod in dieser homöopath. Potenz sind im Besonderen für Entzündungen mit chron. bakterieller Besiedelung angezeigt und besitzen die größte diesbezüglich entzündungshemmende Heilkraft.

Sulfur jodatum: Mit diesem Mittel aus Jod und Schwefel werden die bei jedem chron. Geschehen unerlässlichen Entgiftungs- und Entschlackungsvorgänge eingeleitet, ohne dass es dabei zu einer starken Jodwirkung im Sinne eines Jodismus kommen kann, wenn auch das Jod im Zusammenhang mit der Abwehr- und Stoffwechsellage für unseren Organismus, besonders in Jodmangelgebieten, eine große Rolle spielt.

Aus den genannten Arzneimitteln und ihren Wirkungen ergibt sich, dass durch das Zusammenwirken dieser Arzneien in den Prozess der chronischen Abwehrschwächen hinein eine mächtige Aktivierung und Selbstheilungstendenz des Organismus verursacht werden kann.

Nebenwirkungen:
Bisher keine bekannt.

Dosierung:
Regelmäßig 3mal 15 Tropfen. Vor Gebrauch schütteln!

Sklerosetropfen
Magister Doskar Nr. 10

Zusammensetzung:
Barium carb. D6, Barium jod. D4, Ambra D3, Ginseng D1, Hyoscyamus D30, Helleborus niger D4, Zincum met. D12.

Anwendung: Altersschwindel und Vergesslichkeit.

Eigenschaften und Wirksamkeit:
Die sogenannte Arterienverkalkung und daraus resultierende Beschwerden, wie Schwindel, Vergesslichkeit, Konzentrationsverlust, leichte Verwirrtheit, Schlafstörung, Unruhe oder auch Schlafsucht und noch viele andere aus diesem Problemkreis sich entwickelnde Störungen, besitzen, wie wir aus Erfahrung wissen, sehr oft wechselnden Charakter.

Phasen völligen Wohlbefindens und normaler Leistungsfähigkeit wechseln mit gegenteiligen Perioden. Es scheint, als ob mit der Feststellung »Gefäßverkalkung« nicht ein unabänderlicher Tatbestand gegeben sei, sondern dass sich der Organismus noch immer im Zustand einer gewissen Regulationsfähigkeit befindet und richtig eingesetzte Arzneireize, die keine Überforderung und zu heftige Stimulation bewirken, einen gebesserten Zustand hervorrufen.

Barium carb. besitzt seinen Wirkbereich nicht nur im Gefäßsystem, sondern auch am Herzen und an den verschiedenen endokrinen Drüsen, die ja besonders im Alter auch eine Schwächung und Rückbildungstendenz erfahren und damit allgemein Vitalitätsverlust bedeuten.

Barium jod. ist in ähnlicher Weise über den Jodanteil mit einer starken Beziehung zur Schilddrüse wirksam.

Ambra, die wachsartige Abscheidung des Pottwals, ist, in diesem Zusammenhang in D3, besonders konzentrationsfördernd, vor allem auch wenn es um das Sprechen in Gegenwart Fremder geht und um das Behalten des sogenannten roten Fadens beim Sprechen.

Ginseng, diese berühmte Wurzel, im asiatischen Raum seit Jahrhunderten in Verwendung, wird in diesem Zusammenhang wegen ihrer allgemein kräftigenden Wirkung sowohl in physischem als auch im psychischen Bereich eingesetzt.

Hyoscyamus, das Bilsenkraut, kann in einer hohen Potenz zeitweise auftretende Erregtheitszustände und Verwirrtheiten günstig beeinflussen.

Helleborus niger, die Christrose, besitzt ebenso eine Beziehung zur wechselnden Übererregtheit des Nervensystems, wobei besonders die nächtliche Verschlimmerung, wie sie uns ja bei den betreffenden Menschen bekannt ist, eine Rolle spielt.

Zincum met., Zink, spielt nicht nur im Gehirnstoffwechsel eine Rolle, sondern auch im Bereich der endokrinen Drüsen, besonders im Bereich der Bauchspeicheldrüse. Weiters spielt es im gesamten Stoffwechselgeschehen als lebenswichtiges Spurenelement eine besondere Rolle.

Wenn man die Wirkung dieser Einzelmittel zusammenfasst, so kann man sagen, dass auf einer breiten Basis nicht nur gezielt etwa die Durchblutung, sondern der Organismus in seiner gesamten Stoffwechsel-, endokrinen und Nervenfunktion eine Anregung und Unterstützung erfährt und somit der Prozess des sogenannten Alterungsvorganges allseits günstig beeinflusst werden kann. Die aus den vorgenannten Gründen umfassende Wirkung dieser Tropfen bringt sicherlich in vielen Fällen eine spürbare Erleichterung und Besserung der Beschwerden.

Nebenwirkungen:
Bisher keine bekannt.

Dosierung:
3mal täglich 25 Tropfen über lange Zeit. Vor Gebrauch schütteln!

Migränetropfen für Frauen
Magister Doskar Nr. 11

Zusammensetzung:
Iris D6, Ignatia D4, Cimicifuga D6, Secale cornutum D3, Ipecacuanha D4.

Anwendung:
Migräne.

Eigenschaften und Wirksamkeit:
Bei vielen Migränearten der Frauen handelt es sich um ein sehr komplexes Geschehen bei ganz bestimmten Menschen, die geprägt sind durch vegetative Labilität, Hormonstörungen und eine gewisse Störanfälligkeit, auch aus dem selben Grund, im Magen- und Gallenblasenbereich. Die in Migränetropfen für Frauen vereinigten Mittel sind als homöopathische Einzelmittel in den genannten Störbereichen erprobt und besonders wirksam.

So kann man der Reihe nach **Iris** D6 in seiner Wirkung auf die Gefäßlabilität, besonders im Zusammenhang mit nervöser Erschöpfung und seiner weiteren Wirkung auf die Magen- und Gallenfunktion sehen.
Ignatia D4 besitzt eine Wirkung auf die allgemein erhöhte vegetative Erregbarkeit mit Spasmenneigung. **Cimicifuga** beeinflusst das Hormongeschehen bei der Frau mit psychischer Erregbarkeitsneigung. **Secale cornutum** wirkt als Gefäßtonusmittel für allgemein erschlafftes Gefäßsystem. **Ipecacuanha** hat Einfluss auf erhöhten Vagotonus mit Übelkeit und Erbrechen.

Die Migränetropfen nehmen besonderen Bedacht auf die Funktionsbereiche, die im Zuge von weiblichen Migränepatienten häufig vorhanden sind und haben sich besonders durch diese Art der Zusammensetzung bewährt.

Nebenwirkungen: Bisher keine bekannt.

Dosierung:
Im Anfall 1/4stündlich 15 Tropfen, vorbeugend bei häufigen Anfällen 3mal täglich 20 Tropfen. Vor Gebrauch schütteln!

Migränetropfen für Männer
Magister Doskar Nr. 12

Zusammensetzung:
Iris D6, Ignatia D4, Nux vomica D12, Secale cornutum D3, Ipecacuanha D4.

Anwendung:
Migräne.

Eigenschaften und Wirksamkeit:
Das weite Feld der Migräne und des migräneartigen Kopfschmerzes füllt Bücher und Bibliotheken und begleitet den Menschen durch die Geschichte. Welche Faktoren man auch immer mehr oder weniger gesichert annehmen möchte, die vegetative Labilität ist sozusagen immer die Voraussetzung für das Wirksamwerdenkönnen der verschiedenen Faktoren wie z. B. Wetterumschwung, Föhn, Magen-Darmstörungen, Gallenbeschwerden oder z. B. berufliche Überlastung und abnormer Stress. Die vegetative Labilität sticht vielfach bei genauer Betrachtung eines Patienten auch in beschwerdefreiem Zustand als bestimmte geäußerte Organstörung oder Schwäche ins Auge. Für den homöopathisch tätigen Arzt ergeben sich daraus Bezugspunkte für die Wahl bestimmter Arzneimittel, die alle gemeinsam im vegetativen Labilitätsbereich ihre Wirkung entfalten können. Nachfolgend werden im Besonderen die Beziehung der Einzelmittel zur vegetativen Tonusstörung aufgezeigt. Der Hauptangriffspunkt von **Iris versicolor,** der buntfarbigen Schwertlilie, liegt im Leber-Galle- und Verdauungssystem, und es ist dem im System Denkenden nicht verwunderlich, dass wir bei den sogenannten Migränepatienten häufig Menschen mit neurasthenischen Zügen mit Magenempfindlichkeit, Sodbrennen und einer emotional beeinflussbaren Verdauungsstörung begegnen. In diesem Zusammenhang muss man auf das weit entfernt scheinende Gebiet des Ischias hinweisen, das ja gerade auch in der vegetativen Tonusstörung der Skelettmuskulatur eine wesentliche Ursache besitzen kann. Das Phänomen der Sonntags- oder Wochenendmigräne findet hiebei ebenso eine verständliche

Erklärung, wenn die vegetative Tonusschwäche während der stressüberladenen Arbeitswoche gerade noch genug kompensiert ist, bei Entspannung dekompensiert, was zur Migräne führt. Es ist die vegetativ angespannte Situation, in der Iris in D6 seine entspannende Wirkung entfalten kann. Der Mensch mit der Überempfindlichkeit der Sinne steht im Mittelpunkt der Arzneiwirkung der Ignaziusbohne, Ignatia. Was das für unsere Zeit an Wichtigkeit bedeutet, in der alles von Kindesbeinen an auf die Übererregung unserer Sinnesorgane hinzielt, lässt sich leicht erahnen. Alles an uns wird permanent übererregt. Wie verständlich die Äußerung: »Ich vertrage nicht einmal den gewohnten Kaffee oder die gewohnte Zigarette.« oder »Ich habe einen Knödel im Hals, den ich nicht schlucken kann.« Normalerweise tolerierbare Reize können nicht mehr ertragen werden.

Wir merken, dass wir am Ende der vegetativen Leistungsfähigkeit angekommen sind. Dort wo diese verständlichen Symptome, wie auch Magen- und Zwölffingerdarmbeschwerden ihren Ausgang nehmen, hat auch die Migräne ihre Ursache. Mit **Ignatia** gerade in D4 soll etwas von dieser Übererregbarkeit gemildert werden. Nux vomica, Brechnuss, gehört mit ihrer Hauptwirkung auf das Zentralnervensystem und vegetative Nervensystem zur selben Familie wie Ignatia. Auch hier spielt die allgemeine Erregbarkeit im psychischen sowie physischen Bereich die Hauptrolle. Der Mensch begegnet uns reizbar, die anfängliche willkommene Hilfe durch Nikotin, Coffein und Alkohol in der Bewältigung der angespannten Berufs- oder Lebenssituation schlägt ins Gegenteil um und ist von Verkaterung gefolgt. Magen und Darm werden zu einem ausgeprägten Störfeld, ebenso auch der Rücken, und sich häufig einstellende Kopfschmerzen beginnen das Bild der gesamten Störung abzurunden. Mit Nux vomica D12 wird ebenso von der Übererregbarkeit abgebaut. Aus dem ausgedehnten Wirkbereich des Mutterkorns, **Secale cornutum,** interessiert in diesem Zusammenhang die gefäßtonisierende Wirkung der 3. Potenz, ohne die eine Migränebehandlung eine wesentliche Unterstützung verlieren würde.

Der Wirkbereich von **Ipecacuanha,** Brechwurzel, liegt in der begleitenden Auswirkung der Migräne, die zur Übererregbarkeit des Vagus führt und im Symptom des Erbrechens oder auch Durchfalles gipfelt. Die 4. Potenz kann eine Erleichterung dieser schon weit fortgeschrittenen Situation bedeuten und auch von Anfang an diese Entwicklungstendenz abschwächen. Aus den genannten Arzneiangriffspunkten ergibt sich das breite Fundament dieser zusammengefügten Arznei, die von der Grundstörung des Vegetativums bis zur sich langsam entwickelnden Organ- und Gefäßstörung ihre Wirkung entfalten kann. Aus diesem Konzept ergibt sich sowohl eine Wirkung für anfalls- und beschwerdefreie Intervalle als auch für manifeste Beschwerden.

Nebenwirkungen:
Bisher keine bekannt.

Dosierung:
Im Anfall 1/4stündlich 15 Tropfen, vorbeugend bei häufigen Anfällen 3mal täglich 20 Tropfen. Vor Gebrauch schütteln!

Nerventropfen für Männer Magister Doskar Nr. 13

Zusammensetzung:
Nux vomica D12, Lycopodium D6, Sulfur D12, Aurum D12, Ambra D3.

Anwendung:
Stärkung der Nerven, depressive Verstimmungen.

Eigenschaften und Wirksamkeit:
Häufig begegnet man der lapidaren Feststellung: »Ich bin mit meinen Nerven ganz kaputt!« oder »Meine Nerven sind strapaziert!«. Es handelt sich dabei meist sicherlich um berufliche und private Überforderung, ohne dementsprechende Möglichkeit, durch Ruhe und Ausgleich dem Körper eine Chance zur Erholung zu bieten.

Wir wissen, dass Nerven sich verbrauchen können, bzw. dass die Nerven ihre Stabilität verlieren, die notwendig ist, mit den Belastungen des Lebens fertig zu werden. Die Homöopathie gestattet uns Einblicke sowohl in den Prozess der beruflichen Überforderung mit oft häufigem Kaffee-, Nikotin- und Alkoholmissbrauch als Hilfsmitteln, sowie in die besondere Persönlichkeit des Menschen. Es ist eine Summe von Faktoren, die dabei zur Wirkung kommen. Ein Ausweg, der sich mit homöopath. Arzneien anbietet, ist nicht wie derzeit üblich mit einer weiteren Medikamenten- und Drogeneinnahme zu erreichen, sondern mit Arzneimitteln, die sowohl auf die Überreiztheit der Psyche sowie auch auf Organ- und Stoffwechselbelastungen wirken. Besonders die Leberfunktion steht im Vordergrund, wenn es um Wohlbefinden, Stimmung und Antrieb geht. Immer ist es auch unser Körper mit geordneten Entgiftungs-, Ausscheidungs- und Stoffwechselvorgängen, der sich in einer gesunden Psyche und nervlicher Leistungsfähigkeit widerspiegelt. Und es ist ja auch immer der Körper, der durch berufliche Überlastung und durch unsere erhöhten Erwartungen von unserer Leistungsfähigkeit in Mitleidenschaft gezogen wird. Die Einsicht in diese Zusammenhänge stehen bei der Arzneimittelwahl im Vordergrund.

Nux vomica, die Brechnuss, ist in diesem Zusammenhang dort angezeigt, wo es zu Überforderung, eventuell Alkohol-, Nikotin- und Coffeinmissbrauch und nach anfänglicher Überreiztheit zu schlechter Laune, Missstimmung und Depression gekommen ist. Gleichermaßen erstreckt sich die Arzneiwirkung auf die Organfunktionen Leber- und Verdauungstätigkeit, die ja untrennbar damit verbunden sind.

Die Wirkung in dieser Arzneipotenz ist gerade am Übergang der emotionalen in die vegetative Störung mit ihren beginnenden Organstörungen wirksam.

Lycopodium, Bärlapp, genießt seinen besonderen Ruf in der Behandlung von Leberstörung und Überlastung des Organismus mit Stoffwechselprodukten. Die Leber steht im Mittelpunkt des Geschehens, von körperlichem und geistigem Wohlbefinden. Es ist gerade der geistig Aktive und Lebendige, der durch Überlastung und Verschlackung in Unlust, Zaghaftigkeit und Depression verfallen kann. In D6 stehen Organbeziehungen im Vordergrund.

Sulfur, der Schwefel, spielt beim Entgiftungsprozess des Körpers eine außerordentliche Rolle, wobei auch hier die Leber im Mittelpunkt steht. Die Belastung des Organismus mit Giftstoffen bringt eine Reihe von körperlichen und geistigen Symptomen mit sich. Man fühlt sich nicht mehr wohl in seiner Haut. Nicht nur die Haut kann in der Folge zu jucken beginnen, sondern auch das Gemüt reagiert anfangs mit Erregtheit, dann mit Ängstlichkeit, Traurigkeit und Lustlosigkeit. Es ist, als ob der Verschlackungsprozess gleichsam den ganzen Menschen langsam erfasst. Sulfur D12 kann sozusagen als Katalysator wirken und die verstockten Vorgänge wieder in Gang bringen. Wir begegnen Gold im Leben als Inbegriff materieller Werte und dort, wo es durch seinen Oberflächenglanz das Auge des Menschen auf das Heilige lenken möchte. Wir begegnen Gold im Menschen, fast in abbauwürdiger Menge im Gehirn, in der Leber und den Geschlechtsdrüsen. Damit ist sicher auch seine Beziehung zur Organ- und Stoffwechselfunktion gegeben. Die Homöopathie setzt Gold, Aurum, als Arzneireiz gerne dort ein, wo der Mensch nach der Kraftentwicklung und Fülle seiner Berufstätigkeit langsam beginnt, an sich zu zweifeln und an der Welt zu verzweifeln. Mit **Aurum** in D12 möchte man das wieder beleben, was den Menschen mit den Werten seiner Umwelt verbindet. **Ambra,** die wachsartige Ausscheidung des Pottwals, ist gerade in der 3. Potenz dem homöopath. tätigen Arzt eine wirksame Hilfe, wenn es um das Loslösen von zwanghaften Gedanken geht, um die Sorgen privater und geschäftlicher Art, die den Menschen bei Tag und Nacht nicht mehr verlassen. Der Mensch soll wieder Herr im eigenen Haus seiner Gedanken werden. Mit diesen sogenannten »Nerventropfen« ist das umrissen, was an komplexen Vorgängen um uns und in uns alles eine Rolle spielt, wenn es um unser körperliches und geistiges Wohlbefinden geht.

Es kommt die Untrennbarkeit der körperlichen und

geistigen Funktionen zum Ausdruck, und wir können einer einseitigen Betrachtung und Behandlungsweise entgehen, wenn es um anscheinend rein psychische oder nervliche Probleme geht.

Nebenwirkungen:
Bisher keine bekannt.

Dosierung:
3mal täglich 15 Tropfen. Vor Gebrauch schütteln!

Nerven- und Examenstropfen Magister Doskar Nr. 14

Zusammensetzung:
Coffea D12, Gelsemium D30, Argentum nitricum D12, Ambra D3, Strophanthus D4.

Anwendung:
Nervosität, keine Sedierung, Leistungssteigerung, Ausgeglichenheit, für Manager.

Eigenschaften und Wirksamkeit:
Sogenannte schlechte oder gute Nerven haben im Leben oft über Erfolg oder Misserfolg entschieden. Wie oft begegnet man der Feststellung: »Dazu braucht man Nerven.« oder »Dazu gehören gute Nerven.« Wie sehr ist uns aus dem Sport bekannt, dass die besseren Nerven gesiegt haben. Wie viele Studenten wissen ein Lied zu singen, wie nach monatelanger und guter Vorbereitung plötzlich bei der Prüfung die Nerven versagt haben. So häufig die Nerven mit Kaffee und Nikotin angetrieben werden müssen, damit die Leistungsfähigkeit anhält, so häufig gibt es auch das Gegenteil, dass durch Übererregung eine Leistungsunfähigkeit auftritt. Wie sehr ist es doch für den Menschen auch von Bedeutung, welche Stellung und Anerkennung er in einer Gruppe erreichen kann und wie sehr er in der Lage ist, sich selbst mit seinen Gedanken und Ideen darzustellen und durchzusetzen. Zu einem gesunden Menschen gehört auch die Möglichkeit, sich seinen Fähigkeiten entsprechend darzustellen. Die Tatsache,

dass sich Menschen mit eben nur starken Nerven in den Vordergrund drängen, ist betrüblich; die zarteren, die feineren, die nervöseren, geraten ins Hintertreffen. Es sind eben diese Menschen, deren ausgeprägte emotionale Veranlagung und gemütsmäßige Erregbarkeit den Körper so stark in Mitleidenschaft zieht, dass er seinen Dienst versagt. Dann treten eben Schweißausbrüche, Herzklopfen, Zittern, Kälte oder Hitze, Magen- und Darmstörungen und letzten Endes Konzentrations- und Gedankenstörungen auf. Bis zu einem gewissen Grad ist ja die Erregung mit den genannten gesteigerten Organfunktionen wünschenswert für eine gesteigerte Leistungsbereitschaft. Es ist die gesamte Anspannung, die unsere Leistungsbereitschaft erhöht. Mit homöopath. Mitteln soll die natürliche Reizschwelle in unserem Nervensystem und eine Beziehung zwischen geistiger und körperlicher Leistungsfähigkeit wieder hergestellt werden.

Coffea, Kaffee: Mit der Kaffeewirkung haben viele Menschen ihre eigenen Erfahrungen, von der ausbleibenden Wirkung bei ganz stabilen Menschen, über die anregende belebende Wirkung und letztlich bis zur Übererregung mit Schwitzen, Herzklopfen, Zittern, Kälte, Darmbeschleunigung, Unruhe und Schlaflosigkeit. So spiegelt sich in der Kaffeewirkung etwas wieder, was wir als Lampenfieber oder Prüfungsangst kennen. In D12 vermag diese Arznei seine ausgleichende und beruhigende Wirkung zu entfalten.

Gelsemium, der wilde Jamin, besitzt seine Beziehung zu Erregtheit von Herz und Gefäßsystem bei gleichzeitiger Benommenheit der Sinne. Da ist die Grenze überschritten, wo der natürliche Erregungszustand vor einem bevorstehenden Ereignis schon zur Benommenheit führt. Eine hohe Potenzierungsstufe dieser Arznei vermag oft Aufklärung der Sinnesorgane und Abschwächung der Erregungszustände zu bewirken.

Argentum nitricum, Silbernitrat, besitzt seinen Hauptangriffspunkt sowohl im ZNS wie im vegetativen Nervensystem. Es ist Schwäche, Gedächtnisschwäche, Übererregbarkeit und Angst vor bevorstehenden Aufgaben. Es kommt häufig zu beschleunigter Darmfunktion, mit Herzklopfen und Zittern verbunden. Es ist auch der überforderte und gehetzte Mensch, der immer unter Druck steht und dem jeder Tag zu kurz ist, dem die Zeit davonläuft und der nicht mehr ruhig und langsam, sondern nur mit eiligen Schritten gehen kann. Diese Hetze hat sich niedergeschlagen in Übererregung und Leistungsunfähigkeit. In D12 kann diese Arznei ebenso ausgleichend und wohltuend eine entspannende Wirkung entfalten.

Ambra, die wachsartige Ausscheidung des Pottwals, ist nur in D3 als hilfreiches Mittel bekannt, wenn es um Gedankenschärfe, zusammenhängendes Sprechen, vor allem in Gegenwart Fremder und um das zeitweilige, zur Regeneration notwendige, Abschalten der Gedanken geht.

Strophanthus gratus, mit seinem Hauptwirkstoff Strophanthin ist seit Livingstone bekannt. Von der Leistungsfähigkeit unseres Herz-Kreislaufsystems hängt auch alles ab, wenn es nicht nur um körperliche, sondern auch geistige Leistungsfähigkeit gehen soll. Der Blutdruck darf nicht sinken und das Blut soll die zentralen Leistungsorgane durchströmen. Man spricht auch gerne von einem starken Herzen, wenn man gute Leistungsfähigkeit meint.

Von dieser Arznei ist eine ganz leichte Kräftigung in diesem Sinne zu erwarten. Durch diese Arznei wird das zusammenhängende Netz der Funktionen umrissen, die trotz natürlicher Anspannung einer Entgleisung der natürlich ablaufenden Vorgänge vorbeugen sollen. Wie viel anders ist doch dieser Wirkmechanismus als eine einseitige Beruhigung und Dämpfung, die aber gleichzeitig auch immer einen Verlust der Leistungsfähigkeit unseres Gedächtnisses mit sich bringt. So kann die Leistungsfähigkeit auf diese Weise nicht nur erhalten, sondern auch günstig beeinflusst werden.

Nebenwirkungen: Bisher keine bekannt.

Dosierung: 5mal täglich 15 bis 20 Tropfen (auch l/4stündlich). Vor Gebrauch schütteln!

Herz- und Kreislauftropfen mild
Magister Doskar Nr. 15

Zusammensetzung:
Cactus D3, Crataegus D3, Veratrum alb D3.

Anwendung:
Niederer Blutdruck, Unterstützung bei Grippe.

Eigenschaften und Wirksamkeit:
Das Herz- und Kreislaufsystem als zusammenhängende Funktionseinheit ist in seiner Tätigkeit auf wechselnde Belastung und Temperaturreize angewiesen. Jeder von uns weiß, dass sich nach einigen Tagen einer erzwungenen Bettruhe Schwindel, Unsicherheit und Schwäche einstellen. Es sind eigentlich die täglichen Reize, die das Herz- und Kreislaufsystem sozusagen in Schwung halten.

Es ist gut genug bekannt, dass wir uns bei körperlichen Betätigungen oft viel wohler fühlen als an Tagen, an denen wir notgedrungen ein sitzendes, inaktives Leben führen müssen. Viele unserer sogenannten Bagatellbeschwerden wie Müdigkeit, Schwindel, Kopfschmerz, kalte Hände und Füße und Wetterfühligkeit werden richtigerweise von uns mit der Feststellung quittiert: Das ist alles der Kreislauf. Kaffee, Nikotin und andere Aufputschmittel sollen uns dann bei der Überwindung dieser Probleme helfen. Die Wirkung ist meist kurz und einseitig. Dort, wo andere Möglichkeiten zur Kreislauftherapie, wie ausreichende Bewegung, Luft, Sonne, kaltes Wasser, Bürstungen, Essigwasserabreibungen u. dgl., nicht bestehen, oder wo eine Unterstützung dieser Maßnahmen bezweckt werden soll, bieten sich Arzneimittel an, die eine umfassende Wirkung am komplexen Herz- und Kreislaufsystem entfalten können.

Cactus grandiflorus, Königin der Nacht, wird besonders dort eingesetzt, wo der Tonus, der genannte Spannungszustand vor allem am Herzen, entweder durch zu inaktive Lebensweise oder auch durch Giftstoffe im Rahmen einer gripp. Erkrankung verloren gegangen ist. Wie sehr hängt doch der Verlauf einer gripp.

Erkrankung von einer intakten Herz- und Kreislauffunktion ab. Es stehen dabei oft auch Beschwerden von dieser Seite im Vordergrund der Erkrankung. Cactus in der 3. Potenz entfaltet diesbezüglich eine milde kräftigende Wirkung.

Crataegus, Weißdorn, ist sicherlich das am meisten verwendete Herz- und Kreislaufmittel, wenn es um eine allgemeine Beeinflussung geht und keine manifesten Zeichen einer Herzschwäche vorhanden sind. Diese Arznei in D3 entfaltet ihre regelnde, ausgleichende Wirkung einerseits bei Übererregung und Herzklopfen, andererseits zeigt sie sich im Bedarfsfalle mild stimulierend und anregend.

Veratrum alb., weißer Germer, setzt dort mit seiner Wirkung, vor allem in D3, ein, wo sich im Rahmen einer Kreislaufschwäche (z. B. bei Infektionskrankheiten, Vergiftungen und Herzerkrankungen) Kollapszustände einstellen können.

Die Anforderung an ein hilfreiches Mittel bei Herz-Kreislaufschwäche, wo ja jede starke Arzneiwirkung erst recht wieder eine Überforderung darstellt und häufig ins Gegenteil umschlagen kann, wird durch diese zusammengesetzte Arznei mit ihrer milden Unterstützung des Gesamtbereiches sicher gut erfüllt und ist alt bewährt. Durch längere Anwendung kommt es erfahrungsgemäß nicht zu einer weiter gehenden Schwächung, sondern zur Funktionsertüchtigung und Kräftigung der Herz-Kreislauffunktionen.

Nebenwirkungen:
Bisher keine bekannt.

Dosierung:
Häufig 10 bis 12 Tropfen. Vor Gebrauch schütteln!

Herz- und Kreislauftropfen Magister Doskar Nr. 16

Zusammensetzung:
Crataegus D1 75%, Aurum coll. D4 5%, Strophanthus D4 5%, Cactus D2 5%, Camphora D2 5%, Valeriana D1 5%.

Anwendung:
Blutdruckregulans (Hyper und Hypo). Unterstützung bei Digitalistherapie, Grippeinfekten, Wetterfühligkeit, Müdigkeit.

Eigenschaften und Wirksamkeit:
Herz-Kreislaufstörungen treten sowohl im Rahmen von schweren Erkrankungen als auch altersbedingt auf und sind bisweilen von leichten bis schweren Insuffizienzerscheinungen mit ihrer speziellen Behandlungsmöglichkeit begleitet.

Da Herz und Kreislauf ein in sich geschlossenes Ganzes sind, müssen die entsprechenden dafür angewandten Mittel eine beidseitige Wirkung zeigen. Die in den Herz-Kreislauftropfen vereinigten Mittel haben spezielle Wirkungsmechanismen, die in der Homöopathie sowohl als Einzelmittel, als auch seit altersher in Mischungen mit aufeinander abgestimmten Wirkungen Anwendung finden.

Crataegus ist bekannt in seiner mild herztonisierenden Wirkung, wobei man gerade in D1 eine ganz vorsichtige Wirkung auch am leicht erregbaren Herzen entfaltet (auch bei Digitalismedikation im Sinne einer Erregbarkeitssenkung als günstige Begleittherapie). Crataegus wirkt in diesem Sinne sowohl im Hyper- sowie Hypotoniebereich regulierend.

Aurum colloidale ist durch seine Wirkung auf das Gefäßsystem in seiner Blutüberladung und Stauung sowie auch in seiner Wirkung auf Zentralnervensystem und Gemüt bekannt.

Strophanthus gratus wirkt in der 4. Potenz auf Übererregbarkeit, nervöse Begleiterscheinungen und anfallsweises Herzklopfen.

Cactus grandiflorus in seiner bekannten und bewährten Wirkung auf Herzkranzgefäße bewirkt aber auch eine Herztonisierung.

Camphora hat Auswirkungen auf das Vasomotorenzentrum und den allgemeinen Tonus des Gefäßsystems, ebenfalls auf die Endstrombahn mit ihren Stasen.

Valeriana ist dort wirksam, wo Schlaflosigkeit, Angst und Unruhe den kranken Menschen in seiner Gesamtverfassung belasten und somit auch das somatische Geschehen beeinflussen.

Die Herz-Kreislauftropfen sind durch diese Medikamentenabstimmung seit vielen Jahren bei den Patienten überaus geschätzt und beruhen auf einem alten Erfahrungsgut, wobei viele Patienten wieder auf ihre Digitalismedikation verzichten können und viele digitalisbedürftige Patienten eine positive zusätzliche Unterstützung ihrer gesamten Herz- und Kreislaufsituation erleben. Bisweilen wird auch eine Dosisreduktion toleriert, respektive eine bessere Digitalisverträglichkeit erreicht. Es ist ja immer der gesamte Mensch, der, von der Psyche bis in die Endstrombahn erkrankt, betroffen ist, leidet und eine tiefsinnige und vielschichtige Hilfe braucht, die möglichst viele seiner gestörten Bereiche umfasst.

Nebenwirkungen:
Bisher keine bekannt.

Dosierung:
3mal täglich 20 Tropfen, bei Beschwerden häufiger. Vor Gebrauch schütteln!

Schultropfen für Kinder
Magister Doskar Nr. 17

Zusammensetzung:
Strophanthus D4, Ambra D3.

Anwendung:
Lernen, Konzentrationsschwäche, Lampenfieber, Prüfungsangst.

Eigenschaften und Wirksamkeit:
Gehäuft begegnet man der Klage von Eltern, dass das Kind an Konzentrations- und Lernschwierigkeiten, die im Gegensatz zur vorhandenen Intelligenz und Aufnahmevermögen stehen, leide, und schulische Leistungen nur mit erheblichen Schwierigkeiten zustande kommen. Der Verlust der Konzentrationsfähigkeit und die zunehmende Zerstreuung der Kinder und natürlich auch Erwachsener stehen sicherlich mit unserer allgemeinen Lebenshektik, mit Beschäftigungszwängen, Lärm- und Reizüberflutung, allen voran Radio und Fernsehen, im Zusammenhang.

Wie vielen Kindern ist es nur mehr möglich, mit Radiobegleitung zu lernen, einfach damit sie eine monotone Geräuschtrennwand zwischen sich und den Ablenkungsmöglichkeiten der Umwelt errichten. Es sind aber oft auch die körperliche Überforderung, das morgendlich häufig zu frühe »Aufstehen-müssen«, die langen Schultage, der ungeordnete Essrhythmus, die zu Erschöpfung und damit Konzentrationsschwierigkeiten führen. Oft geben die nebenschulischen Interessen und die Fülle der Angebote in diesem Bereich einen letzten Ausschlag, das Kind lernunfähig gemacht zu haben. Natürlich ist dann ein ordnender Eingriff in diese äußeren Ursachen notwendig und kann nicht durch andere Maßnahmen ersetzt werden. Dem homöopath. tätigen Arzt ist nicht nur ein Zugang zu diesen äußeren Faktoren gegeben, sondern er sieht auch den Zusammenhang zur körperlichen Verfassung des Kindes.

Strophanthus gratus, ist uns auch als körperlich leistungssteigerndes Mittel bekannt und soll in diesem

Zusammenhang nicht mit der bekannten Herzwirkung von Injektionen betrachtet werden. In D4 kommt es zu einer Konzentrationsverbesserung bei gleichzeitiger Wirkung auf Zustände wie Lampenfieber und nervöse Herzstörungen.

Ambra, die wachsartige Abscheidung des Pottwals, ist in D3 in der Homöopathie bekannt und gerühmt wegen seiner Wirkung, beim Abschalten zu helfen, die Konzentrationsfähigkeit zu erhöhen, vor allem auch wenn es um das Sprechen in Gegenwart Fremder geht.

Mit diesen beiden Mitteln ist eine ganz milde Arzneiwirkung verbunden, die häufig und oft angewendet werden kann, ohne dass es zur Gewöhnung oder Überforderung kommen könnte. Mit der Zunahme der Konzentrationsfähigkeit wird das Zutrauen in die eigene Leistungsfähigkeit wieder gestärkt und damit auch der Leistungswille wieder angeregt. Die Nervenkraft, die durch immer wieder vergebliche Konzentrationsversuche strapaziert wurde, stellt sich wieder ein, und das Kind kann besser mit den Anforderungen unseres Lebens fertig werden und darüber hinaus mit Anleitung der Eltern auch entscheiden lernen, was an Betätigung zur persönlichen Entwicklung notwendig und was gemieden werden soll.

So wird das homöopath. Mittel oft zum Schlüssel für eine geänderte tiefere Einsicht in die komplexen Vorgänge unseres Lebens und stellt wie in diesem Falle eine Vermittlerrolle dar.

Nebenwirkungen:
Bisher keine bekannt.

Dosierung:
5mal täglich 8 – 10 Tropfen (auch 1/4stündlich). Vor Gebrauch schütteln!

Frauentropfen
Magister Doskar Nr. 18

Zusammensetzung:
Cimicifuga D3, Pulsatilla D3, Sepia D6, Ambra D3.

Anwendung:
Frauen-, Depressions- und Nervenmittel, hormonelle Dysregulation, Wechselbeschwerden, Zyklusregelmittel, Spätakne.

Eigenschaften und Wirksamkeit:
Bei einer Reihe von Beschwerdebildern von Frauen, wie Depressionen, Hormonstörungen, Zyklusunregelmäßigkeiten, Wechselbeschwerden, Spätakne, lässt sich oft durchaus ein einheitlicher Charakter erfassen, der meist in einer Störung des hormonellen Gleichgewichts begründet ist, wobei seelische Ereignisse auslösende Ursachen sein können. Die Mittelwahl in den Frauentropfen ist auf eine Harmonisierung der hormonellen Abläufe ausgerichtet sowie mit Ambra im psychischen Bereich wirksam, da, wo Störfelder auf die Organfunktionen übergreifen. Mit **Cimicifuga** kommt es zu einer Corpus luteum-Hormon anregenden Wirkung, gleichzeitig zu einer positiven Wirkung auf ein apathisch depressives Gemüt. **Pulsatilla** vermag vor allem im Östrogenbereich eine anregende Wirkung zu entfalten und damit diese Zyklusphase positiv zu beeinflussen. **Sepia** ist in der Lage, die gesamte Ovarialtätigkeit der Frau anzuregen und gerade in dieser Potenz Schwankungen auszugleichen. Mit **Ambra** kommt ein Mittel zum Einsatz, das gerade in der dritten Potenz die zwischen Psyche und Physis notwendig vorhandene Schranke wieder herzustellen vermag, und den Patienten vor Gedankenabläufen befreien kann. Ambra ist schon im Mittelalter eine diesbezüglich geschätzte Arznei bei den Ärzten gewesen. Mit diesem Mittel ist es vielfach möglich gewesen, den gestörten Hormonhaushalt von Frauen, sei es durch seelische Erlebnisse wie auch durch Wechselbeschwerden bedingt, wieder ins Gleichgewicht zu bringen, wobei sich sowohl psychisches als auch physisches Wohlbefinden einstellte.

Nebenwirkungen:
Bisher keine bekannt.

Dosierung:
3- bis 5mal täglich 15 bis 20 Tropfen. Vor Gebrauch schütteln!

Jugend Aknetropfen
Magister Doskar Nr. 19

Zusammensetzung:
Kalium jod. D3, Juglans cinerea D2, Berberis vulg. D3.

Anwendung:
Für elf- bis neunzehnjährige Jugendliche.

Eigenschaften und Wirksamkeit:
Die Trennung der Akne allgemein in eine jugendliche Form und eine Form nach abgeschlossener Pubertät ist angezeigt, da die Pubertätsakne im Zuge einer sowohl hormonellen Umstellung, als auch Stoffwechselumstellung auftritt, zu einem Zeitpunkt also, in dem der Organismus ein volles Maß an Regulationsfähigkeit und Anpassungsmöglichkeit besitzt. Die Spätakne, die sich selten kontinuierlich von der Jugendakne fortsetzt, ist Ausdruck manifester hormoneller Schwächen, respektive Störungen bei einer bestimmten Stoffwechselstörung, nämlich der Seborrhoe. Die heutige Aknetherapie reicht von Diätvorschlägen, von lokalen hautentfettenden Maßnahmen bis leider zur Antibiotikatherapie. Die Erfolge können nur unbefriedigend und vorübergehend sein. Mit homöopath. Mitteln möchte man versuchen, den Prozess der Störung und auch seine Beziehung zu Stoffwechsel und Organfunktionen zu beeinflussen. Nur wenn diese Beeinflussung gelingt, kann es zu einer positiven Wirkung kommen. Die Tatsache, dass zwar in jedem jugendlichen Organismus eine hormonelle Umstellung stattfindet und doch nicht jeder jugendliche Mensch an Akne leidet, lässt den Blickwinkel auf andere Stoffwechselstörungen fallen und die Beschaffenheit der

Haut näher betrachten. Mit Seborrhoe wird ein Zustand bezeichnet, bei dem es zu einer geänderten Talgdrüsenfunktion kommt. Wir kennen die fette Haut mit tiefen Poren, die sich leicht verstopfen und in der Folge Bakterien, die üblicherweise vorkommen, günstige Wachstumsbedingungen bieten. Wie kurzsichtig erscheint in dieser Betrachtung eine oft versuchte Antibiotikatherapie mit kurzzeitigem Erfolg und wie groß ist die Belastung des ohnehin schon stoffwechselgestörten Organismus. Die Haut in ihrer Ausscheidefunktion stellt auch eine Beziehung zu den Ausscheideorganen her. (So gesehen scheinen Diät- und Hautreinigungsmaßnahmen verständlich.)

Kalium jod., Jodkali, besitzt über den Jodanteil seine Hauptwirkung über die Schilddrüse, mit ihren gerade im Wachstum so gesteigerten Stoffwechselleistungen. Von der Schilddrüse und ihrer Funktion hängen Stoffwechsel und Verbrennungsvorgänge ab. Jod selbst besitzt auch eine Beziehung zur Knotenbildung in der Haut. Der Kaliumanteil wiederum kann seine Wirkung entfalten, wo der Hautturgor, der natürliche Flüssigkeits- und Spannungszustand, eine Rolle spielt.

Juglans cinerea, die Butternuss, entfaltet ihre Wirkung auch im Hautbereich und im Leberstoffwechsel.

Berberis vulg., Sauerdorn, zeigt in diesem Zusammenhang seine Wirkung dort, wo es oft durch schwache Entgiftungsvorgänge oder Überlastung des Leberstoffwechsels zu einer Überlastung der Niere und ihrer Ausscheidefunktion und zu einer Übersäuerung des Organismus kommt.

Durch dieses homöopath. Mittel sollen nicht nur die Stoffwechselvorgänge über die Schilddrüse, sondern auch die Entgiftungs- und Entschlackungsvorgänge über Leber und Niere angeregt werden, sodass es dadurch mit zu einer Entlastung des Organismus und vor allem der Haut kommt.

Mit dieser sogenannten Stoffwechselsanierung ist dann häufig eine geringe Anfälligkeit für eitrige Pusteln und Entzündungen in der Haut verbunden. Die Talgdrüsen, die ja im Mittelpunkt des Geschehens

stehen, werden von den allgemeinen Regulationstendenzen betroffen.
So kann die Akne nicht nur als einseitiger Störungsprozess verstanden werden, sondern als Folge einer Gesamtsituation, in der sich ein jugendlicher Organismus befindet.

Nebenwirkungen:
Bisher keine bekannt.

Dosierung:
3mal täglich 12 bis 15 Tropfen. Vor Gebrauch schütteln!

Grippetropfen Magister Doskar Nr. 20

Zusammensetzung:
Aconitum D6, Gelsemium D3, Mercurius bijodatus D4, Eupatorium D2, Phosphorus D6, Bryonia D3, Lachesis D12.

Anwendung:
Grippe.

Eigenschaften und Wirksamkeit:
Aconitum napellus: blauer Eisenhut. Hauptwirkstoff: Aconitin (Alkaloid). Hauptwirkung: Herz- und Gefäßsystem, Atmungs- und Vasomotorenzentrum.
Gelsemium sempervirens: gelber Jasmin. Hauptwirkung: Zentrales Nervensystem.
Lachesis muta: Schlangengift des Buschmeisters. Hauptwirkung: Im Bereich toxischer Überlastung des Organismus.
Bryonia alba: Weiße Zaunrübe. Hauptwirkstoff: Bryresin (Harz), Bryonin (Glykosid), Bryogen (alkaloidähnlich). Hauptwirkung: Auf Schleimhäute, seröse Häute, Muskeln und Gelenke.
Mercurius bijodatus: Quecksilberdijodid. Hauptwirkung: Gegen Entzündungsvorgänge.
Eupatorium perfoliatum: Wasserhanf. Hauptwirkung: Auf Katarrhe der Luftwege.

Phosphorus: gelber Phosphor. Hauptwirkung: In den inneren Organen, besonders Herz, Lunge und Lebergefäßbereich.

Die Grippe bzw. der grippale Infekt als Erkrankung folgt in der Entwicklung von Beginn an bestimmten Gesetzmäßigkeiten des Reaktionsablaufes. Zuerst kommt es zu einer Hyperaemie, zur aktiven Gefäßfülle mit Hitze und Erregung und auch oft schon zu plötzlich hohem Fieber. Zu diesem Zeitpunkt besitzt der Körper noch alle Möglichkeiten zur Abwehr. In diesem Stadium findet die Krankheit mit Aconitum ihre beste Unterstützung. Oft kommt es zum Umschwung, das Fieber löst sich, der Kranke wird gesund. Häufig tritt aber eine Gefäßschwäche und -lähmung ein, wobei mit Gelsemium die richtige Unterstützung gefunden wird. Toxine sind in den Körper eingedrungen und belasten alle Organe. Die Krankheit hat sich generalisiert, hier ist Lachesis in D12 ein bewährtes Mittel, um dieser eigentlich ernsten Situation zu begegnen. An Schleimhaut und serösen Häuten kommt es dann weiterhin zu Entzündungen und Exsudaten. Jede Bewegung schmerzt, alles tut weh. Hier ist Bryonia eine hilfreiche Arznei. Der Husten quält und erschüttert. Eupatorium ist dafür besonders angezeigt. Mercurius bijodatus beeinflusst die Entzündung, die als Folge eines bakteriellen Sekundärinfektes besteht. Mit Phosphorus ist eine Arznei gegeben, die an Lunge, Leber und Herz Schäden vorbeugt, dort wo die Gefäßschädigung schon zu Blutaustritten führt. Mit diesen Bestandteilen der Grippetropfen kann man in allen Stadien eines grippalen Infekts, ob leichter Natur oder dramatisch verlaufend, eine Unterstützung der Heilvorgänge erzielen. Oft ist es gelungen, ohne sogenannte suppressive Therapie, (antipyretisch, antibiotisch), mit diesen Arzneien den Patienten wieder gesunden zu lassen.

Nebenwirkungen:
Bisher keine bekannt.

Dosierung:
3mal täglich 15 bis 20 Tropfen. Vor Gebrauch schütteln!

Halstropfen
Magister Doskar Nr. 21

Zusammensetzung:
Belladonna D4, Mercurius bijodatus D4, Causticum D6, Apis D4.

Anwendung:
Angina, im Rahmen eines Katarrh-Infektes (Grippe), anschließend Grippetropfen.

Eigenschaften und Wirksamkeit:
Halsschmerzen treten als vorübergehendes oder anfängliches Symptom einer beginnenden Erkältungskrankheit, Grippe oder auch Kinderkrankheit auf. Es ist die Entzündung der lymphatischen Organe der Nasen-Rachenräume, die zu Kratzen, Brennen, Verengungsgefühl und Schluckbeschwerden führt. Bevor es zur bakteriellen Infektion kommt, läuft der Entzündungsprozess Sturm, um ein Eindringen und Festsetzen der bakteriellen Keime zu verhindern. Häufig klingt die Halsentzündung nach einer akuten Phase wieder rasch ab. Erst wenn es durch weit gehende Schädigung zu Gefäßerschlaffung, Flüssigkeitsaustritt und zur sogenannten Stase (Stauung des Blutflusses) gekommen ist, schreitet der Prozess weiter und es kommt alsbald zur bakt. Besiedelung, die schließlich zu eitrigen Prozessen führt. Äußerlich kann man diese Phasen der Entzündung zuerst an der hochroten, dann an der dunkelroten Farbe des Rachens und später an den gelblichen Eiterbelägen erkennen. Die Empfindlichkeit der Menschen, speziell der Kinder, für Halserkrankungen ist sehr verschieden. Manche leiden nie darunter, andere sind häufig davon betroffen. Die derzeit einzige Therapie der Schulmedizin mit Antibiotika kann nur kurzfristig helfen, da dadurch die Entwicklung körpereigener Abwehrkräfte immer weiter geschwächt wird und neuen Entzündungsvorgängen nur Vorschub geleistet wird. Aus dieser Sicht kann die Halsentzündung natürlich als Anpassungsvorgang des Menschen an seine bakterielle Umwelt verstanden werden, und durch sinnvolle Therapie kann der Abwehrmechanismus eine Kräftigung erfahren. Es ist

natürlich immer auch der ganze Mensch, der erkrankt. Er besitzt eine bestimmte Veranlagung, eine lymphat. Konstitution, die mit oft tief greifenden Stoffwechselstörungen verbunden ist, z. B. die Abgrenzungsschwäche als Ausdruck einer Kalkstoffwechselstörung, sowie im Gebiet des Eisen- und Magnesiumstoffwechsels. Diese Abgrenzung und Behandlung ist Aufgabe und Möglichkeit einer intensiven homöopath. Konstitutionstherapie, ohne die ein dauerhafter Erfolg nicht vorstellbar ist. Ein homöopath. zusammengesetztes Mittel kann durch Erfassen der anfänglich entzündlichen Prozesse und geeignete Mittelwahl diese Vorgänge günstig beeinflussen und den natürlichen Abwehrmechanismus unterstützen.

Belladonna, die Tollkirsche, vermag in D4 in dem Bereich ihre Wirkung zu entfalten, wo es zur Gefäßlähmung mit Stauung des Blutflusses gekommen ist, wo der Hals meist schon dunkelrot und geschwollen ist, Schluckbeschwerden und auch stechende Schmerzen bestehen. Es ist die Phase, in der der Mensch zu klagen beginnt. Meist ist dabei noch kein Fieber aufgetreten. Der Körper ist in dieser Phase durchaus noch in der Lage, auch durch zusätzliche Maßnahmen wie Wickel und Gurgeln, ohne weiter gehende Störung einen Heilprozess einzuleiten.

Mercurius bijodat. vereinigt die Wirkung von Quecksilber und Jod, die den größten Einfluss auf entzündliche Vorgänge besitzen, gerade bevor Eiterung auftritt. Darüber hinaus reicht die Wirkung dieser Arznei besonders in D4 in lymphathische Organbezirke hinein, die ja besonders betroffen sind.

Causticum besitzt in D6 seine besondere Beziehung zur Entzündung der Rachenschleimhäute und der Stimmbänder, sodass wir auch dem Symptom der Heiserkeit begegnen können. Eine Heiserkeit, die sich durch Räuspern und Trinken bessern kann. Wundheitsgefühl und Brennschmerz sind charakteristisch.

Apis, die Biene, wird in der Homöopathie in D4 meist verwendet, wo der Entzündungsgrad ein gewisses Maß überschritten hat und eine deutliche Schwellung und Flüssigkeitsansammlung in der Schleimhaut auftritt.

Mit diesen verschiedenen Arzneien können die einzelnen entzündlichen Phasen und Prozesse wirksam unterstützt werden, sodass es meist zu einem raschen Abklingen der entzündlichen Erscheinungen kommt. Antiseptische und antibiotische Arzneien dagegen können nur die bakterielle Situation erfassen und führen darüber hinaus zu einer Störung des natürlichen bakteriellen Gleichgewichtes im Nasen-Rachenraum. Nach kurzzeitiger Besserung kommt es häufig zu einem Rückfall.

Durch immer wiederholte Unterstützung der körperlichen Maßnahmen kommt es zu einer Kräftigung des Abwehrmechanismus und einem langsamen Verschwinden gehäuft auftretender Halsentzündungen.

Nebenwirkungen:
Bisher keine bekannt.

Dosierung:
1/4- bis 1/2-stündlich 12 bis 15 Tropfen. Vor Gebrauch schütteln!

Stärkungstropfen für Kinder Magister Doskar Nr. 22

Zusammensetzung:
Ferrum phos. D12, Calcium phos. D 12, China D4.

Anwendung:
Eisenmangel, Infektanfälligkeit, Appetitlosigkeit, Schulmüdigkeit, Blässe.

Eigenschaften und Wirksamkeit:
Wir kennen alle diese Kinder, die blass und schwächlich sind, wenig Appetit haben und wenn, dann oft nur bestimmte Nahrungsmittel essen.

Häufig leiden sie an Unruhe, Nervosität, Konzentrationsstörungen und immer wiederkehrenden Infekten. Sie gedeihen nicht richtig und sind häufig allein schon durch die Wachstumsprozesse überfordert. Es sind

Kinder mit bestimmten Stoffwechselschwächen, die zu solchen Entwicklungsstörungen neigen. Die Homöopathie mit ihrer Einsicht in den ganzen Prozess einer Störung und mit ihrer Einsicht in das Arzneimittel verfügt über Möglichkeiten, eine anregende und aktivierende Wirkung auf diese Schwachstellen zu entfalten.

Calcium phos., Kalkphosphat, das eine dominierende Rolle im Kalkstoffwechsel hat und maßgeblich am Zustandekommen der Festigkeit der Halte- und Stützapparate beteiligt ist, nimmt auch auf die geistige Abgrenzungsmöglichkeit Einfluss. Die im Kalziumphosphorstoffwechsel gestörten Kinder begegnen uns häufig mit einer Schwäche der Verdauung und des Appetits, die Magensaftsekretion ist schwach, sehr häufig wird nach Saurem und Geräuchertem verlangt, aber auch das Gegenteil, Süßigkeitsverlangen tritt auf, wenn die Schwäche der Verdauung schon so groß geworden ist, dass nur mehr die leicht verwertbaren Kohlenhydrate aufgenommen werden können.

Auch Allergien und asthmat. Bronchitis begegnen uns bei diesen Kindern häufig. Der wachsende Organismus scheint überfordert zu sein. Das Wachstum stellt ja gerade an den Kalziumphosphorstoffwechsel die größte Anforderung. 99% des im Skelett enthaltenen Kalkes sind als phosphorsaurer Kalk vorhanden. Durch die 12. Potenz dieser Arznei gelingt es, gerade diese Stoffwechselvorgänge anzuregen und eine Kräftigung der körperlichen und geistigen Funktionen zu erzielen. Es ist auch die geistige Entwicklung, die zu leiden beginnt, wenn körperliche Störungen auftreten, wie ja überhaupt die Phosphorstoffwechselvorgänge selbst eine entscheidende Rolle im Nerven- und Sinnesapparat erfüllen.

Ferrum phos., Eisenphosphat: Dem Eisenstoffwechsel als wichtiger Faktor für die Gesundheit wird vielerorts Rechnung getragen. Das blasse Kind, der blasse Mensch, die werdende und stillende Mutter, sie mahnen uns, an den Eisenstoffwechsel zu denken. Häufig werden verschiedene Eisenpräparate unterschiedlicher Wirkung genommen, da es nicht nur die mangelnde Zufuhr sein kann, die die Schwäche herbeiführt, sondern eine gestörte Eisenverwertung. Schon im Ca-Phosphat sind wir der Magensaftschwäche begegnet, welche für die Resorption des Eisens eine entscheidende Rolle spielt. Früher wurden geschmiedete Eisennägel in den Apfel gesteckt, damit über die Apfelsäure die Fe-Resorption begünstigt werden sollte. Dem Element Eisen als Bestandteil des Blutfarbstoffes, des Abwehrsystems und vieler anderer Funktionen kommt eine zentrale Stellung zu. Mit Eisenphosphat in D12 kommt es zu einer Anregung der Fe-Stoffwechselvorgänge und damit zu einer wesentlichen Besserung des Allgemeinzustandes, der Müdigkeit, Infektanfälligkeit und Leistungsfähigkeit.

China, Chinarinde, in D4 findet in der Homöopathie dort Anwendung, wo man schon länger bestehende Schwächezustände positiv beeinflussen möchte. Es kommt zu einer Belebung des Appetits und der Verdauungsfunktion und zur Besserung des Allgemeinzustandes.

Dort, wo man an den Symptomen Schwäche, Blässe, Leistungsverlust und Müdigkeit in eine tief veranlagte Störung Einblick gewinnt, mag es mit diesen Arzneimitteln, die dem Wesen dieser Störung entsprechen und ihm zugrunde liegen, gelingen, eine wesentliche Besserung zu erzielen. Das ganze Kind in seiner geistigen und körperlichen Verfassung gewährt uns Einblicke in die Zusammenhänge einer homöopath. Denk- und Handlungsweise.

Nebenwirkungen:
Bisher keine bekannt.

Dosierung:
3mal täglich 10 bis 20 Tropfen. Vor Gebrauch schütteln!

Prostatatropfen
Magister Doskar Nr. 23

Zusammensetzung:
Selen D6, Chimaphila D1, Digitalis D4, Sabal serrulatum D1.

Anwendung:
Prostatahypertrophie, akut und chronisch.

Eigenschaften und Wirksamkeit:
Gerade im Bereich der sogenannten Prostatahypertrophie als festgesetzte Störung mit den entsprechenden Symptomen, wie erschwertes, verzögertes Harnlassen, gehäufter, auch vergeblicher Harndrang bis hin zur Harnverhaltung, kommt es aus Erfahrung zu einer Überschneidung der sogenannten funktionellen, d. h. rückbildungsfähigen und organ. manifesten, d. h. nicht reversiblen, Symptome. Es scheint vielleicht übertrieben, bei einem so organ. begründbaren Leiden von einem bestimmten Menschentyp sprechen zu wollen, der zu diesem Leiden neigt.

Trotzdem muss man sich darüber im Klaren sein, dass eine gewisse Veranlagung einem Menschentyp entsprechend vorhanden ist. Wer ist dieser Mensch, der schon von Anfang an zu einem kongestionierten, d. h. blutüberfüllten, Zustand neigt? Häufig sind es eben die Männer, bei denen man auch ein bisschen von männlicher Hysterie sprechen könnte. Natürlich kann das nicht so ohneweiters gesagt werden. Das Wort Hysterie kommt von Gebärmutter und ist aus diesem Grund für einen Zustand reserviert, der ausnahmsweise der Frau vorbehalten bleibt. Aus homöopath. Sicht möchte man sich einem Gesamtproblem nähern und nicht einem begrenzten Organbefund und dann auch dementsprechende Ansatzpunkte für die Arzneimittelwahl finden.

So ist es ein bestimmter Erregungszustand der Gefäße, korreliert mit den etwas neurasthenischen Wesenszügen der Person; Faktoren, die sehr wohl beeinflussbar sind, eine Tatsache, die die häufig wechselnde Symptomatik erklärt.

Die Tatsache, dass Patienten mit akuter Harnverhaltung oft jahrelang später beschwerdefrei geblieben sind, gibt darüber Auskunft. In diesem Bezirk vom leichtesten Beginn einer Störung und der Beeinflussbarkeit einer Organdisposition (-schwäche und -veranlagung) bis zu den dann schon wechselnden stärkeren Beschwerden ist der Hauptbereich der homöopath. Therapie gelegen. Nicht der manifeste Organbefund, sondern der Boden, auf dem sich sozusagen eine Störung entwickelt, ist das Terrain der Homöopathie.

Selen in D6 besitzt in diesem Zusammenhang seinen Hauptwirkbereich im Gebiet der Prostata. Darüber hinaus liegen auch Harnröhre, Nebenhoden und Samenbläschen im Wirkfeld. Aber gerade bei der Selenwirkung ist es der Mensch mit seinen oft neurasthenischen Zügen, mit Erschlaffung und Ermattung, mangelnder Regenerationsfähigkeit als Ausdruck einer tiefer greifenden Stoffwechselstörung, der in Betracht kommt.

Es ist ja eben auch dieser bestimmte Lebensabschnitt des beginnenden Alters, der mit dem Beginn dieses Leidens zusammenfällt. Mit Selen kann es nicht nur gelingen, organspez. Wirkungen zu entfalten, sondern auch eine Wirkung auf den bestimmten Allgemeinzustand zu erzielen.

Chimaphila, Winterlieb, besitzt eine überlieferte Wirkung im Urogenitalbereich mit Beziehung zur Prostata.

Digitalis purp., der rote Fingerhut, in der Schulmedizin wegen seiner Herzwirksamkeit in Verwendung, besitzt in der homöopath. Betrachtung eine Wirkung im Gefäßbereich und neben anderen Organbezirken auch im Prostatabereich. Durch diese Wirkungen in Leber-, Magen- und ZNS-Bereichen, erhebt sich seine Bedeutung über den speziellen Bereich hinaus und kann so Einfluss auf den Allgemeinzustand nehmen.

Sabal serrulatum, die Sägepalme, wirkt besonders im Bereich der Prostata, wenn es um sogenannte kongestive Zustände, besonders am Anfang der beginnenden Prostatahypertrophie geht, vor allem auch dann, wenn sich ein etwas psychisch gereizter Zustand einstellt.

Mit diesem Mittel können die manifeste Organbefunde begleitenden Beschwerden reversibler Natur beeinflusst werden. Es ist der ganze Mensch, der zu leiden beginnt, durchzogen vom Prozess einer Störung, die sich letztlich in einem bestimmten Organ manifestiert. Aus homöopath. Sicht versucht man, seinen Blick über den manifesten Zustand und die Vordergrundbeschwerden hinauszulenken und Einblick zu gewinnen in einen Menschen mit seinen bestimmten Veranlagungen und Schwächen. Dort begegnen wir Parallelitäten und Ähnlichkeiten, dort beginnen wir zu vergleichen, ohne in eine verkrampfte Normierung zu verfallen. Es ist der Mensch in seiner Gesamtheit, der uns beeindruckt und dem wir unsere Hilfe entgegenbringen wollen.

Nebenwirkungen:
Bisher keine bekannt.

Dosierung:
3mal täglich 15 Tropfen. Vor Gebrauch schütteln!

Hustentropfen
Magister Doskar Nr. 24

Zusammensetzung:
Ammonium bromatum D3, Ipecacuanha D2, Rumex crispus D2, Phosphorus D5, Drosera rot. D4.

Anwendung:
Reizhusten, Bronchitis akut und chronisch, Keuchhusten.

Eigenschaften und Wirksamkeit:
Dem Symptom Husten begegnen wir fast alltäglich mit seinen verschiedensten Ursachen, vom einfachen Reizhusten durch Staub und Fremdkörper, als Begleiterscheinung bei katarrhalischen Infekten im Sinne einer Bronchitis, als allergischen Husten bis zum Husten als Folge von Lungenstauung oder anderen organischen Lungenerkrankungen. Oft steht der

Husten im Vordergrund unserer Behandlungsinteressen, wenn der Patient wesentliche Beeinträchtigung durch Schlafstörungen, Belästigung seiner Umgebung und Anstrengung bis zur Erschöpfung erfährt.

Der Husten als Symptom scheint über die verschiedenen Ursachen hinweg als gemeinsames Phänomen des Betroffenseins der Atmungsorgane, der Lunge und Atemwege, aufzutreten. Es ist ein ganzes System, das auf verschiedenste Ursachen hin in Reaktion geraten ist. Das Organsystem, das die Versorgung mit dem für den Organismus lebensnotwendigen Sauerstoff gewährleistet, befindet sich in einem besonders reizbaren und abwehrbereiten Zustand. Nirgendwo erfährt die menschliche Existenz so rasch ihre Bedrohung wie an dieser Stelle. Die Reaktionen können im Sturm und blitzschnell ablaufen. Ein kleines Staubkorn verursacht schon die heftigste Reaktion. Die Schleimhaut mit ihren Flimmerzellen, die schleimbildenden Zellen und die Intensität der Hustenstöße, die der Schleimentfernung dienen, sind die Maßnahmen der Natur, die Atemwege freizuhalten. Nur 3 Minuten sind dem Menschen gegeben, ohne Sauerstoff auszukommen.

Von diesem Blickwinkel aus können wir die sonst oft unerklärlich scheinende heftige Reaktion mit dem Erscheinungsbild Husten verstehen. Dieses Verständnis muss aber auch Pate stehen, wenn es um die Auswahl homöopath. Arzneimittel geht. Bevor wir noch etwas von den eigentlichen Ursachen, wie Reizzustand, Entzündung oder Allergie, verstanden haben, müssen wir etwas von dieser allgemeinen Reaktionsweise und ihrem einheitlichen Systemcharakter verstehen. Wie sehr laufen unsere Maßnahmen oft der Natur entgegen, wenn es sich um hustenreizdämpfende oder entzündungshemmende Mittel mit ihren einseitigen Wirkungen handelt. Die Mittel sollen an den Schwachstellen der Reaktion angreifen und mit einer umfassenden Einsicht ausgewählt werden.

Ammonium bromatum, Ammoniak, besitzt seine besondere Beziehung zum Atemorgan und Kreislaufsystem, wie wir aus der Verwendung des sogenannten Riechfläschchens bei einem Kollaps wissen.

Die Wirkung des Ammoniaks beschränkt sich nicht nur auf den Reizzustand von Kehlkopf und Bronchien mit Husten, besonders nachts und bei Eintritt in ein warmes Zimmer, sondern umfasst eine allgemeine Zentral-Herz-Kreislaufschwäche, oft mit Blässe und Schwäche verbunden, sodass Schleim nur mit Mühe hochgebracht werden kann. Es ist die Anregung dieser notwendigen Gefäßfunktion, die unterstützend eingesetzt wird. Das Brom in dieser Verbindung wird in seiner beruhigenden Wirkung auf das ZNS eingesetzt, wobei man sich auch die spezif. Wirkung auf die Schleimhaut zunutze macht.

Ipecacuanha, die Brechwurz, in D2 mit ihrer vagolytischen Wirkung spielt eine Rolle, wenn es schon zu einem fehlerhaften Kreislauf gekommen ist und oft schon ein Krampfhusten, bis zum Erbrechen gesteigert, auftritt.

Rumex crispus, der krause Ampfer, in D2 findet Verwendung, wenn ein enormer Reizzustand vorhanden ist, der oft schon durch Sprechen oder tiefes Luftholen heftige Hustenanfälle auslöst. Der Reiz sitzt sozusagen ganz oben, und beim Schlafen muss der Kopf bisweilen sogar unter die Decke gesteckt werden wegen der Empfindlichkeit gegenüber kalter Luft.

Phosphorus spielt in diesem Zusammenhang nicht nur als wichtiger Baustein und Stoffwechselfaktor eine Rolle, sondern vermag durch die Aktivierung der Kalzium-Vorgänge seine Wirkung im Bereich der entzündlichen Vorgänge der Schleimhaut zu entfalten. Phosphorus kann auch dort eingesetzt werden, wo die Schädigung tief gehend ist, wo es zu blutigen Auswürfen kommt und wo ein Prozess in Richtung einer Pneumonie (Lungenentzündung) fortschreiten kann. Es steckt ja in jeder Störung, auch wenn sie anfangs in leichterer Form und vom Körper durchaus beherrschbar vorhanden ist, die Tendenz zu einem Fortschreiten. Der Körper in seinen eigenen Maßnahmen und Möglichkeiten sorgt für die Beschränkung dieses Prozesses. So hat man gerade mit dieser Arznei die Möglichkeit, den Körper von Anfang an zu unterstützen und an seinen gefährdeten Punkten nicht allein zu lassen.

Drosera rot., Sonnentau, ist in der Homöopathie als Mittel bei Husten sehr geschätzt, vor allem auch wenn sich nächtliche Anfälle einstellen und der Patient dabei oft die Hände gegen die Brust halten muss. Oft ist zwischen den Hustenanfällen kaum ein Atemzug möglich.

Es muss in der Betrachtung des Patienten gelegen sein, inwieweit Husten im Rahmen einer Reaktion und als Heilprozess verstanden werden kann und inwieweit Husten als Begleitsymptom eines organischen Leidens vorhanden ist und einer zusätzlichen kausalen Therapie bedarf. Immer begegnen wir dem ganzen Menschen mit seiner Beeinträchtigung und müssen versuchen, der ihm eigenen Reaktionsweise gerecht zu werden. Mit diesen Arzneimitteln soll es gelingen, dem Husten als übergeordnetes Symptom mit verschiedenen Ursachen gerecht zu werden, wobei die Einsicht in die allgemeine Reaktionsweise des Atmungsorganes richtungweisend ist. Es kommt zu keiner Blockierung körpereigener Abwehrmechanismen, sondern zu einer Unterstützung der natürlichen Reaktionsweise.

Der Husten und seine Beeinflussbarkeit können uns den wichtigsten Hinweis über den Verlauf eines Heilprozesses liefern und so die Möglichkeit bieten, sinngerecht weitere Maßnahmen zu ergreifen. Die Begegnung mit dem Menschen und seiner Reaktion ist es, die uns den Weg zur möglichen Heilung weist.

Nebenwirkungen:
Bisher keine bekannt.

Dosierung:
3- bis 5mal täglich 20 Tropfen. Vor Gebrauch schütteln!

Verletzungstropfen
Magister Doskar Nr. 25

Zusammensetzung:
Arnica D3, Ruta D3, Calendula D1, Ledum D2, Hypericum D3.

Anwendung:
Verletzungen, Sturz, Verstauchung, Verrenkung, Rissquetschwunde, Spielplatzverletzung.

Eigenschaften und Wirksamkeit:
Verletzungen im verschiedensten Ausmaße, von Bagatellverletzungen, leichten Stößen, Prellungen angefangen bis hin zu schweren Verletzungen, begleiten unser Leben von Kindesbeinen an, und jeder besitzt seine eigenen Erfahrungen darüber. So begegnen wir immer wieder Menschen, die davon sprechen, wie leicht es bei ihnen heilt, und wiederum Menschen, die davon ein Lied singen können, wie von jeder einfachen Verletzung ausgehend ein langwieriger, oft mühsamer Heilprozess einsetzt. So wie auch die Narbenbildung als Endergebnis der Reparationsvorgänge der Natur sehr unterschiedlich sein kann.

Ob kleine oder größere Verletzungen, immer ist davon eine Vielzahl verschiedener Gewebsbezirke mit ihren unterschiedlichen Aufgaben und mit ihrer unterschiedlichen Reaktionsweise betroffen. Die Verletzung der Haut, Unterhaut, Muskeln, Sehnen oder Bänder der Knochenhaut, des Knochens, der Nerven in offener Weise durch Stich, Schnitt oder Zerreißung oder in stumpfer Weise durch Quetschung, Zerrungen und innere Gewebszerreißungen und ihr Ausmaß sind es, die dann den Charakter der Verletzung bestimmen. Meist ist ein ganzer Körperteil oder der ganze Körper davon betroffen, wobei die durch direkte Einwirkung verursachten Schäden sich mit den indirekten Folgen zu einem Gesamtkomplex zusammenschließen.

Immer ist bei einer offenen Verletzung die Umgebung durch Quetschung und Stauchung auch betroffen, und immer kommt es bei stumpfen Verletzungen auch zu Gewebszerrungen.

Die Einsicht in den besonderen Wirkbereich der einzelnen Arzneimittel ist ausschlaggebend für die Mittelauswahl und die sich daraus ergebende Wirkung auf die Gesamtheit des geschädigten Gewebes.

Arnica ist sicherlich die bekannteste Arzneipflanze, wenn es um die Behandlung von Verletzungen geht. Äußerlich verdünnt angewendet, wird sie seit altersher gerühmt. Der Name Fallkraut oder Bergwohlverleih ist sicherlich darauf zurückzuführen. Aus homöopath. Sicht mit einer tieferen Einsicht in das Wesen und den Wirkmechanismus der Pflanze erfolgt die Anwendung bei Verletzungen wegen ihrer Beziehung zur Blutfülle der Gefäße, sowohl der Arterien wie auch der Venen, sowie zur Verminderung der Durchlässigkeit der Gefäßwandungen, was ja gerade für die begleitenden Schwellungen bei Verletzungen von großer Bedeutung ist.

Darüber hinaus gehört es zum Wesen homöopath. Arzneien und homöopath. Denkens, dass die Wirkungen nicht auf jeweils ein Teilgebiet beschränkt bleiben, sondern in diesem Falle auch die Wirkung der Arnica auf Herz und Herzleistung und die angeschlagene gereizte Psyche in Frage kommt. Es ist ja ein Wesenszug der Betroffenen, dass nicht nur ein Teil erkrankt ist, sondern der ganze Mensch in Mitleidenschaft gezogen ist. Arnica ist das große Mittel in der Homöopathie, wenn es nicht nur um die lokalen Verletzungsfolgen geht, sondern um die Zerschlagenheit und Angeschlagenheit im Allgemeinen. Jeder von uns weiß, wie sich auch die kleinste Verletzung auf das Gesamtbefinden störend auswirken kann.

Der besondere Wirkbereich von Ruta graveolens, der Garten- oder Weinraute, fällt in den Bereich stumpfer Verletzungsfolgen, wobei eine besondere Wirksamkeit im Bereich der Sehnen, des Knochenbaus und der Gelenke gelegen ist, wo es zu Zerrungen, Quetschungen und Verrenkungen gekommen ist. Wie oft sind doch auch nicht unmittelbar betroffene Gelenke bei einer Verletzung in Mitleidenschaft gezogen.

Calendula, Ringelblume, ist ebenso von altersher bekannt in ihrer Wirkung bei frischen Wunden, in der

Beseitigung von Schmerzzuständen und in der Förderung der Granulationsbildung.

Ledum palustre, Sumpfporst, wirkt in niederen homöopath. Verdünnungen dort, wo es zu begleitender Schwellung mit Entzündung der Lymphgefäße gekommen ist, wo stechender Schmerzcharakter vorherrscht und Splitter- und Stichverletzungen gehäufte Ursachen sind.

Hypericum, Johanniskraut, bekannt unter den Arzneipflanzen seit Hippokrates, besitzt seine Berühmtheit vor allem wegen seiner Wirkung an den verletzten Nerven, mit den daraus resultierenden Spätfolgen wie Kopfschmerz, Schwindel und Depression. Ebenso erstreckt sich die Wirkung auf alle zerrissenen Gewebeteile und kann ihr Absterben verhindern. Die Wirkung von Johanniskraut auf die Gemütssphäre scheint sicherlich bei vielen Verletzungen von großer Bedeutung zu sein.

Die Wirkungen der bei dieser zusammengesetzten Arznei verwendeten Arzneimittel lassen erkennen, wie vielschichtig die Anforderungen sind, die bei der Behandlung einer Verletzung eine Rolle spielen.

Nicht unterdrückende Maßnahmen, wie entzündungshemmende oder antiseptische Mittel, spielen dabei eine Rolle, sondern Arzneien, die in der Lage sind, die von Natur aus ablaufenden Reparationsvorgänge zu unterstützen. Eine sachgemäße Verletzungsbehandlung kann meist ohne massive therapeutische und einschneidende Maßnahmen vor sich gehen, was am Schwinden der Schmerzen und an rascher Heilung erkennbar ist.

Der Anwendungsbereich erstreckt sich sicherlich über den klassischen Verletzungsbereich hinaus und schließt Operationen und Zahnextraktionen ein.

Nebenwirkungen:
Bisher keine bekannt.

Dosierung:
3mal täglich 15 bis 20 Tropfen. Vor Gebrauch schütteln!

Sinusitistropfen
Magister Doskar Nr. 26

Zusammensetzung:
Kalium bichromicum D4, Hydrastis D3, Hepar sulfuris D10, Silicea D12, Mercurius bijodatus D3, Calcium fluoratum D12.

Anwendung:
Bei Stirn- und Nebenhöhlenerkrankungen.

Eigenschaften und Wirksamkeit:
Nasennebenhöhlenentzündungen begegnen wir als akutes Ereignis, das uns meist im Zuge eines katarrhalischen Infektes im Sturm erfasst und da auch rasch wieder abheilen kann, oder als chron. langwierigen Prozess, der oft ein ganzes Menschenleben begleiten und beeinträchtigen kann und verschiedensten Therapieversuchen trotzt. Diese sogenannte chron. Sinusitis ist charakterisiert durch relativ beschwerdefreie Intervalle, denen dann meist durch äußere Umstände bedingt eine akutere Phase mit mehr oder weniger heftiger Symptomatik folgt. Oft ist es nur ein leichtes Gelblichwerden des Nasenausflusses, oder ein akuter Sekretstau mit dementsprechenden Beschwerden. Selten kann man dieser Situation durch immer wieder versuchte Antibiotikatherapien Herr werden, zumal der Krankheitsbereich davon nicht so ohne weiteres erreicht werden kann, und die geschädigten Bereiche günstigste Voraussetzung für erneute Keimbesiedlung bieten. Die Voraussetzung für eine Behandlung ist, dass das Arzneimittel seine Wirkung am System Schleimhaut und Bindegewebe entfalten muss, an dem die Veränderung im Sinne einer Verdichtung und mangelnden Reaktionsfähigkeit stattgefunden hat, die die Ursache für die immer wiederkehrende Keimbesiedlung und Entzündung ist. Hinter dieser konkreten Störung steht oft eine konstitutionelle, d. h. veranlagte Schwäche im genannten Bindegewebsbereich mit oft gleichzeitigen anderen Beschwerdebildern. Die Frage nach dem erkrankten Menschen in seiner Gesamtheit spielt auch eine Rolle bei einer so lokal und vielleicht banal erscheinenden Erkrankung.

Kalium bichromicum, Kaliumdichromat, wird in der homöopathischen Heilweise besonders wegen seiner Beziehung zum Nasen-Rachenraum und den Nebenhöhlen verwendet. Es ist die Schleimhaut, die entzündet ist, von einem zähen Sekret und auch Borken bedeckt ist und häufig zu Blutabsonderung neigt. Kalium bichrom. entspricht in seiner Wirkung dem Stadium der Entzündung, in der die Nebenhöhle verstopft ist, Sekrete nicht abfließen und durch Druck Schmerzen verursachen. Die Absonderung soll in Gang gebracht werden, und Heilprozesse werden eingeleitet. Häufig spielt Verschlimmerung durch Kälte eine Rolle und häufig kann auch begleitend Husten auftreten.

Hydrastis canadensis, die kanad. Gelbwurz, besitzt neben ihrer Beziehung zum allgemeinen Kräftezustand des Körpers und zur Verdauung ihre Wirkung im Schleimhaut-Bereich, wo reichlich Schleimabsonderung im Wechsel mit Verstopfung eine Rolle spielen.

Hepar sulfuris, Kalkschwefelleber, wird in D10 dort eingesetzt, wo Eiterungsvorgänge, an gelblich schleimigen Absonderungen zu erkennen, abklingen sollen. Darüber hinaus besitzt dieses Arzneimittel seine Wirkung auf eine Konstitution, die kälteempfindlich ist und allgemein zu wiederkehrenden Entzündungen und Eiterungen neigt. Eine positive Beeinflussung dieser Veranlagung ist zu erwarten. Es ist immer der Schwefel, der seine Beziehung zu Verschlackung und chron. Zuständen mit mangelnder Reaktionsfähigkeit und Entgiftung, wie ja gerade bei chron. NNH-Entzündungen sichtbar, besitzt.

Silicea, Kieselsäure, wird verwendet, wenn schlechte Heilungstendenz bei chron. Vorgängen erkennbar wird. Die Hauptwirkung liegt im Bindegewebsbereich, wo die Abgrenzung der Entzündung erfolgen soll. Silicea kann auch als Konstitutionsbeeinflussung angesehen werden, wenn es sich um allgemeine bindegewebliche Schwäche handelt.

Mercurius bijodatus: Die Wirkung von Quecksilber und Jod in dieser homöopath. Arznei entfaltet ihre größte Kraft, wenn es um chron. bakt. Infektion geht.

Calcium fluoratum, Flussspat, gilt in der Homöopathie auch als ein Hautbindegewebsmittel, indem es häufig die Wirkung von Silicea zu unterstreichen vermag. Es sind ebenso die chron. Prozesse, die in seinen Wirkbereich fallen, und häufig Menschen, die dem lymphat. Konstitutionstyp entsprechen. Mit den vorgenannten Mitteln kann in allen Schichten des Betroffenseins, von der bakteriellen Schleimhaut-Besiedlung angefangen über die Entzündungsvorgänge der Schleimhaut bis hin zur veranlagten Schwäche im Bindegewebe mit ihrem mangelnden Abgrenzungsvermögen der entzündlichen Vorgänge, ein Erfolg erzielt werden.

Durch das Vermögen des Organismus über seine genannten Schwachstellen eine wirksame Barriere gegen die bakt. Besiedlung zu errichten, kommt es auch zur Beeinträchtigung des gesamten Organismus und nicht selten zur Entwicklung einer allergischen Bronchitis mit allen ihren unangenehmen Folgen. Der ganze Mensch ist von diesem Prozess erfasst und bedroht und nur über das Erfassen der besonderen Schwachstellen und Minderwertigkeiten des Systems Bindegewebe kann es gelingen, über die Behandlung des akuten Zustandes hinaus, wirksame Hilfe angedeihen zu lassen.

Gerade die chron. rezidiv. Sinusitiden verlangen in der Behandlung viel Geduld und eine immer wiederkehrende Neuorientierung auf die eigentl. konstit. Schwächen. Sie sind als Signal des Organismus zu verstehen, das an dieser Stelle in Erscheinung tritt. Die Homöopathie kann einen Zugang zum Problem dieser Störung finden und sich am Konstitutionstyp des betreffenden Menschen orientieren.

Nebenwirkungen:
Bisher keine bekannt.

Dosierung:
Akut stündlich 20 Tropfen, chronisch 3- bis 5mal 20 Tropfen täglich. Vor Gebrauch schütteln!

Stoffwechseltropfen Magister Doskar Nr. 27

Zusammensetzung:
Lycopodium D6, Natrium sulfuricum D6, Natrium phosphoricum D6, Calcium carbonicum D15, Sulfur D15, Silicea D15, Thuja D6, Magnesium phosphoricum D12, Hedera helix D6, Acidum hydrofluoricum D15.

Anwendung:
Hautkrankheiten, Blutreinigung, Rheuma und Gicht.

Eigenschaften und Wirksamkeit:
Irgendwie leuchtet es uns instinktiv ein, dass vielerlei Beschwerden, seien es manifeste Erkrankungen wie z. B. Rheuma, Gicht und Hauterkrankungen, aber auch gewisse allgemeine Aufbrauchs- und Ermüdungserscheinungen, mit dem Stoffwechsel zu tun haben müssen. Wir trinken Blutreinigungstee, machen Saft- und Diätkuren, um den Stoffaustausch in unserem Organismus wieder anzuregen und eine vermehrte Ausscheidung von Schlacken zu bewirken. Es sollte ein Reinigungsprozess entstehen: Altes, Verbrauchtes sollte ausgeschieden und Neues hinzugebracht werden. Die Vielschichtigkeit der Vorgänge, die dabei eine Rolle spielen, ist uns bewusst, sodass wir uns eben häufig auf allgemeine Maßnahmen beschränken. In homöopath. Sicht werden fast immer alle Erkrankungen und Störungen auch in besonderer Weise bestimmten Organfunktionen zugeordnet: z. B. die Haut, wenn sie ihre Ausscheidefunktion zu stark betont, als Zeichen von Leber-, Nieren- oder Darmschädigung, oder die Psyche, wenn diese durch Störung der Leber- und Gallefunktion aus dem Gleichgewicht gekommen ist. Nicht umsonst bedeutet das Wort Melancholie, jedem in seinem Sinne geläufig, soviel wie zu dunkle, zu dichte, zu träg fließende, das Wort cholerisch soviel wie zu heftig fließende ober überschäumende Galle. Die Anregung des Hautstoffwechsels, wie auch der Ausscheidungs- und Entgiftungsorgane sollte die Aufgabe homöopath. Beeinflussungsmöglichkeit sein.

Lycopodium, Bärlapp, seit Jahrhunderten den Ärzten und Botanikern bekannt, besitzt im Mittelpunkt seiner Wirkung den Einfluss auf den Stoffwechsel, wo es durch unvollständigen Abbau der Stoffwechselprodukte zur Überladung mit Harnsäure gekommen ist und daraus meist die ungesunde, welke und oft auch blasse Haut resultiert. Gleichzeitig besteht eine Überbelastung der Niere und oft eine gestörte Magen-Darmfunktion. Die Psyche des Menschen ist durch Verstimmung oder Reizbarkeit belastet. Bärlapp kann diese so zentralen Vorgänge wieder anregen.

Natrium sulfuricum, Glaubersalz, ist seit Generationen dem Volk bekannt und gehört vielleicht zu den am häufigsten verwendeten Mitteln bei Darmstörungen. Die Wirkung erstreckt sich auf die Anregung der Leber- und Gallenfunktion und ihre Beziehung zur Wässrigkeit des Gewebes. Oft begegnen wir auch bei Stoffwechselstörungen einem gedunsenen Äußeren. Das Glaubersalz in dieser homöopath. Potenz entfaltet so gesehen seine Wirkung nicht in den bekannt abführenden Eigenschaften, sondern vermag als Regulativ des Flüssigkeitshaushaltes zu wirken.

Natrium phosphoricum, Natriumphosphat, wirkt durch seinen Phosphoranteil aufs Nervensystem. Von Schüssler wurde dieses Mittel als Stoffwechselregulator bei Übersäuerung eingesetzt.

Calcium carbonicum: Immer spielen die Kalkstoffwechselvorgänge eine große Rolle, wenn es um Funktionstüchtigkeit der Haut und der Zellgrenzen geht. Mit Kalk besitzen wir unser Abgrenzungsvermögen nach außen und unseren inneren Halt. Die Notwendigkeit des Kalkes wird uns besonders bei jungen, heranwachsenden und alten Menschen bewusst. Häufig treten im Gefolge von Kalkstoffwechselstörungen Ekzeme, Allergien, Asthma, Infektanfälligkeit und allgemeine Symptome wie Müdigkeit und Interesselosigkeit auf. Das Wollen entspricht nicht dem Können. Mit dieser hohen Verdünnung von Calcium carb. kann und soll keine Stoffzufuhr erfolgen, sondern eine Anregung dieser wichtigen Funktionen des Kalkes im gesamten Organismus.

Sulfur, Schwefel, ist Bestandteil jeder Zelle und Aufbaustoff. Er spielt bei den Entgiftungsvorgängen eine Hauptrolle. Alles, was mit Verschlackung des Organismus als Folge chron. Störung oder akuter Erkrankung zu tun hat, fällt in den Bereich des Schwefelstoffwechsels. Man könnte ruhig jede homöopath. Behandlung mit einer Anregung der Schwefelvorgänge beginnen, sozusagen als Einleitung und Aktivierung des Körpers. In unserer Zeit mit der generellen Vergiftung des Menschen durch Nahrungsmittel, Luft, Kontaktstoffe und Medikamente genießt der Schwefel natürlich seine besondere Aktualität. Der Schwefel dient dem Körper, und der Körper bedient sich des Schwefels zur Entgiftung. Vielleicht sollte dieses Kreislaufgeschehen Licht auf die Möglichkeit der Umweltbewältigung unseres Daseins werfen.

Silicea, Kieselsäure: Silicium ist Bestandteil des Bindegewebes im menschlichen Körper und so **wesentlich** in allen Belangen der Bindegewebsfunktionen, als Stütze und Halt, Abgrenzung und Abwehr der Entzündungen und beim Ablauf von Heilprozessen **von größter Bedeutung.** Es ist generell betrachtet die Gewebsmüdigkeit, die Abwehrschwäche und die allgemeine Müdigkeit eines Menschen im Verlauf chron. Krankheiten, die in den Bereich dieses Stoffwechselgebietes fällt.

Thuja occ., der abendländische Lebensbaum, besitzt im Stoffwechsel seine besondere Bedeutung im Flüssigkeitshaushalt. Oft sind die Gewebsstrukturen zu wässrig und allgemein tritt eine erhöhte Empfindlichkeit des Menschen gegen Nässe, Kälte und Feuchtigkeit auf. Es ist auch eine positive Beeinflussung der Folgen chron. Infektionen möglich. Der Lebensraum mit seiner Beziehung zu diesen Infektionen erlangt gerade deshalb in unseren mitteleurop. Umweltbedingungen seine besondere Wichtigkeit.

Magnesium phosphoricum: Magnesium ist am Körperaufbau beteiligt und ein wichtiger Faktor im Stoffwechselgeschehen, indem es durch Fermente bewirkte Reaktionen in Gang setzt. Man kann von einem Katalysator sprechen. Magnesium besitzt Wirkungen auf

Cholesterinspiegel, Gefäßverkalkung, Herzstoffwechsel, Abwehrmechanismen und auf vegetative Erregbarkeit. Durch seine aktivierende Wirkung auf viele Enzyme ist es als Regenerationsmittel geschätzt und erfüllt so eine Fülle von Aufgaben beinahe im gesamten Organismus. Da gerade durch die übliche einseitige Düngung in der Landwirtschaft Magnesiummangel im Boden und somit in der Pflanze auftreten können, kommt dem Magnesium heute eine besondere Bedeutung zu. Die daraus resultierenden Störungen reichen über das Tier bis zum Menschen. Besonders chron. Kranke, ältere Menschen, aber auch unter allgemeinen Beschwerden leidende Menschen bedürfen sicherlich einer Anregung dieses Stoffwechselgebietes. Muskelzittern, Zuckungen und Krämpfe zählen zu den auffälligsten Symptomen der Magnesiumstörung. Das Phosphorsalz bringt noch eine Vertiefung dieser Beziehungen vom Magnesium mit sich.

Hedera helix, Efeu, steht durch seinen Jodgehalt in besonderer Beziehung zur Schilddrüse und ihren Stoffwechselleistungen. Gerade in endemischen Jodmangelgebieten, wie unseren alpinen Zonen, kommt diesem Mittel ein besonderer Stellenwert zu. Ist doch die innere Lebendigkeit aller Stoffwechselvorgänge an dieses Element geknüpft. Der Verlust an Spannkraft, Aktivität und Lebenswärme ist untrennbar damit verbunden. Kennen wir doch die beiden Pole der Schilddrüsentätigkeit, ihre Unterfunktion mit Interesselosigkeit, Müdigkeit, Stumpfheit, und ihre Überfunktion mit bis ins Unerträgliche gesteigerter Erregbarkeit. Dazwischen liegt das, was zur ausgeglichenen Normalfunktion des Jod-Schilddrüsen-Stoffwechselgebietes gehört. Nicht umsonst werden wir häufig mit der Tatsache konfrontiert, wie positiv ein Meeresaufenthalt auf die Gesundheit wirkt. Es sind sicherlich nicht nur Wärme und Klimawechsel, sondern auch der Jodgehalt, der dabei eine Rolle spielt. Die Heere der zum Meer pilgernden Menschen sprechen eine deutliche Sprache.

Vom Meer kommt das Leben, zum Meer drängt das Leben. Mit dieser Arznei soll diesem Zustand Rechnung getragen werden.

Acidum hydrofluoricum, die Flusssäure, homöopath. verwendet, ist ähnlich wie Silicea, ein Mittel für das Bindegewebe. Beide Mittel können sich gegenseitig in ihren Wirkungen unterstützen. Besonders die Elastizität der Gewebe fällt in den Wirkbereich. Immer dann, wenn der Tonus der Haut, die Beschaffenheit von Haaren, Nägeln und Zähnen Mängel aufweisen, wird dieses Mittel eingesetzt. Auch die Schilddrüse fällt in diesen Wirkbereich. Über Fluor ist viel gesprochen worden. Sicherlich ist es nicht möglich, durch grobstoffliche Zufuhr die gewünschten Wirkungen zu erreichen. Mit diesen Arzneimitteln, die auf verschiedene wichtige Stoffwechselgebiete des Organismus wirken und einen z. T. synergistischen, d. h. zusammenwirkenden und ergänzenden Effekt besitzen, soll nicht etwa einem stofflichen Mangel, der natürlich auch da sein kann, begegnet werden, sondern vor allem eine Anregung der Vorgänge bewirkt werden. Es ist die Einsicht in die Vielschichtigkeit der Abläufe und das Durchblicken durch äußere Mängel und Erscheinungsbilder in die zugrunde liegenden Schwächen und Störungen, die die Auswahl der Mittel bestimmt. Es sind oft unspezifische, schwer zu erkennende Störungen, die uns diesen Behandlungsversuch unternehmen lassen, ohne den Blick für eine Hauptstörung oder eine Einzelmittelbehandlung zu verlieren.

Auf der Suche nach einem Heilmittel durchschreiten wir häufig viele Stationen. Immer sollen nach einer kurweisen Behandlung in Behandlungspausen alle verursachten Reaktionen zum Abklingen gebracht werden und dann ein neuer Ansatzpunkt gefunden werden, um eine Behandlung in angepasster Form weiterzuführen. Es ist nicht nur immer ein Mittel oder eine Methode, es ist die Summe aller möglichen sinnvollen Einwirkungen, die uns eine Gesundung des Menschen erreichen lassen können.

Nebenwirkungen:
Bisher keine bekannt.

Dosierung:
3mal täglich 20 Tropfen. Vor Gebrauch schütteln!

Venentropfen
Magister Doskar Nr. 28

Zusammensetzung:
Aesculus D3, Laurocerasus D4, Strophanthus D2, Secale cornutum D3, Calcium fluoratum D12, Silicea D12.

Anwendung:
Krampfadern, Hämorrhoiden, Venenerweiterungen sowie Durchblutungsstörungen.

Eigenschaften und Wirksamkeit:
Es gibt viele uns geläufige Ursachen für das Auftreten von Venenbeschwerden, bzw. Venenerweiterungen an den Beinen. So weiß man, dass viel Stehen, viel Sitzen, warmes Wetter, Schwangerschaft und schließlich die familiäre Belastung usw. Probleme verursachen können. Die angebotenen Hilfeleistungen erstrecken sich vom Stützstrumpf, Beine hochlegen, Gymnastik bis hin zur Operation ausgeprägter Varizen. So lässt sich zwanglos erkennen, dass im Vordergrund der Ursachen die Schwäche des Bindegewebes und die Stauung und Druckbelastung des venösen Systems stehen. Im Zusammenhang mit diesen Stauungsvorgängen steht neben den erwähnten Ursachen noch die Leistungsfähigkeit des rechten Herzens, das wesentlich notwendig zur Erhaltung eines intakten venösen Kreislaufes ist. Mit homöopath. Mitteln sollen diese verschiedenen Bereiche Anregung und Unterstützung erfahren.

Aesculus, Rosskastanie, wohl das bekannteste und gebräuchlichste aller Venenmittel, entfaltet seine Wirkung in der Gefäßabdichtung im Sinne einer ödemhemmenden Wirkung und Steigerung der Kapillarresistenz. In der Homöopathie wird es in der D3-Potenz überall dort verwendet, wo die venöse Stase, der verminderte Venenblutfluss, eine Rolle spielt.

Laurocerasus, der Kirschlorbeer, besitzt seinen Wirkbereich in der Sauerstoffausnützung vor allem bei Stauungen und Re-Herzschwächen und greift somit in den Mechanismus der chron. Minderversorgung mit

Sauerstoff und allen daraus resultierenden Folgezuständen ein.

Strophanthus gratus, mit seiner bekannten Herzwirksamkeit, trägt in dieser potenzierten Form zur Kräftigung der Herz-Kreislaufsituation bei.

Secale cornutum, Mutterkorn, besitzt eine allgemeine, gefäßtonisierende Wirkung zur Besserung der Gesamtsituation im arteriellen wie venösen System.

Calcium fluoratum und **Silicea,** Flussspat und Kieselsäure, gelten als Hauptmittel gegen die bindegewebige Schwäche und ergänzen und potenzieren sich in ihrer Wirkung. Calcium fluor. ist vor allem im Bereich der elastischen Fasersubstanz wirksam und Kieselsäure im Bereich der Festigkeit des Bindegewebes, auch wenn es sich schon um die Abgrenzung bisweilen entzündlicher Vorgänge handeln soll.

Beide Mittel können in diesem Zusammenhang als Arzneien für die chron. Störung und Konstitutionsmittel (Veranlagungsmittel) gelten. Durch die umfassende Wirkung dieser einzelnen Mittel, die natürlich immer über die konkrete genannte Organwirkung an den Venen direkt hinausreichen, wird der ganze Mensch mit seiner Systemschwäche erfassend behandelt.

Der ganze Mensch leidet an seiner Schwäche, die sich wie ein roter Faden durch den Körper und durch die Psyche ziehen kann. Es sind dann eben nicht nur die Venen, die nachgeben, die sozusagen aus dem Leim gehen, das ganze Leben wird vom Schmerzgefühl in den Beinen und dem Aktivitätsverlust gekennzeichnet. Morgens noch frisch wird der Tag mit seiner Länge immer mehr zur Last. Letzten Endes steht schon die Angst vor den bevorstehenden Belastungen. Dieses Denken entspricht dem Konstitutionsbild von Silicea und Calcium fluoratum und eröffnet uns den Zugang zum ganzen Menschen über seine Organe hinaus.

Nebenwirkungen:
Bisher keine bekannt.

Dosierung:
3mal täglich 20 Tropfen. Vor Gebrauch schütteln!

Neuralgietropfen
Magister Doskar Nr. 29

Zusammensetzung:
Aconitum D6, Verbascum D2, Colocynthis D4, Magnesium phosphoricum D12, Plantago D1.

Anwendung: Neuralgien, Kopf-, Trigeminus-, Intercostal-Neuralgien.

Eigenschaften und Wirksamkeit:
Nervenschmerzen, respektive Neuralgien, treten aus verschiedenen Gründen auf. Von der einfachen mechanischen Reizung und Verletzungsfolge, der Begleiterscheinung bei Entzündungen (Herpes zoster) bis zu Neuralgien mit fast selbständigem Charakter wie Trigeminus und anderen Neuralgien. Immer eigenartig ist das Auftreten der ziehenden, reißenden, bohrenden Schmerzen in zeitl. Abständen mit häufig sehr typischen Verschlimmerungszeiten und -ursachen, wie Kälte, Wärme, Bewegung usw.

Die Intensität dieser Nervenschmerzen und die Erwartungsspannung der Wiederkehr dieser Schmerzen im Intervall führt zu einem angespannten und ängstlichen Verhalten des ganzen Menschen. Oft genug dominiert die Angst das ganze Zustandsbild dieses beklagenswerten Menschen, der oft durch besondere Empfindlichkeit gegenüber Kälte, Hitze und anderen Sinneseindrücken ausgezeichnet ist. Die Homöopathie kann nun mit einzelnen Mitteln nicht nur die Situation der gereizten Nerven, sondern auch den Menschen, vom Schmerz betroffen und verängstigt, begreifen und darauf mildernd einwirken.

Aconitum napellus, der blaue Eisenhut, ein seit Jahrhunderten bekanntes und geprüftes Mittel, wird in der Homöopathie vor allem bei Zuständen mit großer Heftigkeit, Ängstlichkeit und Erregtheit verwendet. Es sind in diesem Zusammenhang die Nervenschmerzen, als Folge von Verkühlung, kaltem Wind, Sturm oder auch Ärger mit häufiger Verschlimmerung nachts, die günstig beeinflusst werden können.

Verbascum, Königskerze, besitzt in ihrer Wirkung eine besondere Beziehung zu Neuralgien im Kopfbereich, wie bei der Trigeminusneuralgie.

Colocythis, die Koloquinte, besitzt nicht nur ihren Wirkbereich im Gebiet der peripheren Nerven, wo sie bei heftigen, oft blitzartig einschießenden Schmerzen verwendet wird, die zum Zusammenziehen und Krümmen zwingen, sondern auch im Gebiet der Hohlorgane des Körpers, an denen auch gleichzeitig Verkrampfungen auftreten können. Es sind uns in diesem Zusammenhang Neuralgien bekannt, die von Magen, Darm, Blase, Niere und Gallenblase ausgehen können.

Magnesium phosphoricum, ähnlich wirksam wie die Koloquinte, besitzt diese Doppelbeziehung zu neuralgischen Beschwerden und Spasmen an den Hohlorganen, wobei auch hier der intermittierende, d. h. intervallartige, Schmerzcharakter sehr häufig mit nächtlicher Verschlimmerung auffällt.

Plantago major, Breitwegerich, besitzt große entzündungshemmende Eigenschaften und eine besondere Beziehung zu Neuralgien auch im Gesichts- und Zahnbereich. Anders als durch die rein analgetischen Wirkungen üblicher Arzneien, die bei Neuralgien eingesetzt werden, kommt es durch den Wirkmechanismus dieser homöopath. Mittel zu einer Bezugnahme auf kausale Zusammenhänge, die bei dem Zustandekommen einer Neuralgie eine Rolle spielen können. Es ist eben der Mensch, der nach Zorn oder Ärger, nach einem kalten Wind mit einer heftigen Schmerzattake reagiert. Es ist eben die allgemeine Verkrampfungsneigung und angespannte Situation, die sich im Arzneimittelbild von Magnesium phos. wieder findet, und es sind eben keine Zufälle, wenn auch Verkrampfungsneigungen und Schmerzzustände gleichzeitig in anderen Körperbereichen vorhanden sind. Es ist die Suche nach dem Besonderen und Auffälligen und Gleichzeitigen, die den Arzt in seiner Behandlung leitet, und es ist auch im Zusammenspiel einzelner bewährter Arzneien möglich, dem Patienten Hilfe angedeihen zu lassen, ohne das Einzigartige der Symptomatik aus dem Auge zu verlieren. Der Reichtum homöopath. Arzneimittel ist oft unerschöpflich und daher tröstlich in verzweifelten Fällen. Der Weg über eine Schmerzäußerung des Körpers führt oft zu einer tieferen Störung und Problematik, die letztlich das Ziel einer Behandlung sein muss.

Nebenwirkungen: Bisher keine bekannt.

Dosierung:
Akut 1/2- bis 1stündlich 20 Tropfen, anschließend 3mal täglich 20 Tropfen. Vor Gebrauch schütteln!

Schlaftropfen
Magister Doskar Nr. 30

Zusammensetzung:
Ambra D3, Coffea D12, Strophanthus D2, Zincum met. D30, Avena sativa D1.

Anwendung: Schlafstörungen.

Eigenschaften und Wirksamkeit:
Der Schlaf ist so wichtig wie der gute Tag, wenn wir uns gute Nacht wünschen. Alles scheint davon abzuhängen. Er soll süß, erquickend, erholsam sein, und er soll uns Träume schenken, die in die Vergangenheit hinein- und in die Zukunft hinausreichen. Erkennen wir doch zuerst am Entstehen der Alpträume, dass der Schlaf seine Tiefe zu verlieren beginnt und er als erstes Störungssymptom auftritt. Der gute Schlaf ist immer das Zeichen des seelisch-geistigen und körperlichen Wohlbefindens. Im Gegensatz zum zu seichten, oberflächlichen Schlaf, der uns keine rechte Erholung gönnt, steht der zu tiefe, ohnmachtsähnliche Schlaf, der von Benommenheit und Müdigkeit gefolgt ist, wie er häufig nach üblichem Schlafmittelgebrauch auftritt. Die Körperfunktionen sollen zur Ruhe kommen, aber sie sollen nicht versiegen und stocken und im Schlaf dann zu einer Stoffwechselverschlackung und Selbstvergiftung führen, was wir häufig an geschwollenen Lidern als erstes Zeichen erkennen können. Es wird viel über Schlafgewohnheiten gesprochen, über Morgen- und Abend-

mensch, über Vormitternachts- und Nachmitternachtsschlaf, wesentlich dabei scheint immer das notwendig daraus resultierende Wohlbefinden zu sein, an dem wir erkennen können, inwieweit dieser oder jener für uns geeignet ist. Mit homöopath. Arzneimitteln sozusagen in Wirkungskonkurrenz mit den derzeit üblichen Schlafmitteln zu treten, ist praktisch nicht möglich. Nie können homöopath. Mittel eine so mächtige, sich über die Grenzen der Natur hinwegsetzende Wirkung erzielen. Vielmehr soll Bedacht genommen werden auf die Grundsituation, in der sich der Mensch befindet, bei dem es zu Schlafstörungen kommt. Unsere heutige Zeit, mit ihrer Reizüberflutung in jeder Hinsicht, ist geradezu dazu geschaffen, in den natürlichen Mechanismus des Wechsels von Ruhe und Schlaf störend, ja zerstörend einzugreifen. Denken Sie nur an den einzigen selbstverständlichen Vorgang, den wir täglich vollführen, wenn es Abend wird, und wir das Licht einschalten und auf einmal ist sozusagen wieder heller Morgen. Wie oft wird in noch gesunden Tagen mit allen möglichen Mitteln der Schlaf vertrieben und die Nacht zum Tag gemacht. Wie oft sind wir nicht mehr in der Lage, nach all den Sorgen, die ein Tag mit sich bringt, abzuschalten, wie oft sind wir körperlich und nervlich so erschöpft, dass wir nicht mehr ruhefähig sind und die Ablenkungsmaschinerie des Fernsehens einschalten, um loszukommen von inneren Problemen und dabei beladen wir uns mit neuen. Es scheint oft ein fehlerhafter Kreislauf in Gang zu kommen. Das Paradoxe scheint zu sein, dass wir zu erschöpft sind, um schlafen zu können. Der nervlich und geistig ausgeglichene Mensch scheint im Mittelpunkt der Bemühungen um einen guten Schlaf zu sein. In diesem Sinne müssen die homöopath. Arzneien verstanden werden, die dabei zum Einsatz kommen, wenn es um den Schlaf geht.

Ambra, die wachsartige Ausscheidung des Pottwales in D3, das berühmteste Mittel, wenn es um das Ausschalten, um die Distanz zu unseren Sorgen, um die Gedankenfreiheit und Konzentrationsfähigkeit geht. Denn der Schlaf ist eben eine Konzentrationsleistung unseres Gehirnes und kein Erschöpfungsvorgang. Wer kennt nicht den nächtlichen Gedankenzulauf, der uns den Schlaf nicht findet lässt oder beim nächtlichen Erwachen das Wiedereinschlafen verhindert. An dieser Stelle entfaltet Ambra seine Wirkung und war schon den Geschäftsleuten der arabischen Welt bekannt und geschätzt.

Coffea, der grüne Kaffee: In einer hohen Verdünnung ist Koffein sozusagen das klassische Beispiel einer homöopath. Arzneimittelwirkung, indem es gerade in dieser Verdünnung dort beruhigend einwirken kann, wo Symptome auftreten, die uns vom Kaffeegenuss her wohl bekannt sind. Es ist die Lebendigkeit, das Hellwache, der belebte Kreislauf, es ist das Beschwerdebild, das wir erfahren, wenn uns der Patient berichtet: Ich lege mich in das Bett und werde immer wacher. Es ist, als ob sich der Tag- und Nacht-Rhythmus umgekehrt hätte. Sehr häufig kennen wir natürlich auch die Bemerkung: Am Morgen, wenn ich aufstehen sollte, ja dann könnte ich schlafen. Diese Schilderung steht wohl symbolhaft für eine Zeit mit der Umkehrung ihrer Werte. Kaffee ist uns eben ein Mittel geworden, um das Wachsein unserem Willen unterzuordnen. Dort, wo dieser Mechanismus in Gang gekommen ist und wo wir diese Einsicht besitzen, kann uns die potenzierte Kaffeewirkung im Umkehreffekt zu Hilfe kommen.

Strophanthus gr., als mild wirkendes Herzkräftigungsmittel, soll dort seine Wirkung entfalten, wo es zur Überforderung des Herzens sowohl durch psychische als auch physische Leistungen, die wir uns abverlangt haben oder abverlangen mussten, gekommen ist. Wie oft erfährt unser Herz seine Überforderung, weil wir uns keine Ruhezeiten im Laufe des Tages gönnen konnten. Wir haben nicht nur störend in den Tag- und Nachtrhythmus eingegriffen, sondern wir haben auch das Gefühl für Ruhe und Aktivitätsrhythmen während des Tages verloren. Die selbstverständlichen durchlaufenden Dienstzeiten sind freizeitfreundlich aber herzfeindlich.

Zincum, Zink, wird in der Homöopathie in seiner Wirkung auf das ZNS verwendet, dort wo es zur Müdigkeit, zugleich verbunden mit Unruhe und

Betriebsamkeit gekommen ist, wo wir an Konzentrationsverlust leiden und eigentlich trotz großer Hektik nichts mehr so recht zustande bringen, die dreifache Zeit brauchen und vergessen. Es zeichnet sich die Erschöpfung ab und am Schluss steht die Störung des Schlaf- und Wachrhythmus. Zink soll uns in diesem verhängnisvollen Zustand bei unseren Ordnungsversuchen helfen.

Avena sativa, der aus blühendem Hafer gewonnene Presssaft, ist seit langem als Nerventonikum bekannt und gerühmt, im Besonderen wenn es um die Folgen nach Überforderung sowohl in geistiger als auch körperlicher Hinsicht wie z. B. nach Krankheiten geht. Der Schlaf soll sich als Folge einer allgemeinen Kräftigung geistiger und nervlicher Funktionen sozusagen von selbst einstellen – als Zeichen, dass vieles wieder ins Lot gekommen ist und nicht mit Hypnotica behandelt werden muss, die ja diesem verhängnisvollen Kreislauf noch weitere negative Impulse geben.

Nebenwirkungen: Bisher keine bekannt.

Dosierung:
1 Std. vor dem Schlafen und beim Zubettgehen jeweils 20 Tropfen, eventuell nachts. Vor Gebrauch schütteln!

Schwindeltropfen
Magister Doskar Nr. 31

Zusammensetzung:
Conium D4, Veratrum D3, Cocculus D4, China D3, Secale cornutum D3.

Anwendung: Schwindel und Ohrensausen.

Eigenschaften und Wirksamkeit:
Dem allgemeinen Symptom Schwindel können wir bei vielen Gelegenheiten begegnen, wobei man aber ohne weiteres beobachten kann, dass über gewisse Störungen, wie zu niederer oder zu hoher Blutdruck, hinaus auch eine gewisse Anfälligkeit und Labilität in dieser

Hinsicht vorhanden ist. Wir begegnen schon in der Kindheit und frühen Jugend immer wieder Menschen, die eben nicht ohne weiteres mit einem Karussell, Auto, Schiff und dergleichen fahren können, ohne unter Schwindel zu leiden, der sich bis zum Erbrechen steigern kann. Wir sprechen dann von der bekannten Reisekrankheit, die sich natürlich im Laufe eines Lebens auch durch Gewohnheit stabilisieren kann. Nicht selten begegnen wir bei diesen so veranlagten Menschen, wobei die Störung in einer Labilität des vegetativen Tonus gelegen ist, auch später verschiedenen Schwindelzuständen. Es wird nicht jeder Mensch mit schon genanntem hohen und niederen Blutdruck auch an Schwindel leiden, es wird nicht jeder in einem gewissen Alter auch an Altersschwindel zu leiden haben. Mit homöopath. Mitteln wird versucht, auf diese Schwäche im System des vegetativen Nervensystems einzuwirken und sehr häufig wird eine Reihe dazugehöriger Beschwerden aus anderen Organbereichen günstig beeinflusst. Sowohl zentrale nervöse Störungen wie auch periphere Gefäßregulationsstörungen sind am Zustandekommen des allgemeinen Symptoms »Schwindel« beteiligt.

Conium maculatum, der gefleckte Schierling, seit dem traurig berühmten Schierlingsbecher des Sokrates in der ganzen Welt bekannt, ist durch dieses Vergiftungsbild ein klassisches Arzneimittelbild für den potenzierten Wirkmechanismus. Erst durch die potenzierte Form der homöopath. Arznei ist man an die Heilkräfte dieser Pflanze herangekommen. Im Vordergrund steht ein Schwindel mit Verschlechterung beim Umdrehen im Bett, im Zusammenhang mit Schwäche, wie wir es oft beim klassischen Altersschwindel sehen. Nicht selten treten im Verein dazu auch Zittern, Benommenheit, Gedächtnisschwäche und Gemütsverstimmung auf. Conium entfaltet mit diesen Eigenschaften, bei gleichzeitiger Beeinflussung der endokrinen Organ- und Drüsenfunktionen, eine Wirkung auf den gesamten Organismus.

Veratrum alb., weißer Germer, wird in der Homöopathie verwendet als hervorragendes Mittel gegen Kreislaufschwäche, oft mit drohendem Kollaps.

Cocculus, Kokkelskörner, wurden im Mittelalter zum Fischfang verwendet, die Fische wurden davon betäubt und schwindlig und schwammen mit der Bauchseite nach oben. Von diesem Vergiftungsbild leitet sich die Heilwirkung der homöopath. potenzierten Arznei ab, die vor allem gegen Schwindelzustände beim Aufrichten, Heben des Kopfes vom Kissen, oft verbunden mit Brechübelkeit, gerichtet ist. Es ist der empfindliche, auch gereizte, unruhige, durch geistige Überanstrengung überforderte Mensch, der dazu neigt, und es ist die Reisekrankheit, mit ihrer Erschlaffung und Atonie im Magen-Darmtrakt, die auf jede Erschütterung empfindlich reagiert, sodass Schwindel und Erbrechen auftreten können. Cocculus kann in diesem breiten Wirkfeld der Empfindlichkeit und Reizbarkeit bis hin zur Gemütsbeeinträchtigung seine Heilkräfte entfalten.

China, Chinarinde, wird dort verwendet, wo es allgemein zu einer Entkräftung gekommen ist und daraus eine besondere Empfindlichkeit gegen verschiedene Einflüsse besteht. Wer kennt nicht diese Zustände nach einer Krankheit, die uns an das Bett gefesselt hat, wo wir dann bei den ersten Gehversuchen schwindlig und taumelig sind? China soll der Entkräftung entgegenwirken und unsere Stabilität wieder erhöhen.

Secale cornutum, Mutterkorn, in D3 besitzt eine gefäßtonussteigernde Wirkung. Es wird besonders bei Durchblutungsstörungen auch peripherer Natur und der des Innenohres, die mit Schwindel und Ohrensausen verbunden sind, verwendet. So ist Secale mit dieser Wirkung auf die gesamte Gefäßsituation in vieler Hinsicht, sei es Diabetes, Arteriosklerose, Gefäßkrämpfe der Hände usw. äußerst hilfreich. Mit diesen Mitteln kann auf die vielfältigen, erwähnten Ursachen des Symptomes Schwindel eingegangen werden. Es ist eben nicht nur die Gefäßregulation, die Verkrampfungsneigung, sondern oft die allgemeine Labilität und Empfindlichkeit eines Menschen, die diesen dann von der frühen Jugend an, beginnend mit Reisekrankheit bis in das Alter mit den arteriosklerotischen Erscheinungen besonders für das Symptom Schwindel empfänglich macht. So kann aus der homöopath. Sicht ein Zugang über das Wesen der einzelnen Arzneimittel zu einem komplexen Geschehen eröffnet werden und zugleich eine Möglichkeit geschaffen werden, in einer den ganzen Menschen umfassenden Art und Weise Hilfe zu bieten. Wer sich mit der Psyche unter Schwindel leidender Menschen auseinandersetzt, weiß, wie beklagenswert dieser Zustand ist und wie groß die Beeinträchtigung eines ganzen Lebens sein kann. Die Homöopathie mit ihren vielen Möglichkeiten kann diesen Menschen zur Seite stehen. Mit diesen vorliegenden Tropfen kann ein Anfang am Beginn dieses Weges gemacht werden.

Nebenwirkungen:
Bisher keine bekannt.

Dosierung:
Bedarfsweise 20 Tropfen, ansonsten 3mal täglich 20 Tropfen. Vor Gebrauch schütteln!

Neurasthenietropfen
Magister Doskar Nr. 32

Zusammensetzung:
Acidum phosphoricum D3, Kalium phosphoricum D6, Nux vomica D12, Anacardium D12, Ignatia D12.

Anwendung:
Neurasthenien, psychosomat. Probleme sowie nervös bedingte Verdauungsstörungen.

Eigenschaften und Wirksamkeit:
Mit sogenannten schwachen Nerven kommen wir entweder auf die Welt, im Sinne einer Veranlagung, oder im Laufe des Lebens kommt es durch das Leben und dementsprechende Lebensumstände zu einem Verschleiß und Verbrauch unserer Nervenkraft. Nicht selten hört man die Bemerkung: Damals und dabei habe ich meine Nerven verloren und seit dieser Zeit kann ich z. B. nicht schlafen, mich nicht konzentrieren, bin ich nervös und ängstlich und vieles mehr. Gleichzeitig

wissen wir auch, dass es nicht so einfach ist, eine Wiedererstärkung unserer Nerven zu erreichen. Leider nicht selten wird der umgekehrte Weg beschritten und es wird durch Aufputsch- oder Beruhigungsmittel weiter eine Schwächung unserer Nervenkraft bewirkt. Natürlich ist nicht jeder, sondern meist ein bestimmer, Mensch für den vorzeitigen oder zu starken Verschleiß seiner Nervenkraft empfänglich. Schon früh in der Kindheit und Jugend können wir am ängstliche nervösen und schreckhaften Wesen neurasthenische Züge bemerken. Im Laufe des Lebens kann es dann zu verschiedenen psychischen Zuständen und Organmanifestationen z. B. im Herz- und Magen-Darmbereich kommen. Mit homöopath. Mitteln eröffnet sich die Möglichkeit, über eine konkrete Organstörung Zugang zu einem Menschen mit seiner Schwäche, Veranlagung und seinem Lebensweg und Schicksal zu bekommen. Immer bei der Betrachtung auch einzelner Arzneimittel und ihrer Wirkung steht der Mensch in seiner psycho-physischen Einheit im Mittelpunkt und wird zum Ausgangspunkt unseres ärztlichen Handelns.

Acidum phosphoricum, die Phosphorsäure, wird in der Homöopathie in der 3. Potenz eingesetzt, wenn es zu einem Kräfteverschleiß gekommen ist, wenn Kummer und Sorgen dazu beigetragen haben und wir unsere ganze Kraft verausgabt haben. Es ist der erschöpfte Mensch, der sich nach Hilfe und Erholung sehnt. Mit diesem Mittel kann ein Anfang auf diesem Weg gemacht werden.

Kalium phosphoricum, Kaliumphosphat, ist das Mittel der Nervenkraft, da, wo wir einem erregten, verzagten und schreckhaften Menschen begegnen, der schon der Normalbelastung des Lebens nicht mehr gewachsen und verzweifelt ist.

Es ist, als ob alles an einem Faden hinge, der ganze Körper und seine Funktionen sind schwach, das Herz, der Magen-Darmtrakt, der Rücken. Er kann nicht links liegen, er muss sich anlehnen und alles wird zur Last. Mit Kaliumphosphat können wir gemäß dem Kaliumanteil jeder Zelle im Organismus im Sinne ihres Tonus wirken und gemäß dem Phosphoranteil auf alles, was zu den Nervenfunktionen gehört. So bewirkt dieses Mittel gerade in D6 eine positive Beeinflussung der Zelle und Nervenkraft.

Nux vomica, Brechnuss, besitzt seine Hauptwirkung im ZNS und vegetativen Nervensystem. Es wird als Regulationsmittel und Nervenkräftigungs-Mittel dort eingesetzt, wo es sich um gereizte Menschen handelt, die oft reichlich Missbrauch von Kaffee, Nikotin und Alkohol betrieben haben, Genussmittel, die sie im Laufe der Zeit nicht mehr vertragen können. Es sind eben die exakten, genauen, oft pedantischen Menschen, die dann an einer Überforderung ihres Nervensystems zu leiden beginnen, was sich dann in Reizbarkeit, Unmut und Nörgelei äußern kann. Die anfängliche Hilfe von Nikotin, Coffein und Alkohol schlägt ins Gegenteil um. Die Veranlagung zu diesem Reaktionstyp ist eben in der Erregbarkeit des ZNS und vegetat. Nervensystems gelegen. Nux vomica in der 12. Potenz vermag diesen zur Erschöpfung neigenden Erregbarkeitszustand, sowie daraus resultierende Organstörungen, wie nervöse Gastritis, Sodbrennen, Obstipation (mit Rückenbeschwerden), günstig zu beeinflussen.

Anacardium occidentale, Malakkanuss, wird als homöopath. Arzneimittel besonders für Störungen im Magen- und Darmbereich bis zu Magen- und Zwölffingerdarmgeschwüren verwendet, gerade wenn sie, wie so häufig, im Zusammenhang mit einer nervlich angespannten Konfliktsituation stehen. Das Hin- und Hergerissensein zwischen zwei Möglichkeiten führt bei bestimmten Veranlagungen eines Menschen zu den genannten organ. Störungen. Immer spielt dabei die Überforderung eine Rolle, die uns nach anfänglicher großer Leistungsfähigkeit in Schwächung, Unsicherheit und ängstliche Gespanntheit hineinführt. Mit Anacardium D12 soll eine Hilfeleistung in dieser modernen Lebenssituation möglich sein.

Ignatia, Ignaziusbohne: Ähnlich wie bei Nux vomica ist es die Übererregbarkeit besonders im Magen- und Darmbereich, die uns den Kaffee nicht mehr vertragen lässt, zu Würgegefühl im Hals und eher zu stillem

Kummer und Gram führt. Wir seufzen nur mehr. Neben dem gestörten Gemütszustand ist es zu Organstörungen im Magen, Zwölffingerdarm und im Kopfbereich gekommen. Mit Ignatia D12 kann man regulierend in diesen gefährdeten Bereich der vegetat. Übererregbarkeit eingreifen. Das neurasthenische Zustandsbild, zugleich Folge wie auch Ursache einer unzweckmäßigen und überfordernden Lebensweise, lässt uns Einblick nehmen in die Veranlagung eines Menschen und das oft daraus resultierende Schicksal. Mit der Einsicht in das Wirkfeld homöopath. Arzneimittel ist gleichzeitig auch eine Möglichkeit gefunden, den Schwachstellen des einzelnen Menschen wirksam zu begegnen. Das Erfassen der Störung ermöglicht den sinngemäßen Einsatz von Arzneimitteln. Oft wird durch dämpfende, statt kräftigende Arzneimittel eine weitere Schwächung der Nervenkraft bewirkt.

Durch die eigene und die Einsicht des Arztes kann sich der Mensch langsam an seine Schwachstellen herantasten und diesen mit homöopath. Mitteln wirksam entgegentreten.

Nebenwirkungen: Bisher keine bekannt.

Dosierung: 3- bis 5mal täglich 20 Tropfen. Vor Gebrauch schütteln!

Entwöhnungstropfen Magister Doskar Nr. 33

Zusammensetzung:
Tabacum D30, Nux vomica D30, Magnesium phosphoricum D12, Acidum phosphoricum D3, Ambra D3.

Anwendung: Unterstützung bei Entwöhnungskuren, wie Rauchen, sowie deren Folgezustände.

Eigenschaften und Wirksamkeit:
Wenn es um das Problem der Entwöhnung geht, begegnen wir dabei auch immer ganz bestimmten Menschen, die im Laufe des Lebens mit ihren Problemen in Abhängigkeit von anfänglichen Hilfsmitteln

gekommen sind. Es ist immer ein ganz bestimmter Mensch, der in seiner Schwäche, Überreizbarkeit, Verkrampfung in Konflikt mit den an ihn gestellten Erwartungen seiner Umgebung kommt und nach einem Mittel greift, das ihm bei der Überwindung dieser Situation helfen soll. Wenn man nur an die banalen Beispiele Nikotin und Alkohol denkt, wie der junge Mensch danach greift, um sich leichter in der Gesellschaft und Gruppe zurechtzufinden, wie er Symbole braucht und damit gleichzeitig die Wirkung dieser Mittel auf ihn kennen und gezielt einsetzen lernt. Wenn das Persönlichkeitswachstum und die Problembewältigung Schritt halten, treten diese Mittel natürlich wieder in den Hintergrund und behalten ihren gelegentlichen Stellenwert. Gerade nun bei Menschen mit häufig neurasthenischen, sensiblen, empfindsamen Naturen entwickelt sich eine Abhängigkeit. Das, was anfangs genützt hat, hat zur weiteren Schwächung geführt.

Ein verhängnisvoller Kreislauf hat begonnen. Es kommt daneben zu körperlichen negativen Reaktionen und damit entsteht auch meist der Wunsch, sich von der Abhängigkeit zu befreien, was häufig mit erheblichen Schwierigkeiten und Rückschlägen verbunden ist. Wenn es nun um homöopath. Arzneien geht, die einen Menschen auf diesem Weg zu Hilfe kommen sollen, so stehen dabei die anfängliche Situation und Veranlagung, die vordergründigen Bedürfnisse im Mittelpunkt.

Tabacum, Nikotin als Hauptwirkstoff, hat mit seiner Wirkung besonders den Bedürfnissen des heutigen Menschen entsprochen und ist gesellschaftsfähig geworden. Dort, wo wir in unserem vegetativen System, durch chron. Überforderung und unnatürliche Lebensweise, erschöpft sind, vermag es zu aktivieren und anzuregen und nach dieser anfänglichen Wirkung kommt es zu weiterer Schwächung und Lähmung, was sich alsbald im Griff nach der nächsten Zigarette und der Zunahme des Zigarettenverbrauchs kundtut. Die Anforderungen an die Leistungsfähigkeit des Menschen in einer ausgesprochenen Leistungsgesellschaft sind hoch, und der Mensch sucht sich anzupassen, zu behaupten und durchzusetzen. Der heutige Tag mit seiner Bewältigung steht im Vordergrund und die Wirkung des Nikotins wird dafür eingesetzt. Die Folgen, die bei längerem Gebrauch daraus resultieren, sind heute hinlänglich bekannt, sie reichen vom Reizhusten über Gefäßstörungen, Hautveränderungen, Nervosität bis hin zum Krebs. Mit Tabacum in einer hohen Potenz sollen sowohl Folgezustände vorerst einmal beeinflusst werden wie auch das Wesen der Sucht, das mit dem kultischen Gebrauch der Friedenspfeife begonnen hat, dann zur Kommunikationsförderung unserer Gesellschaft geworden ist und schließlich zu Abhängigkeit und Missbrauch geführt hat. Es ist die Auseinandersetzung des Menschen, die den Stellenwert dieser Mittel im Leben eines Menschen ausmacht.

Nux vomica, die Brechnuss, ist in zweifacher Hinsicht in diesem Zusammenhang wirksam. Zum einen kommt sie dort zur Verwendung, wo durch gehetzte Lebensweise mit reichlichem Genuss von Alkohol, Nikotin und Koffein eine außerordentliche Überreizung des vegetativen NS, mit Zornausbrüchen, Morgen-Kater, Gastritis, Sodbrennen und Darmstörungen, Kopfschmerzen bis zu Leberstörung, zustande gekommen ist, zum anderen ist gerade der überreizte und überlastete Mensch derjenige, der in Nikotin, Koffein und Alkohol seine Hilfe sucht, ohne es aufgrund seiner Schwächung richtig vertragen zu können. In dieser hohen Potenz soll dieses Mittel sowohl für Folgen als auch Ursachen Verwendung finden.

Magnesium phosphoricum, Magnesium mit seinem Phosphorsalz, wird ebenso in zweifacher Hinsicht in diesem Zusammenhang verwendet. Der überreizte Mensch mit starker nervöser Empfindlichkeit steht unter stärkster Stimulantiensucht. Magnesium hat gerade bei Jugendlichen mit ihrem Orientierungsverlust und vagen Zukunftsvorstellungen seine besondere Bedeutung. Auf der anderen Seite ist es schon durch verschiedene Missbräuche zu erheblichen Störungen mit wechselndem Charakter von Erregung des Gefäßsystems mit Hitze, Herzklopfen bis zu Schwäche und Kollaps gekommen.

Das gesamte Vegetativum ist aus der Kontrolle geraten und von diesem launischen Verhalten geprägt. Diese Störungen können sich durch fast alle Organsysteme hindurch erstrecken. Mit Magnesium phosphoricum soll etwas von dieser Reizbarkeit und Labilität verschwinden und beruhigt werden.

Acidum phosphoricum, die Phosphorsäure, wird in den Fällen verwendet, wo es zur Entkräftung leiblicher und seelischer Art gekommen ist. Es sind Kummer, Sorgen und Rückschläge, die den Menschen heimgesucht und ihn zu einem hilfsbedürftigen Wesen gemacht haben; die Hilfsbedürftigkeit, die bei der körperlichen Kräftigung ihren Anfang nimmt und bis zur seelischen Widerstandsfähigkeit reicht.

Ambra, die wachsartige Ausscheidung des Pottwales, soll dabei dieses gewisse Abstandnehmen von seinen Problemen ermöglichen und zwanghaften, immer wiederkehrenden Gedankenabläufen vorbeugen. Diese Arznei war seit dem Altertum bekannt und wird gerade in überlasteten Lebenssituationen geschätzt. Die Hilfeleistung, die wir einem Menschen mit dem Wunsch, sich von seiner Abhängigkeit zu befreien, angedeihen lassen können, ist in diesem Mittel in einer breiten Basis vorhanden und schließt immer die Gesamtsituation eines Menschen in den Folgen und den Ursachen ein.

Wenn es zu einer Beruhigung der Spannungsfelder und gleichzeitig zu einer körperlichen und geistigen Kräftigung gekommen ist, mag es auch leichter sein, dem Willen zur Entwöhnung zu entsprechen. Gleichzeitig können die negativen Folgen, die sich immer aus einem Entzug ergeben, abgeschwächt werden. So kann dieses Mittel sicherlich in der Fülle von Maßnahmen, die bei einer Entwöhnung notwendig sind, hilfreich zur Seite stehen.

Nebenwirkungen:
Bisher keine bekannt.

Dosierung:
2- bis 3mal täglich 15 bis 20 Tropfen. Vor Gebrauch schütteln!

Stärkungstropfen
Magister Doskar Nr. 34

Zusammensetzung:
Avena sativa D1, Ginseng D1, China D2, Acidum phosphoricum D3, Damiana D1.

Anwendung:
Roborans, Libidostörungen.

Eigenschaften und Wirksamkeit:
Die Zahl der Mittel, die im Laufe der Menschheitsgeschichte zur Stärkung und Kräftigung Verwendung gefunden haben, lässt sich sicherlich nicht angeben. Es sind »unzählige«. Letztlich umfassen diese Mittel Bereiche des rein äußerlich Anwendbaren, wie Ruhe, Wärme, Sonne, Meer, Wasser und dgl., sowie den Bereich der verschiedenen, besonders kräftigenden Nahrungsmittel, bis zu dem Bereich der Stimulantien und verschiedenen, den Menschen aus der Erfahrung bekannten Arzneistoffen. Immer haben sich die Naturheilkunde und Homöopathie mit Stoffen auseinandergesetzt, die im Sinne einer Kräftigung des Menschen eingesetzt werden konnten. »Bei Kräften sein«, hieß mit Belastungen und auch Krankheiten gut zurande zu kommen, »entkräftet sein« bedeutete eine Gefährdung in jeglicher Hinsicht. So waren die Menschen und Ärzte bemüht, einen gesunden und kräftigen Zustand des Menschen zu bewahren und im Falle einer Entkräftigung wieder herzustellen. Wenn Heilungen nach Krankheitsprozessen schleppend vor sich gingen, dann wusste man, dass dies mit dem Allgemeinzustand des Patienten zu tun haben musste. Die Auseinandersetzung mit einer Krankheit sollte in einer bestimmten zu erwartenden Art und Weise ablaufen, war diese gestört, bedurfte der Mensch besonderer Hilfeleistungen. Häufig konnte auch im Laufe des Lebens und bestimmter Perioden ein sogenannter Kräfteverschleiß eintreten, der nicht so ohne weiteres durch einfache Mittel wieder gutzumachen war. Die Einsicht in so allgemeine Vorgänge der Entkräftung im Zuge von Krankheiten und auch kräftezehrenden Lebenssituationen, hat auch den Zugang zu Stoffen

ermöglicht, die eine breite, allgemeine Wirkung auf den ganzen Organismus entfalten und in diesem Zusammenhang sinnvoll Appetitlosigkeit, Schlaflosigkeit, Antriebslosigkeit, auch Symptome der sexuellen Sphäre bessern sollten.

Avena sativa, die Essenz der frisch blühenden Haferpflanze, ist seit langer Zeit als sogenanntes Nerventonikum bekannt. Es sind die Schlaflosigkeit, die Essunlust und die seelische Erschöpfung, die dabei besondere Berücksichtigung erfahren. Diese können sowohl die Folge von Krankheiten, als auch von allgemeiner Überforderung sein.

Ginseng, ein in letzter Zeit auch in unseren Breiten bekannt gewordener Arzneistoff, ist seit Jahrzehnten im ostasiatischen Raum selbstverständlicher Bestandteil des täglichen Lebens und wird dort für die verschiedensten Situationen, in denen eine Kräftigung notwendig ist, gebraucht. Es gilt besonders bei älteren Menschen als lebensverlängerndes Mittel. Im homöopath. Sinn ist es im Besonderen das Mittel für nervöse Erschöpfung und sexuelle Schwäche.

China, Chinarinde, ist in der Homöopathie ein geschätztes Mittel, wenn es sich um die Folgen von Krankheiten oder Säfteverlusten handelt. Außerdem besteht eine besondere Beziehung zu den Verdauungsprozessen, wo sie regulierend und aktivierend eingreifen kann und so wesentlichen Anteil an einem Gesundungs- und Kräftigungsprozess besitzt.

Acidum phosphoricum, Phosphorsäure, wird immer dann verwendet, wenn der Mensch in die Erschöpfung hineingeraten ist, egal durch welche Umstände, sei es Krankheit, Kummer oder Sorgen, und sich aus seiner Entkräftung nicht mehr in die Höhe arbeiten kann.

Damiana ist ein Kräftigungsmittel aus der Eingeborenenmedizin Mexikos, wo es bei Erschöpfung und anstrengenden Reisen Anwendung gefunden hat. Eine besondere Wirkung besitzt die Arznei auch im Urogenitalsystem sowie bei sexueller Störung und Harninkontinenz. Die Jahrhunderte alten Erfahrungen in der Medizin können dazu beitragen, mit diesen Arzneien dem Menschen dort zu Hilfe zu kommen, wo die Natur überfordert, verbraucht und erschöpft ist. Wie dankbar können Pflanze, Tier und Mensch sein, wenn sie einmal geknickt, erst wieder aufgerichtet erneut zur Blüte kommen. Die Natur hat in diesen Stoffen Hilfsmittel für die Notsituationen des Menschen vorgesehen, und dies wurde vielfach instinktiv begriffen und durch Erfahrung bestätigt und weiter überliefert. Es ist die Arznei mit ihren Möglichkeiten und die Einsicht in die menschliche Hilfsbedürftigkeit, die Hilfe in verzweifelter Situation bringen kann.

Nebenwirkungen: Bisher keine bekannt.

Dosierung: 3- bis 5mal täglich 20 bis 25 Tropfen. Vor Gebrauch schütteln!

Reizblasentropfen
Magister Doskar Nr. 35

Zusammensetzung:
Petroselinum D1, Causticum Hahnemanni D6, Dulcamara D3, Cantharis D6, Aristolochia D4.

Anwendung:
Blasenentzündung und Reizblase (Blasenschwäche).

Eigenschaften und Wirksamkeit:
Sogenannten gereizten Zuständen im Blasenbereich, Nierenbecken und Nierenbereich begegnen wir heute in zunehmendem Maße, sodass man fast von einer Seuche des ausgehenden 20. Jhdts. sprechen kann. Es sind die aufgrund dieser Reizung und Empfindlichkeit immer wiederkehrenden von der Blase in die Niere aufsteigenden Entzündungen, die letzlich oft zu chron. Nierenentzündung und Nierenversagen führen. Dialysestationen und Nierentransplantationen beginnen zu ärztlicher Routine zu werden. Kaum jemals wird über die bakterielle Ursache solcher immer wiederkehrenden Entzündungen hinausgedacht und die dafür notwendige Systemschwäche ins Auge gefasst.

Man scheint mit Antibiotikatherapien von oft auch monatelanger Dauer, schon von Kindesbeinen an, diese entzündlichen Vorgänge anscheinend fest im Griff zu haben und vergisst, dass die bakterielle Infektion eigentlich erst der sekundäre Vorgang ist und man sich einem primären zuwenden müsste und muss, wenn ein anhaltender Therapieerfolg beschieden sein soll. Eine homöopath. Therapie setzt sich aus einem 3-Stufenplan zusammen. Zuerst muss die Situation der Blasen- und Nierenüberlastung aus dem Stoffwechsel herausgebracht werden; dann wird den gereizten subakuten Zuständen mit Nr. 8 begegnet. An 3. Stelle gelangen die homöpathischen Tropfen Mag. Doskar Nr. 35 zur Anwendung, da sie die akuten Attacken mit schmerzhaftem Charakter beeinflussen. Gleichzeitig kann man mit diät. Maßnahmen, die im Wechsel dem Körper 3 Tage alkalische und 3 Tage saure Kost zuführen, die Harnreaktion so beeinflussen, dass eine bakterielle Besiedlung kaum eintreten kann. Im Verein mit diesen Maßnahmen und der stufenweisen homöopath. Unterstützung gelingt es meist, soferne nicht mechan. und andersartige Ursachen, die einer genauen klinischen Abklärung bedürfen, vorliegen, diesen verhängnisvollen, immer wiederkehrenden Entzündungen Herr zu werden.

Petroselinum, Petersilie, in D1 besitzt ihre Wirkung und Beziehung zur Harnblase und ihrem Reizzustand, der sich in häufigem gebieterischen Harndrang äußert.

Causticum wird in der Homöopathie bei Blasenschwäche, manchmal gesteigert bis zum Harnverlust bei Husten, und Schleimhautentzündungen verwendet, die bei vielen Menschen auch in Form einer gehäuften Kehlkopfentzündung auftreten können. Man könnte auch von einem »Schnupfen der Harnblase« sprechen. Tatsächlich berichten auch zahlreiche Patienten: Dann, wenn ein anderer einen Schnupfen bekommt, bekomme ich meine Blasenentzündung. So wird ein System der Reaktion an der Schleimhaut mit diesem Mittel erfasst. Der Wirkbereich dieser Arznei geht auch sicherlich über den Organbereich, der durch Verkrampfung oder auch Lähmung charakterisiert ist, hinaus und kann einen ganzen Menschen bis in seine

Gemütssphäre von oft ängstlicher, depressiver Stimmung erfassen.

Dulcamara, Bittersüß, besitzt seine Wirkung im Bereich der Entzündung und Reizung der Harnblase bis hin zur Nierenreizung, besonders wenn Kälteeinflüsse dabei eine Rolle spielen. Häufig sind es Wetterstürze, ein kalter Stein beim Stehen und Sitzen oder wenn kalte Nächte auf warme Tage folgen, die eine Affektion auslösen können.

Cantharis, von einem getrockneten Käfer als Ausgangssubstanz gewonnen, war als Mittel Hippokrates und Ärzten vor Jahrhunderten bekannt. Die Homöopathie verwendet dieses Mittel, wo es zur Entzündung der Blase, des Nierenbeckens und der Niere mit ihren Folgeerscheinungen gekommen ist. Brennende Schmerzen während und nach dem Harnlassen und Schmerzen bis ins Nierenlager dominieren. Es bestehen häufig Blasenkrämpfe und gehäufter Harndrang.

Aristolochia, Osterluzei, erst in letzter Zeit schulmedizinisch bekannt geworden wegen seiner leukozytenstimulierenden Wirkung, war schon seit Jahrtausenden bekannt und fand für verschiedene Zwecke Verwendung. Homöopath. sticht die Beziehung und Hauptrichtung der Wirkung zu Blase und Niere ins Auge, wo sie sich vom Reizzustand hin bis zur eitrigen, bakteriellen Infektion zu entfalten vermag. In D4 liegt diese Arznei sozusagen sicher im therapeutischen Bereich weit außerhalb einer toxischen Wirkung, wie es ja wesentliches Attribut homöopath. Heilmittel ist. Mit den vorliegenden Arzneien soll es gelingen, dem komplexen Geschehen, das einer immer wiederkehrenden Entzündung zugrunde liegt, im Sinne von Schwäche, Reizung, Lähmung bis zur sozusagen als Endergebnis bakteriell aufsteigenden Infektion, Rechnung zu tragen und gleichzeitig zu einer Organ- und Systemstärkung beizutragen.

Fortlaufende Antibiotika-Therapien können nur über eine Momentanbeeinflussung der Situation bei bakteriellen Infekten zu vorübergehenden Erfolgen führen und leisten durch Systemschwächung und Allgemeinkörperbelastung einer Wiederkehr der Entzündung und des Infektes Vorschub. Nur durch positive Beeinflussung aller erkennbaren und möglichen Faktoren können wir einer schweren Erkrankung wie dieser Herr werden. Die Homöopathie mit ihrer Einsicht kann uns dabei hilfreich zur Seite stehen.

Nebenwirkungen:
Bisher keine bekannt.

Dosierung:
Akut stündlich 10 – 20 Tropfen, chronisch 3mal täglich 15 bis 20 Tropfen. Vor Gebrauch schütteln!

Tropfen bei Regelbeschwerden Magister Doskar Nr. 36

Zusammensetzung:
Magnesium phosphoricum D12, Belladonna D3, Viburnum opulus D1, Caulophyllum thalictroides D3, Chamomilla D2.

Anwendung:
Bei Regelbeschwerden.

Eigenschaften und Wirksamkeit:
Regelbeschwerden können vielfältiger Natur sein und reichen von krampfhaften Beschwerden, wie sie als überschießende Reaktion der Gebärmutterkontraktion gewertet werden können, zu vielerlei oft entfernt liegenden Beschwerden wie Migräne, Kreuzschmerzen, Reizbarkeit, Verstimmtheit. Die Tatsache, dass ja nicht alle Frauen an Regelbeschwerden zu leiden haben, lässt eine bestimmte notwendige Veranlagung mit Berechtigung annehmen. Es sind meist von Natur aus zur vegetativen Reizbarkeit, zur Blutfülle und Verkrampfung neigende Frauen, die davon zu berichten wissen, dass sie meist seit eh und je unter den genannten Beschwerden zu leiden hatten. Geburten können sowohl ein auslösender Faktor, meist aber ein Grund sein, dass vorangegangene Regelbeschwerden auch wieder verschwinden können. Auch können gewisse

hormonelle Dysregulationen dabei eine Rolle spielen. Homöopathische Mittel sollen nicht nur im Bereich der Verkrampfung ihre Wirkung zeigen, sondern die vordergründige Erregbarkeit des vegetativen Bereichs beeinflussen können.

Magnesium phosphoricum ist besonders bei Verkrampfungszuständen genereller Art angezeigt, wobei meist eine äußerst reizbare Natur zugrunde liegt. Die 12. Potenz ist besonders bewährt.

Belladonna, Tollkirsche, besitzt ihren Hauptwirkbereich in der Blutfülle der Gefäße, wobei eine Überempfindlichkeit der Sinnesorgane gegen Licht und Geräusch vorhanden sein kann. Gleichzeitig entfaltet die Arznei in D3 eine krampflösende Wirkung.

Viburnum opulus, der Wasserschneeball, besitzt in D1 eine krampflösende Wirkung, vor allem im Gebärmutterbereich und davon ausstrahlende Schmerzen in Schenkel, Kreuz und Bauchraum; auch die sogenannte pekuine (vom Bauch ausgehende) Migräne fällt in diesen Wirkbereich.

Caulophyllum thalictroides, Frauenwurzel, hat, wie der Name sagt, deutliche Wirkung im Gebärmutterbereich, wo sowohl eine entkrampfende Wirkung als auch ein Einfluss bei zu schlaffer Gebärmutter auftreten kann. **Chamomilla,** die Kamille: Es ist die Blutfülle, die Neigung zu Koliken, es ist die empfindsame Natur, die unter Schmerzen leiden kann, die oft unerträglich werden können, die besonders in den Wirkbereich von Chamomilla fallen.

Durch eine, vor dem Einsetzen der zu erwartenden Beschwerden, rechtzeitige Anwendung der Arzneien kann es zu einer wesentlichen Umstimmung der Gesamtsituation mit ihrer Reizbarkeit und erhöhten vegetativen Labilität kommen, sodass die normalen Kontraktionsvorgänge ohne zu starke Verkrampfungsneigung ablaufen. Das psychische Spannungsfeld wird gemildert, von Mal zu Mal kann es zu einer Beruhigung der Situation kommen, und es kann von den üblichen hohen Dosen Analgetica und Spasmolytika Abstand genommen werden.

Die Natur des betroffenen Menschen und ihre besondere Reaktionsweise sind auffallend und stehen im Mittelpunkt bei der Arzneimittelauswahl in homöopath. Sicht.

Nebenwirkungen: Bisher keine bekannt.

Dosierung:
Akut 1/4- bis 1/2-stündlich 20 Tropfen, vorbereitend 3mal täglich 20 Tropfen. Vor Gebrauch schütteln!

Magen- und Verdauungsstörungs-Tropfen Magister Doskar Nr. 37

Zusammensetzung:
Nux moschata D3, Asa foetida D3, Iris D3, Atropinum sulfuricum D4, Nux vomica D6, Arsenicum album D6.

Anwendung: Bei Magen- und Verdauungsstörungen.

Eigenschaften und Wirksamkeit:
Die Funktionsabläufe im Bereich des Magen-Darmtraktes greifen wie die einzelnen Glieder einer Kette ineinander, und Störungen in einem einzigen Bereich ziehen schon daraus resultierende Folgezustände in anderen Funktionsbereichen nach sich. Das Milieu ist ein fein abgestimmtes, und Störungen in diesem Bereich, sei es von außen durch Nahrungsmittel und Ernährungsgewohnheiten oder von innen durch Funktionsschwächen, führen zu bestimmten Beschwerden. Die häufigsten Symptome, die vom Magen-Darmtrakt ausgehen können, sind Übelkeit, Völlegefühl, Druck, Krämpfe, Erbrechen, Blähungen und verschiedene Störungen der Stuhltätigkeit. Hand in Hand damit kann es eine Beeinträchtigung des Allgemeinbefindens mit Schwäche, Schweiß und Kollaps geben, wobei diese als Systemstörung im Vagusbereich aufgefasst werden müssen. Diese Symptomatik kann von angedeuteten Formen über schwere Beeinträchtigun-

gen bis zur Hinfälligkeit reichen. Gerade Durchfall und Erbrechen können zu einem raschen Kräfteverfall führen. Vielen Menschen ist eine besondere Empfindlichkeit und Störanfälligkeit auf Nahrungsmittel, aber auch auf Klima und psychische Einflüsse des Magen-Darmtraktes eigen, sodass sie genaue Vorstellungen davon besitzen, wie sie ihre Beschwerden sozusagen in Schach halten, respektive verhindern können. Immer liegen diesen Zuständen von der Blähung und Völle bis zur Obstipation (Verstopfung) oder Durchfall Funktionsschwächen im Sinne einer Störung oder Überlastung zugrunde. Homöopath. Arzneimittel suchen regulierend in den komplexen Verdauungsmechanismus einzugreifen und einzelne Funktionsgebiete anzuregen, respektive auch zu beruhigen.

Nux moschata, Muskatnuss, seit Jahrhunderten als Arznei und Genussmittel bekannt, zeigt ihre Wirkung, wenn von Magen-Darmstörungen aus eine allgemeine Benommenheit und Schläfrigkeit ausgeht, die mit Kreislauf- und Herzsymptomen verbunden sein kann. Es ist die Vagusreizung, die bei Magen-Darmstörungen stets vorhanden ist, die in den Wirkbereich dieser Arznei fällt.

Asa foetida, Stinkasant, wird häufig verwendet bei ausgeprägter Verkrampfungsneigung mit Blähungen und reichlichem Aufstoßen.

Iris versicolor, buntfarbige Schwertlilie, ist in Verwendung wegen ihrer gallefördernden Wirkung, wobei oft ein Zusammenhang zur Migräne bestehen kann.

Die Galleflüssigkeit übt eine wesentliche Funktion bei Verdauungsstörungen aus, und Blähungen, Übelkeit und Erbrechen stehen im Mittelpunkt bei einer Störung der Gallentätigkeit. Gleichzeitig ist eine Wirkung auf den gereizten Magen vorhanden.

Atropinum sulfuricum, Atropin aus der Tollkirsche, bewirkt eine allgemein krampflösende und entspannende Wirkung im Bereich des Vagusnervs, der ja die Voraussetzung für den geordnetcn Ablauf sämtlicher Verdauungstätigkeiten und Sekretionen ist.

Nux vomica, Brechnuss, wird in diesem Zusammenhang eingesetzt, wenn es in der Folge von unverträglichen oder zu vielen Speisen auch im Zusammenhang mit Nikotin, Coffein und Alkohol zu einer überreizten Situation des Magen und Darmes gekommen ist und Gereiztheit und Übelkeit, auch mit Sodbrennen verbunden, daraus resultieren.

In dieser homöopath. Potenz findet Arsen, **Arsenicum album,** Verwendung, wenn es zu einem Kräfteverfall kommt, wenn Ekel vor Speisen, Erbrechen und Angst dominieren. Dies geschieht dann, wenn eine einigermaßen banale Magen-Darmverstimmung einen ernsthaften Charakter annimmt, wo es schon zu einer großen Allgemeinbeeinträchtigung durch eine toxische Nahrungsmittelursache gekommen ist, oder die Folgen chron. Störungen dafür verantwortlich sind. Hinter diesen einzelnen Arzneien, die augenscheinliche Wirkungen besitzen, mit konkretem Bezug auf eine Störung im Magen- und Darmbereich, verbirgt sich auch die Beziehung zur Empfänglichkeit für solche Störungen, gerade durch gewisse vegetative Labilitäten.

Es ist eben häufig der angespannte Migränepatient wie bei Iris, oder der gehetzte Manager wie bei Nux vom., oder der an der Grenze seiner Kraft sich Befindliche wie bei Arsenicum, es ist eben dieser bestimmte Mensch, der dann auch plötzlich zu scheitern beginnt, im Kontakt mit seiner Umwelt, als auch über das Nahrungsmittel und dann gestörte Abläufe und Verdauungsfunktionen aufweist. Von der einfach und scheinbar logischen Störung führt immer auch ein Weg zu einem bestimmten Menschen, der homöopath. seine Berücksichtigung erfährt, ohne dass oft konkret davon die Rede zu sein braucht. Das bewährte Arzneimittel kann über die Organsymptomatik hinaus das Wesen des betroffenen Menschen einschließen.

Nebenwirkungen:
Bisher keine bekannt.

Dosierung:
3- bis 5mal täglich 15 bis 20 Tropfen. Vor Gebrauch schütteln!

Durchfalltropfen
Magister Doskar Nr. 38

Zusammensetzung:
Ferrum phosphoricum D12, Arsenicum album D6, Veratrum album D4.

Anwendung:
Durchfall, Reisediarrhoe, Kostumstellung.

Eigenschaften und Wirksamkeit:
Durchfallerkrankungen gehören zu mehr oder weniger gehäuft auftretenden Zuständen, denen meist leicht zuzuordnende Ursachen zugrunde liegen. Unsachgemäße Ernährung im Sinne von Unverträglichkeit, wie z. B. Milch, verdorbene Nahrungsmittel mit ihren Toxinen, sowie virale und bakterielle Infekte, häufig bei Klimaumstellung vorkommend, können die Ursache sein. Chron. und lang anhaltende Durchfälle, auch im Wechsel mit Verstopfung, gehören vorerst sicher in den Bereich einer klinischen Abklärung. Die meisten Menschen benützen ihre eigenen Erfahrungen, die sie im Laufe der Zeit gemacht haben, und können oft nach oder vor bestimmten Ereignissen wie Essen oder Reisen und Kostumstellung eine Durchfallerkrankung schon im Vorhinein erwarten und teilweise auch vorbeugende Maßnahmen ergreifen. Der Charakter dieser Durchfallerkrankungen kann vom leichten Ausmaß mit kaum wesentlicher Beeinträchtigung des Allgemeinbefindens bis zu schweren Erkrankungsformen mit raschen Kräfteverlusten und bedrohendem Zustand reichen.

Die Ausgangsposition des Erkrankten, sei es ein geschwächtes Kind, ein geschwächter Erwachsener oder älterer Mensch, spielt dabei sicherlich eine nicht unwesentliche Rolle. Es sind eben auch die Reaktionsweise und das Reaktionsvermögen des Einzelnen, die eine wesentliche Rolle im Ablauf jeder Erkrankung spielen. Nicht immer kann die Ursache erfolgreich behandelt werden, z. B. wenn es um Ernährungseinflüsse oder virale Infekte geht, sondern es müssen die ablaufenden Reaktionen und ihre positive Beeinflussung Ziel der Behandlung sein.

Nicht jede Durchfallerkrankung kann mit einem Darmantiseptikum, mit doch oft erheblichen Nachwirkungen, schon von Anfang an behandelt werden. Die auftretende Dysbakterie im Darm ist häufig nicht die Ursache, sondern die Folge der Erkrankung. Am Ablauf der Erkrankung muss erkannt werden, zu welchem Zeitpunkt unter Umständen eine antibiotische Theraphie, zunächst zu flankierenden Maßnahmen, eingesetzt werden muss. Gerade bei den Durchfallerkrankungen spielen diese begleitenden Maßnahmen, wie geordnete Flüssigkeits- und Elektrolytzufuhr und Darmberuhigung eine wesentliche Rolle. Homöopath. Arzneimittel können von Anfang an sinnvoll in den Prozess der Störung eingreifen, die von lokaler Schleimhautreizung der Gefäß- und Kreislaufstörung, bis zur toxischen Beeinträchtigung des gesamten Organismus mit Kräfteverfall reichen kann.

Ferrum phosphoricum, Eisenphosphat, wird in der Homöopathie gerade in der 12. Potenz häufig verwendet, wenn es um das Stadium einer akuten oder subakuten Entzündung mit fehlender Beeinträchtigung des Allgemeinbefindens geht. Die Erkrankung hat sich sozusagen noch nicht lokalisiert, nur den Organismus in eine akute Abwehrbereitschaft versetzt, in der dieser Maßnahmen der Erstreaktion trifft. Es sind die entzündlichen Vorgänge, die sozusagen im Sturm anlaufen und schon in der Lage sein können, das Krankheitsbild wieder rasch zu beenden. Es ist die Beziehung der Arznei zum Gefäßerethismus (= Blutgefäßfülle), die zu ihrem Hauptwirkbereich gehört.

Veratrum album, Germer, verkörpert schon die zweite Stufe der Erkrankung, wenn es über die Schleimhautreizung mit Durchfällen und Erbrechen zu Kreislaufstörungen mit reichlichem Schweiß und eventuell drohendem Kollaps gekommen ist. Diese beiden Stadien gehen oft ineinander über. Veratrum kann die Kreislaufsituation wesentlich stabilisieren.

Arsenicum album, Arsen, findet in der Homöopathie in potenzierter Form seine Verwendung, wenn es schon zu Vergiftungserscheinungen mit Gefäßlähmung und Organbeeinträchtigung gekommen ist, oft verbunden mit Erbrechen, heftigen reiswasserähnlichen und blutigen Durchfällen und Verfall. Das Bedrohende des Zustandes ist unverkennbar.

Sicherlich wird es nicht Aufgabe dieser Arzneimittel selbst bei ihren tiefgreifenden und umstimmenden Wirkungen sein, als alleinige Mittel in Frage zu kommen. Allerdings kommt es häufig zu einem rasch aufeinanderfolgenden Ablauf der Erkrankungsstadien, sodass mit dieser Arznei von Anfang an eine wesentliche positive Beeinflussung des ganzen Zustandes erreicht werden kann und häufig eine plötzliche Wende in Richtung Wiederherstellung eintritt.

Weiters geht die Wirkung der Arzneimittel über ihre reine Organbeziehung hinaus und umfasst den in seiner Konstitution für solche Zustände besonders empfänglichen Menschen, der durch seine Reizbarkeit, Gefäßreaktion, Kreislauflabilität und raschen Kräfteverfall ausgezeichnet ist. Die Einsicht in die Summe dieser möglichen Faktoren und in das homöopath. Arzneimittel in seiner ganzen Dimension, ist bei der Auswahl dieser Arznei zugrunde gelegen.

Nebenwirkungen:
Bisher keine bekannt.

Dosierung:
3- bis 5mal täglich 20 Tropfen, akut stündlich 20 Tropfen. Vor Gebrauch schütteln!

Angina pectoris-Tropfen Magister Doskar Nr. 39

Zusammensetzung:
Crataegus D1, Cactus D1, Iberis amara D2, Spigelia D2, Kalium carb. D3.

Anwendung:
Angina pectoris.

Eigenschaften und Wirksamkeit

Schmerzen, die im Bereich der Herzgegend lokalisiert werden, sich bei Belastung und Aufregung verstärken und oft ausstrahlenden Charakter (meist in den linken Arm) besitzen und häufig mit Angst verbunden sind, werden auch durchaus allgemein ohne exakte medizinische Abklärung als »Angina pectoris« bezeichnet. Der Übergang von leichten sogenannten funktionellen zu heftigen manifesten Beschwerden ist sicherlich ein fließender. Die Tatsache der oft wechselnden Beschwerden von durchaus heftigem Charakter, mit oft langen beschwerdefreien Intervallen, eröffnet die Möglichkeit der therapeutischen Beeinflussung in diesem funktionellen Bereich. Homöopath. Arzneimittel mit ihrem regulativen Charakter können im System Herz, Herzleistung, Herzkranzgefäße, Blutdruck, nervöse Erregbarkeit steuernd einwirken. Nicht die isolierte Wirkung, z. B. nur an den Herzkranzgefäßen als vermutete Ursache der Störung, steht im Vordergrund, sondern die Gesamtsituation, in der sich der Betroffene befindet. Es sind nicht nur die Beschwerden, es ist auch die Angst vor den Beschwerden, wie überhaupt die Angst untrennbar mit allen Störungen, die sich am Herzen abspielen, verknüpft ist.

Durch langdauernde Einwirkung dieser milden und fördernden Arzneireize kommt es zu einem großen Selbstvertrauen des Patienten und zum Abbau der Spannungsfelder mit der erhöhten Labilität.

Die Therapie von Herzstörungen soll langsam aufbauend erfolgen und erst schrittweise zu einer notwendigen Intensivierung der Maßnahmen führen. Solange körpereigene Regulationsmechanismen angeregt werden können, kann es zu einer Eigenertüchtigung des Organs kommen. Gerade in letzter Zeit ist die Trainierbarkeit des Herzens, auch des kranken Herzens, und die Besserung dadurch zu einem allgemeinen Wissens- und Behandlungsgut geworden. Homöopath. Arzneimittel haben den Vorzug, dass sie ohne Toxizität (Giftwirkung) in dieser Richtung einwirken und oft beachtliche Besserungen erzielen können. Nicht immer sollen herzkranzgefäßerweiternde Mittel und Digitalis die ausschließlichen Mittel der Wahl sein, wenn es um Herzbeschwerden und Herzschwäche geht. Gerade durch einen schrittweisen vorsichtigen Aufbau der Therapie wird häufig auch ein wesentlich besseres Ansprechen und Verkraften einer eventuell notwendigen Digitalistherapie beobachtet und kann ohne weiteres simultan dazu weiter verabfolgt werden. Die Einsicht in den komplexen Wirkbereich der einzelnen Arzneimittel ist für die Mittelwahl richtungweisend.

Crataegus, Weißdorn, das bekannteste Herzmittel in der Naturheilmedizin, besitzt seine Wirkung sowohl an den Herzkranzgefäßen als auch am Herzmuskel, weiters im Blutdruckbereich, wo es in der Lage ist, hohen Druck zu senken und niederen zu heben, sozusagen als Blutdruckregulator, und wirkt im Nervenbereich beruhigend. Alle diese Wirkungen entfaltet es in milder Weise, sodass es für eine Dauertherapie und auch Unterstützung einer eventuellen Digitalistherapie bestens geeignet ist.

Cactus grandiflorus (Selenicereus g.), Königin der Nacht, kommt zum Einsatz wegen der Hauptbeziehung zu den Herzkranzgefäßen mit einer mild tonisierenden Wirkung auf den Herzmuskel; es sind oft die heftigen, anfallsartigen in den linken Arm ausstrahlenden Beschwerden, verbunden mit Angst, denen nachhaltige Besserung und Verschwinden der Anfälle folgt.

Iberis amara, Schleifenblume, ist eine wertvolle Arznei in der Homöopathie, wo es zu Rhythmusstörungen am Herzen mit auffallender Schwäche und stechenden Herzschmerzen gekommen ist. Das Gemüt ist unruhig und reizbar.

Die Verordnung von **Spigelia,** Wurmkraut, stützt sich auf die Herzwirkung, wobei ebenfalls stechende Schmerzen, Ausstrahlung in den linken Arm und Pulsirregularität vorhanden sein können.

Aufgrund seiner konstitutionellen Beziehung zur Verzagtheit, Erregtheit und Schreckhaftigkeit spielt **Kalium carb.** eine besondere Rolle in der Therapie von Herzbeschwerden. Jede Aufregung der so leicht erregbaren Menschen löst erneut Beschwerden aus. Weiters besitzt Kalium in diesem Zusammenhang seine Bedeutung im Wasserhaushalt, wo es mit der Schwellung der Gewebe in Verbindung gebracht werden kann. Kalium kann immer vorrangig und unterstüt-zend bei jeder Herztherapie zum Einsatz kommen. Durch diese zusammengefügten Arzneimittel und ihre Wirkkomponenten besteht eine wirksame Möglichkeit in der Behandlung von Herzbeschwerden und auch Herzschwächen, die ja meist untrennbar miteinander verbunden sind, sei es bei einem sogenannten Altersherz, aber auch bei einem Zustand nach Herzschädigungen und Herzentzündungen.

Durch die langsam einsetzenden Arzneireize kann auch über lange Zeit oft eine weitgehende Besserung der Beschwerden erreicht werden. Der ganze Mensch, als Leidender, nicht nur die Schmerzen im Organbereich, wird in dieser Therapieform miteingeschlossen behandelt.

Nebenwirkungen:
Bisher keine bekannt.

Dosierung:
Akut 1/4-stündlich 20 Tropfen, vorbeugend 3mal täglich 20 Tropfen. Vor Gebrauch schütteln!

Gelenks-Entzündungstropfen
Magister Doskar Nr. 40

Zusammensetzung:
Bryonia D2, Colchicum D4, Rhus toxicodendron D4, Echinacea D1, Apis D3.

Anwendung:
Akute Entzündungen sowie Rheuma und Gicht.

Eigenschaften und Wirksamkeit:
Gelenksentzündungen treten meist als akutes Ereignis mit verschiedenen Ursachen auf. Verletzung, Rheuma und Gicht stehen sicher an erster Stelle der Ursachen und sind dem Betroffenen meist bekannt.

Das System der serösen Häute, der Sehnen und des umgebenden Bindegewebes ist betroffen und tritt mit Schwellung, eventuell Rötung und heftigen Schmerzen in Erscheinung. Unabhängig von der Ursache können homöopath. Arzneimittel aufgrund ihrer Beziehung und Wirkung zu bestimmten Gewebsbereichen zur Anwendung kommen. Die Ursachen bedürfen darüber hinaus einer gesonderten Behandlung.

Bryonia, die Zaunrübe, besitzt in ihrer Wirkung eine besondere Beziehung zu den serösen Häuten, die bei Polyarthritis zu schmerzhaften Zuständen führen, die sich bei Bewegung und Wärme verschlimmern. Auch an den Sehnen, Sehnenscheiden und Gelenkskapseln vermag sie ihre Wirkung zu entfalten, sodass der ganze Bereich Gelenk umfasst wird.

Colchicum, die Herbstzeitlose, wird bei Gelenksprozessen mit Schwellung und starker Schmerzhaftigkeit verwendet, die oft bei Gicht im Vordergrund stehen.

Rhus toxicodendron, der Giftsumach, steht ebenso in einer besonderen Beziehung zu den Sehnen und Bändern, auch in der Folge von Überanstrengung, Nässe und Kälte. Akute und subakute Gelenksprozesse fallen in seinen Wirkbereich. Häufig wird das Symptom einer Besserung nach anfänglich starken Schmerzen bei der Bewegung beobachtet, wobei das akute Stadium sicherlich schon in das subakute übergetreten ist.

Echinacea, die schmalblättrige Kegelblume, soll in diesem Zusammenhang durch eine Steigerung der Abwehrleistung des Mesenchyms infektiös toxische Zustände, die bei Gelenksentzündungen immer eine Rolle spielen können, mit ihrer Wirkung umfassen.

Apis, die Inhaltsstoffe der Biene, in der Rheumatherapie bestens bekannt, besitzt auch in der homöopath. Potenzierung eine besondere Beziehung zu Rötung und Schwellung und zu den serösen Häuten der Gelenke. Mit diesen Arzneien kann Bezug genommen werden auf die Entzündung und Schmerzhaftigkeit der Gelenke und gelenksnahen Teile, sodass in diesem Fall in erster Linie der Organbezug für akute Zustände oft hilfreich in Frage kommt. Gerade Gelenksentzündungen akuter und subakuter Natur sind heute einer symptomatischen und oft schwer belastenden Therapie mittels verschiedener Antirheumatika ausgesetzt, sodass eine in die Gewebsprozesse einfühlsame Therapie den bedrohten Menschen zumindest als erleichternde Maßnahme zu Hilfe kommen kann. Darüber hinaus müssen alle zur Verfügung stehenden Einsichten in die Krankheitsprozesse an einer tiefergreifenden Therapie mitwirken, die die Gesamtsituation mit ihren Stoffwechselprozessen umschließt.

Nebenwirkungen:
Bisher keine bekannt.

Dosierung:
Stündlich bis 3mal täglich 20 Tropfen. Vor Gebrauch schütteln!

Teil 2

Hier findet der interessierte Leser die Indikationen nach dem Alphabet, dazu die wichtigsten Symptome, verbunden mit Vorschlägen homöopathischer Medikation für den Arzt, die der jahrzehntelangen Erfahrung des Autors entsprechen.

Nicht Selbstbehandlung schwerwiegender Erkrankungen soll provoziert werden, sondern dieser Teil 2 der Homöopathie-Fibel kann Grundlage für das Gespräch mit dem behandelnden Arzt sein, soll anregen zur genauen Beobachtung, soll den Blick öffnen für die ungeheure Vielfalt homöopathischer Therapie.

Indikation, pers. Anmerkungen

ABORTUS

Frühabortus

Zweite Schwangerschaftshälfte (wehenartige Beschwerden)

Habitueller A.

ABSTILLEN

ABSZESS

Akut stechender Schmerz

Drohende Eiterung

Homöopath. Messer

Bläuliche Umgebung

Aufgebrochener Abszess, zur Ausheilung

Gehäufte Abszesse

Zusatztherapie:
Tropfen zur unspezifischen Abwehrsteigerung

ADIPOSITAS ❊ ÜBERGEWICHT

Trockene Haut bei gewebswässrigen Personen, Warzenneigung

Reine Entwässerung

Zusatztherapie:
Stoffwechseltropfen

ADNEXITIS ❊ EIERSTOCKENTZÜNDUNG

Rezidivierend, Folge von Ärger, Aufregung, Erkältung, Durchnässung

Folgemittel:
klopfender Schmerz

mehr rechtsseitig, Hitzegefühl

Bewegungsschmerz

Arznei	Anwendung
Sabina DOS/D12	2 – 3 x tgl. 5 Tropfen
Secale cornutum DOS/D12	2 – 3 x tgl. 5 Tropfen
Kalium carbonicum DOS/D6	3 x tgl. 1 Messerspitze
Phytolacca DOS/D4	3 x tgl. 5 Tropfen
und Bryonia DOS/D30	1 x tgl. 5 Tropfen
Hepar sulfuris DOS/D6	1 – 2 stdl. 5 Tropfen
Mercurius solubilis DOS/D6	1 – 2 stdl. 5 Tropfen.
Myristica sebifera DOS/D3	1 – 2 stdl. 5 Tropfen
Lachesis DOS/D12	1 – 2 stdl. 5 Tropfen
Silicea DOS/D6	3 x tgl. 1 Tablette
Calcium sulfuricum DOS/D6	3 x tgl. 1 Tablette
Magister Doskar Nr. 9	3 – 5 x tgl. 20 Tropfen
Fucus vesiculosus DOS Urtinktur (jodhaltig)	3 x tgl. 20 Tropfen
Helianthus tuberosus DOS Urtinktur	3 x tgl. 5 – 20 Tropfen
Magister Doskar Nr. 27	3 x tgl. 15 Tropfen
bei Beginn Aconitum DOS/D30	2 – 3 x 5 Tropfen in 2 – 3 stdl. Abständen
Belladonna DOS/D4	halbstdl. 5 Tropfen
Apis DOS/D4	halbstdl. 5 Tropfen
Bryonia DOS/D3	stdl. 5 Tropfen

	Indikation, pers. Anmerkungen
	Mehr linksseitig, allg. Hitzegefühl
	Nächtl. Unruhe, Nachtschweiß
	Stechender Schmerz
	Chron. Prozesse, Stauungen, Senkungen, Venen
	Zusatztherapie: Tropfen zur unspezifischen Abwehrsteigerung

AGALAKTIE ❀ MILCHMANGEL

	Verzögertes Einschießen der Milch
	Gedrückte Stimmung
	Spannungsgefühl in der.Brust
	Krampfartige Beschwerden der Gebärmutter
	Dauermittel für Stillperiode

Die oben genannten Arzneimitteln können einzeln oder auch kombiniert, je nach individueller Wirkung eingenommen werden.

AGAROPHOBIE ❀ PLATZANGST

	Allgemeine Nervosität
	Lampenfieber
	Frauenmittel (hormonelle Störungen)
	Panik (z. B. Tunnel)

AGGRESSIONEN

	Zornig, lässt sich trösten
	Zornig, lässt sich nicht trösten, ist bösartig
	Zornig, wird tätlich
	Aus Eifersucht

Arznei	Anwendung
Lachesis DOS/D12	stdl. 5 Tropfen
Mercurius bijodatus DOS/D4	3 – 4 x tgl. 5 Tropfen
Hepar sulfuris DOS/D12	1 – 2 stdl. 5 Tropfen
Sepia DOS/D6	3 x tgl. 5 Tropfen
Magister Doskar Nr. 9	3 – 5 x tgl. 20 Tropfen
Urtica urens DOS Urtinktur	3 – 4 x tgl. 10 Tropfen
Galega DOS/D1	3 x tgl. 10 – 20 Tropfen.
Vitex agnus castus DOS/D2	3 x tgl. 5 Tropfen
und/oder Lac caninum DOS/D12	3 x tgl. 5 Tropfen
Phytolacca DOS/D4	3 x tgl. 5 Tropfen
Secale cornutum DOS/D12	3 x tgl. 5 Tropfen
Sepia DOS/D6	3 x tgl. 5 Tropfen
Kalium phosphoricum DOS/D6	3 x tgl. 1 Tablette (lange Zeit)
Argentum nitricum DOS/D12	1 – 2 x tgl. 5 Tropfen
Cimicifuga DOS/D12	1 – 2 x tgl. 5 Tropfen
Aconitum DOS/D30	5 Globuli, einzelne Gaben
Chamomilla DOS/D30	bedarfsweise 5 Tropfen oder 5 Globuli, eher selten
Staphisagria DOS/D30	bedarfsweise 5 Tropfen oder 5 Globuli, eher selten
Stramonium DOS/D30	bedarfsweise 5 Tropfen oder 5 Globuli, eher selten
Lachesis DOS/D30	bedarfsweise 5 Tropfen oder 5 Globuli, eher selten

Indikation, pers. Anmerkungen
Aus Überforderung
Aus Macht und Besitzstreben
Magen- und Zwölffingerdarmleiden
Aufgrund von Stress
Hysterisch
Sklerotiker

AGRYPNIE ❋ SCHLAFLOSIGKEIT

Redezwang

Kann nicht abschalten

Gedankenzulauf (Teetrinker)

Hellwach beim Einschlafen (Kaffeetrinker)

Unruhige Beine, Zusammenzucken beim Einschlafen

Folge von Stress, Katzenschlaf

Sklerose

Beginnende Herzschwäche

Zusatztherapie:
Schlaftropfen

Neurasthenietropfen

Stärkungstropfen

Arznei	Anwendung
Sepia DOS/D30	bedarfsweise 5 Tropfen oder 5 Globuli, eher selten
Aurum metallicum DOS/D30	bedarfsweise 5 Tropfen oder 5 Globuli, eher selten
Anacardium DOS/D30	bedarfsweise 5 Tropfen oder 5 Globuli, eher selten
Nux vomica DOS/D30	bedarfsweise 5 Tropfen oder 5 Globuli, eher selten
Cimicifuga DOS/D30	bedarfsweise 5 Tropfen oder 5 Globuli, eher selten
Hyoscyamus DOS/D30	bedarfsweise 5 Tropfen oder 5 Globuli, eher selten
Cypripedium pubescens DOS/D2	2 – 3 x halbstündig vor dem Schlafen 5 Tropfen ev. nochmals bei nächtl. Erwachen
Ambra DOS/D3	häufig 5 Tropfen, vor dem Einschlafen u. nachts
Coffea DOS/D30	abends 1 – 2 x 5 Tropfen
Thea chinensins DOS/D30	abends 1 – 2 x 5 Tropfen
Zincum valerianum DOS/D3	abends 5 – 10 Tropfen oder 2 Tabletten
Nux vomica DOS/D30	1 x 5 Tropfen
Hyoscyamus DOS/D3	5 – 10 Tropfen abends
Helleborus niger DOS/D4	3 x tgl. 5 Tropfen
Magister Doskar Nr. 30	20 Tropfen abends u. vor dem Schlafen
Magister Doskar Nr. 32	3 – 5 x tgl. 20 Tropfen
Magister Doskar Nr. 34	3 – 5 x tgl. 20 Tropfen

Indikation, pers. Anmerkungen

AIDS

Begleittherapie zur schulmedizinischen Behandlung
Auch für Virusträger ohne manifeste Erkrankung.

Immunstimulierend, die folgenden Medikamente können gleichzeitig gegeben werden:

AKNE

Schwache u. unregelmäßige Regelblutung

Akne in der zweiten Zyklushälfte

Zur Regelzeit

Nach Pilleneinnahme

Männliche Akne
Seborrhoe, fette Haut

Allg. Stoffwechselmittel, Lebe, Niere, ausscheidungsfördernd

Eiterungsneigung

Trockene Haut

Akne rosacea

Besonders Rücken

Zusatztherapie:

Verdauungs-, Leber- und Galletropfen

Nieren- und Blasentropfen

Jugend Aknetropfen

Stoffwechseltropfen

Selenkapseln

ALKOHOLISMUS ➧ siehe auch DELIRIUM TREMENS

Arznei	Anwendung
Echinacea DOS/D4	3 x tgl. 5 Tropfen
Phytolacca DOS/D4	3 x tgl. 5 Tropfen
Vincetoxicum DOS/D4	3 x tgl. 5 Tropfen
Pulsatilla DOS/D3	3 x tgl. 5 Tropfen
Cimicifuga DOS/D3	3 x tgl. 5 Tropfen
Sepia DOS/D6	3 x tgl. 5 Tropfen
Vitex agnus castus DOS/D2	3 x tgl. 5 Tropfen
Asarum europaeum DOS/D3	3 x tgl. 5 Tropfen
Selenium DOS/D4	3 x tgl. 1 Messerspitze
Berberis DOS/D3 für 1 Monat	3 x tgl. 5 Tropfen
anschließend Sulfur DOS/D6	3 x tgl. 5 Tropfen
Hepar sulfuris DOS/D6	3 x tgl. 5 Tropfen
Antimonium crudum DOS/D4	3 x tgl. 1 Messerspitze
Aurum colloidale DOS/D4	3 x tgl. 5 Tropfen
Kalium jodatum DOS/D3	3 x tgl. 5 Tropfen
Magister Doskar Nr. 1	10 – 12 Tropfen vor den Mahlzeiten
Magister Doskar Nr. 3	3 x tgl. 12 Tropfen
Magister Doskar Nr. 19	3 x tgl. 15 Tropfen
Magister Doskar Nr. 27	3 x tgl. 20 Tropfen
Magister Doskar	2 x tgl. 1 Kapsel
Strophanthus DOS Urtinktur	5 – 20 Tropfen in 1 l Flüssigkeit über den Tag
Capsicum DOS Urtinktur	5 Tropfen in 1 l Getränk über den Tag

Indikation, pers. Anmerkungen

Sexualneurose

Morgendl. Übelkeit

Grantig, nörgelnd

Fraß, Völlerei

Zusatztherapie:
Neurasthenietropfen

Stärkungstropfen

Entwöhnungstropfen

ALLERGIE

Folge von häufigen Erkältunge
lymphat. Diathese, ängstl. Wes
Behandlung allgemein

Folge von chron. Entzündunge
z.B. Nasennebenhöhlenentz.,
Bronchitis, Blase, Besserung i
Sommer, bei Wärme
Behandlung allgemein

Nahrungsallergie, Behandl. all

Allg. Umstimmungstherapie

ZUSÄTZLICHE.
KONSTITUTIONSMITTEL
Dick, schlaff

Dünn, nervös

Wif, feig

Schwächlich, ängstllich

Müde

Aufbrausend

Zurückgezogen, introvertiert

Mürrisch

Weitere entsprechende Arzneimittel siehe bei Asthma,
Heuschnupfen, Ekzeme, Neurodermitis.

ALOPECIE ❀ HAARAUSFALL

Kreisrunder

Schwangerschaft, Stillzeit, Erschöpfung

Arznei	Anwendung
Staphisagria DOS/D30	1 x tgl. 5 Globuli
Acidum sulfuricum DOS/D30	1 x tgl. 5 Globuli
Nux vomica DOS/D30	1 x tgl. 5 Globuli
Sulfur DOS/D30	1 x tgl. 5 Globuli
Magister Doskar Nr. 32	3 – 5 x tgl. 20 Tropfen
Magister Doskar Nr. 34	3 – 5 x tgl. 20 – 25 Tropf.
Magister Doskar Nr. 33	2 – 3 x tgl. 15 – 20 Tropf.
Tuberculinum D200	5 Globuli, 1x im Monat
Medorrhinum D200	5 Globuli, 1 x im Monat
Luesinum D200	5 Globuli, 1 x im Monat
Formica rufa D30	alle 14 Tage 1 Ampulle subkutan
Calcium carb. DOS/D6	3 x tgl. 1 Messerspitze
Calcium phosphor. DOS/D6	3 x tgl. 1 Tablette
Calcium fluoratum DOS/D6	3 x tgl. 1 Tablette
Silicea DOS/D6	3 x tgl. 1 Tablette
Kalium carbonicum DOS/D6	3 x tgl. 1 Messerspitze
Magnesium carb. DOS/D6	3 x tgl. 1 Messerspitze
Natrium chloratum DOS/D6	3 x tgl. 1 Tablette
Antimonium crudum DOS/D6	3 x tgl. 1 Messerspitze
Thallium aceticum DOS/D6	3 x tgl. 1 Messerspitze
Sepia DOS/D6	3 x tgl. 5 Tropfen

Indikation, pers. Anmerkungen

Nervenschwäche, Folge von Stress, Krankheit, vorzeitiges Ergrauen

Folgemittel

Schilddrüse, Überf.

Schilddrüse, Unterf., Eierstock, trockene Haut

Haare trocken, Gesichtshaut fettig, grobporig

Wachstumsstörungen der Haare, gerillte Fingernägel

Unruhe, Gedächtnisstörungen, Konzentrationsmangel

Haare fettig, Schuppen

Zusatztherapie:
Neurasthenietropfen

Stärkungstropfen

Selenkapseln

AMENORRHOE
KEINE ODER UNREGELMÄSSIGE REGEL

Ausbleiben der Regel durch Erkältung, Erkrankung, Ärger, Schreck

Verspätete Menarche, (rezidivierende Cystitis), verfrühtes Klimakterium

Ovarielle Insuffizienz, schwache Blutung

Ovar aktivierend (Hautekzeme)

Corpus luteum, Schwäche

Nach Schwangerschaft

Bei Anämie

Allgem. Stoffwechselträgheit

Erkältung, Blasenbeschw.

Kollapsneigung

Arznei	Anwendung
Acidum phosphoricum DOS/D3	3 x tgl. 5 Tropfen
Kalium phosphoricum DOS/D6	2 – 3 x tgl. 1 Tablette
Acidum hydrofluoricum DOS/D12	2 x tgl. 5 Tropfen
Graphites DOS/D6	3 x tgl. 5 Tropfen
Thuja DOS/D4	3 x tgl. 5 Tropfen
Selenium DOS/D3	3 x tgl. 1 Messerspitze
Zincum valerianicum DOS/D12	2 x tgl. 5 Tropfen
Natrium chloratum DOS/D12	2 x tgl. 5 Tropfen
Magister Doskar Nr 32	3 – 5 x tgl. 20 Tropfen
Magister Doskar Nr. 34	3 – 5 x tgl. 20 – 25 Tropf.
Magister Doskar	3 x tgl. 1 Kapsel
Aconitum DOS/D30	1 x tgl. 5 Globuli
Aristolochia DOS/D3	3 x tgl. 5 Tropfen
Pulsatilla DOS/D3	3 x tgl. 5 Tropfen
Asarum europaeum DOS/D3	3 x tgl. 5 Tropfen
Cimicifuga DOS/D3	3 x tgl. 5 Tropfen
Sepia DOS/D6	3 x tgl. 5 Tropfen
Ferrum metallicum DOS/D6	3 x tgl. 1 Messerspitze
und Manganum aceticum DOS/D4	3 x tgl. 1 Messerspitze
Graphites DOS/D6	3 x tgl. 5 Tropfen
Dulcamara DOS/D3	3 x tgl. 5 Tropfen
Kalium carbonicum DOS/D6	3 x tgl. 5 Tropfen

Indikation, pers. Anmerkungen

Frigidität

Zusatztherapie:
Frauentropfen

ANACIDITÄT ➽ siehe HYPACIDITÄT

ANÄMIE ✲ BLUTARMUT

Eisenmangel

Nach Krankheit, Operation

Totale Entkräftung

Bei Darmstörungen (Colitis)

Kinder, infolge starken Wachstums

ANALEKZEM ➽ siehe Ekzeme

ANGINA PECTORIS

Mit Angst u. Unruhe, Folge von Stress, Ärger

Todesangst mit Blässe

Hypertonie (hoher Blutdruck) rotes Gesicht, kräftig

vorbeugend

Herzschmerzen, Altersherz

vorbeugend

Stechender Schmerz mit Angst

Herzschmerzen im Rahmen von Kreislaufbeschwerden und Kollaps

Herzschmerzen, ausstrahlend in den linken Arm

Arznei	Anwendung
Platinum metallicun DOS/D12	3 x tgl. 5 Tropfen
Magister Doskar Nr. 18	3 x tgl. 15 Tropfen
Ferrum phosphoricum DOS/D6 und Tinctura ferri pomati oder Solutio ferri aromatici und Zusatztherapie gegen Magensäureschwäche erforderlich	3 x tgl. 1 Tabl. 15 Tropfen tgl.
China DOS/D2	3 x tgl. 5 Tropfen
Chininum arsen. DOS/D4	3 x tgl. 1 Messerspitze
Hydrastis DOS/D3	3 x tgl. 5 Tropfen
Calcium phosphoricum DOS/D6	3 x tgl. 1 Tabl.
Aconitum DOS/D30	5 Globuli bei Bedarf
Tabacum DOS/D30	im Anfall in Abständen von 20 Min. 5 Tropfen
Arnica DOS/D30	im Anfall 5 Tropfen, 2 – 3 x in Abständen von 20 Min.
Arnica DOS/D12	2 x tgl. 5 Tropfen
Crataegus DOS Urtinktur	1/4 – 1/2 stdl. 5 – 10 Tropfen
Crataegus DOS Urtinktur	3 x tgl. 5 – 10 Tropfen
Cactus DOS/D1	regelm. 5 – 10 Tropfen, 3 – 4 x tgl.
Veratrum album DOS/D3	1/4 – 1/2 stdl. 5 Tropfen
Spigelia DOS/D3	2 – 3x stdl. 5 Tropfen

Indikation, pers. Anmerkungen

Herzschmerzen, pulsierend mit Kopfschmerzen

Rhythmusstörungen

Nach Herzinfarkt

Klimakterium, Hitzegefühle

Eiskalte Haut, Marmorierung

Zusatztherapie:
Angina pectoris Tropfen

Herz- u. Kreislauftr., mild

Herz- u. Kreislauftropfen

ANGINA TONSILLARIS ❀ MANDELENTZÜNDUNG

Bei Beginn

Zunehmende Schluckbeschwerden

Mit Heiserkeit, Brennen

Beginnende Eiterung, Drüsenschwellung

Chron. Verlauf, weißliche gelbliche Beläge

Chron. rezidiv. Verlauf bei Kindern

In allen oben genannten Fällen werden zusätzlich empfohlen

Seitenstrangangina

Zur Verbesserung der lymphat. Abwehr

Tonsillarabszess

Nach Eröffnung

Zusatztherapie:
Halstropfen

Tropfen zur unspezifischen Abwehrsteigerung

Arznei	Anwendung
Glonoinum DOS/D4	3 x tgl. 5 Tropfen
Iberis amara DOS/D3	regelm. 3 x 5 Tropfen
Naja tripudians DOS/D10	3 x tgl. 5 Tropfen
Lachesis DOS/D12	2 – 3 x tgl. 5 Tropfen
Latrodectus mactans DOS/D12	mehrmals 5 Tropfen
Magister Doskar Nr . 39	akut 1/4 stdl. 20 Tropfen
Magister Doskar Nr. 15	häufig 10 – 15 Tropfen
Magister Doskar Nr. 16	3 x tgl. 20 Tropfen
Belladonna DOS/D4	1/4 – 1/2 stdl. 5 Tropfen
Apis DOS/D4	1/4 – 1/2 stdl. 5 Tropfen
Causticum DOS/D6	3 – 5 x tgl. 5 Tropfen
Cinnabaris DOS/D6	im Wechsel mit
Hepar sulfuris DOS/D6	1/2 – 1 stdl. 5 Tropfen
Calcium sulfuricum DOS/D4	3 x tgl. 1 Tablette
Barium jodatum DOS/D4	3 x tgl. 1 Messerspitze
Echinacea DOS Urtinktur	3 – 5 x tgl. 5 Tropfen
und Phytolacca DOS/D4	3 x tgl. 5 Tropfen
Lachesis DOS/D12	3 x tgl. 5 Tropfen
Tuberculinum D30	anfangs wöchentlich, später 14tägig 5 Globuli
Myristica sebifera DOS/D2	1 – 2 stdl. 5 Tropfen
Silicea DOS/D6	3 x tgl. 1 Tablette
Magister Doskar Nr. 21	akut 1/4 stdl. 12 Tropf.
Magister Doskar Nr. 9	3 x tgl. 15 Tropfen

Indikation, pers. Anmerkungen

ANOREXIE ✻ APPETITLOSIGKEIT

Kinder (gehäuft Verwurmung)

Kinder, Verdauungsschwäche, nervös, eretisch

Stress, ungeord. Lebensweise

Nach Krankheit, Infekt

Entkräftung infolge schwerer Erkrankung

Verstopfung, weiß belegte Zunge

Ekel vor Speisengeruch

Satt nach wenigen Bissen

Abmagerung am Oberkörper

Hysterisch, neurotisch

Schilddrüsenschwäche

Blässe, Eisen- u. Säuremangel

ANOREXIA NERVOSA

Hysterisch
Kummer u. Sorgen

Psychotisch

ANOSMIE ✻ VERLUST DES GERUCHSSINNES

Verstopfte Nase

Trockene Schleimhäute

Allergisch

Gelbl. Nasensekret

ANTIBIOTIKA ✻ NACHBEHANDLUNG

Restentzündungen

Abwehrkraft

Schleimhautregeneration

Substitution des Vitaminverlu

Arznei	Anwendung
Abrotanum DOS Urtinktur	3 x tgl. 5 Tropfen
Calcium phosphoricum DOS/D6	3 x tgl. 1 Tablette
Nux vomica DOS/D4	3 x tgl. 5 Tropfen
China D3	3 x tgl. 5 Tropfen
Chininum arsenicosum DOS/D4	3 x tgl. 1 Messerspitze
Antimonium crudum DOS/D4	3 x tgl. 1 Messerspitze
Colchicum DOS/D12	3 x tgl. 5 Tropfen
Lycopodium DOS/D3	3 x tgl. 5 Tropfen
Natrium chloratum DOS/D6	3 x tgl. 1 Tablette
Ignatia DOS/D4	3 x tgl. 5 Tropfen
Hedera helix DOS/D4	3 x tgl. 5 Tropfen
Ferrum phos. DOS/D6	3 x tgl. 1 Tablette
Ignatia DOS/D30 und Natrium chloratum DOS/D30	anfangs tgl. je 5 Globuli dann seltener
Hyoscyamus DOS/D30 und höhere Potenzen	anfangs tgl. 5 Globuli, dann seltener
Luffa DOS/D4	3 x tgl. 5 Tropfen
Silicea DOS/D6	3 x tgl. 1 Tablette
Sanguinaria DOS/D6	3 x tgl. 5 Tropfen
Pulsatilla DOS/D4	3 x tgl. 5 Tropfen
Silicea DOS/D6	3 x tgl. 1 Tablette
Ferrum phosphoricum DOS/D12 und Echinacea DOS Urtinktur	3 x tgl. 5 Globuli 3 x tgl. 5 Tropfen
Kalium jodatum DOS/D1	jeden 2. Tag 1 Tropfen
Calcisan B + C und Calcipot C und Oleovit A + D und Hylaktropfen	1 Tablette tgl. 1 Tablette tgl. 1 Kapsel tgl. 3 x tgl. 10 – 15 Tropfen mit Flüssigkeit zu den Mahlzeiten

Indikation, pers. Anmerkungen

Aktivierung des lymphat. Systems

Zusatztherapie:
Tropfen zur unspezifischen Abwehrsteigerung

APHONIE ✿ HEISERKEIT, VERLUST DER STIMME
(auch Laryngitis)

Erkältung akut, bei Beginn

Trockener Kitzelhusten

Begleitende Schmerzen mit Schweißausbruch

Brennendes Wundsein

Überschnappende Stimme (Sänger, Redner)

Heiserkeit bei Beginn des Singens, Redens

Heiserkeit bei Lampenfieber, Erwartungsangst

Hustenreiz bei kalter Luft

Bei schmerzhaftem Hustenreiz

Mit hohem Husten

Bei Schilddrüsenvergrößerung

Heiserkeit der alten Leute

Zusatztherapie:
Halstropfen

Hustentropfen

APHTEN ➥ siehe auch STOMATITIS und GINGIVITIS

Sehr schmerzhaft

Schwer heilend, blutend

Mit Speichelfluss

Starkes Ödem

Arznei	Anwendung
und Symbioflor 1 Kinder: Prosymbioflor	siehe Symbioselenkung
Phytolacca DOS/D3	3 x tgl. 5 Tropfen
Magister Doskar Nr. 9	3 x tgl. 15 Tropfen
Aconitum DOS/D30	2 – 3 x 5 Globuli in stdl. Abständen
Belladonna DOS/D4	5 Tropfen in halbstdl. Abständen
Mercurius solubilis DOS/D6	1 – 2 stdl. 5 Tropfen
Ammonium causticum DOS/D6	2 stdl. 5 Tropfen
Arum triphyllum DOS/D4	mehrmals tgl. 5 Tropfen
Selenium DOS/D3	3 x tgl. 1 Messerspitze
Argentum nitricum DOS/D12	2 – 3 x tgl. 5 Tropfen
Rumex crispus DOS/D3	mehrmals 5 Tropfen
Senega DOS/D4	3 x tgl. 5 Tropfen
Verbascum DOS/D2	mehrmals 5 Tropfen
Spongia DOS/D3	3 x tgl. 5 Tropfen
Carbo vegetabilis DOS/D6	3 x tgl. 1 Messerspitze
Magister Doskar Nr. 21	akut 1/4 stdl. 15 Tropfen
Magister Doskar Nr. 24	häufig 15 Tropfen
Acidum nitricum DOS/D6	2 – 3 stdl. 5 Tropfen
Kalium chloratum DOS/D4	3 x tgl. 5 Tropfen
Mercurius sublimatus corrosivus DOS/D6	3 x tgl. 5 Tropfen
Apis DOS/D3	häufig 5 Tropfen

Indikation, pers. Anmerkungen

Zunge und Mund

Zusatztherapie:
Tropfen zur unspezifischen Abwehrsteigerung

APOPLEXIE ❋ SCHLAGANFALL

Begleitbehandlung akut Bluthochdruck, Apoplexiegefährdung

Gefahr oder Verdacht auf Hirnblutung

Erbrechen, rotes Gesicht

Erbrechen, blasses Gesicht

Anhaltender Blutandrang zum Kopf

Schnarchende Atmung

Nach Schwinden der Bewusstlosigkeit (Blutung und Tromboseprophylaxe)

Behandlung allgemein

Extreme Blässe u. Kälte

Unruhe, Lippenzupfen, Zupfen an Bettdecke

Nachlassen des Gedächtn.

Zuckungen, Konzentrationsschwäche

Muskelkrämpfe

Sprachstörung, Schlaflosigkeit

Delirien, Verwirrtheit, nächtliche Verschlimmerung,

Muskelverkürzungen, Lähmungserscheinungen

Nosode Destruktion

Arznei	Anwendung
Borax DOS/D4	3 x tgl. 5 Tropfen
Magister Doskar Nr. 9	Spülungen, verdünnt mit Wasser
Aconitum DOS/D30	2 – 3 x 5 Globuli in kurzen Abständen
Arnica DOS/D30	2 – 3 x 5 Globuli in kurzen Abständen
Apis DOS/D30	2 – 3 x 5 Globuli in kurzen Abständen
Tabacum DOS/D30	2 – 3 x 5 Globuli in kurzen Abständen
Belladonna DOS/D30	2 – 3 x 5 Globuli in kurzen Abständen
Gelsemium DOS/D30	2 – 3 x 5 Globuli in kurzen Abständen
Lachesis DOS/D12	1 x tgl. 5 Tropfen
Carbo vegetabilis DOS/D6	3 x tgl. 1 Messerspitze
Helleborus DOS/D4	3 – 5 x tgl. 5 Tropfen
Barium carbonicum DOS/D4	3 x tgl. 1 Messerspitze
Zincum metallicum DOS/D6	3 x tgl. 1 Messerspitze
Cuprum DOS/D6	3 x tgl. 1 Messerspitze
Plumbum DOS/D6	3 x tgl. 1 Messerspitze
Hyoscyamus DOS/D30	5 Tropfen bei Bedarf
Causticum DOS/D6	3 x tgl. 5 Tropfen
Luesinum D200	1 x in 14 Tagen 5 Globuli

Indikation, pers. Anmerkungen

APPENDIZITIS ❋ BLINDDARMENTZÜNDUNG

Appendizitis acuta

Nach Operation

Appendizitis chronica (Reizblinddarm)

Lymphatische Diathese = Anfälligkeit für Halsentzündungen

Konstitutionsmittel

Dick, blass

Dünn, nervös

Wif, feig

Warzen, frostiger Typ

Chron. Abwehrschwäche
Häufig mit chron. Dyspepsie, siehe Symbioselenkung

APPETITLOSIGKEIT ➼ siehe ANOREXIE

ARRYTHMIE ❋ HERZSTOLPERN, HERZRHYTHMUSSTÖRUNGEN

Nervöse Konstitution

Schilddrüsenüberfunktion, Abmagerung

Nächtliche Unruhe

Zusatztherapie:
Herz- und Kreislauftropfen

Angina pectoris-Tropfen

ARTERIOSKLEROSE

Abbau des Gedächtnisses
Blass, dick

Blass, dünn

Rot, Hochdruck, Stimmungsschwankungen

Rot, Hochdruck, Arbeitstyp, Schlaganfälle

Zornig, grübelnd, misslaunig, Schwäche

Arznei	Anwendung	

Chirurgische Intervention

Lachesis DOS/D12	3 x tgl. 5 Tropfen
Tuberculinum D30	1 x in 14 Tagen 5 Globuli

Calcium carbonicum DOS/D6	3 x tgl. 1 Messerspitze
Calcium phosphoricum DOS/D6	3 x tgl. 1 Tabl.
Calcium fluoratum DOS/D6	3 x tgl. 1 Tabl.
Thuja DOS/D4	3 x tgl. 5 Tropfen
Ferrum phos. DOS/D12	monatelang 1 – 3 x tgl. 1 Tablette

Kalium phosphoricum DOS/D6	3 x tgl. 1 Tablette
Natrium chloratum DOS/D12	1 – 2 x tgl. 1 Tablette
Spartium scopartium DOS/D6	3 x tgl. 5 Tropfen
Magister Doskar Nr. 16	3 x tgl. 20 Tropfen
Magister Doskar Nr. 39	3 x tgl. 20 Tropfen, akut häufiger

Barium carbonicum DOS/D4	3 x tgl. 1 Messerspitze
Barium jodatum DOS/D4	3 x tgl. 5 Tropfen
Aurum coll. DOS/D6	3 x tgl. 5 Tropfen
Arnica DOS/D6	3 x tgl. 5 Tropfen
Strontium carbonicum DOS/D12	2 x tgl. 1 Messerspitze

	Blass, Krämpfe allgemein (Bauch, After, Gefäße)
	Schwindel bei Lageänderung
	Verliert den Faden beim Sprechen
	Aggressiv, Sinnesverwirrung Geschwätzigkeit
	Nächtliche Verwirrtheit, Eifersucht
	Hoher Cholesterinspiegel
	Zusatztherapie: Sklerosetropfen
	Herz- und Kreislauftropfen
	Schwindeltropfen
	Angina pectoris-Tropfen

ARTHRITIS DEFORMANS ➡ siehe Arthrose

ARTHRITIS RHEUMATICA ACUTA
AKUTER GELENKSRHEUMATISMUS, GELENKSENTZÜNDUNG

	Folge v. Erkältung, hohes Fieber
	Stechende Schmerzen, Bewegung verschlimmert
	Rot, geschwollen, kühl bessert
	Ekel vor Speisen
	Anfangsbew. schmerzt, fortges. Bewegung bessert
	Begleitende Angina, Zahnherde
	Starker Harngeruch
	Wärmeunverträglichkeit
	Besondere Schweißneigung
	Begleitende Herzschmerzen
	Herzbeteiligung/ -schwäche
	Mit Kreislaufkollaps
	Fortschreitende Gelenksentzündung, von unten nach oben

Arznei	Anwendung
Plumbum metallicum DOS/D12	1 x tgl. 1 Messerspitze
Conium DOS/D4	3 x tgl. 5 Tropfen
Ambra DOS/D3	3 x tgl. 5 Tropfen
Stramonium DOS/D30	bedarfsweise 5 Globuli
Hyoscyamus DOS/D30	bedarfsweise 5 Tropfen
Cholesterinum DOS/D12	1 x tgl. 5 Tropfen
Magister Doskar Nr. 10	3 x tgl. 15 Tropfen
Magister Doskar Nr. 16	3 x tgl. 20 Tropfen
Magister Doskar Nr. 31	3 x tgl. 20 Tropfen
Magister Doskar Nr. 39	3 x tgl. 20 Tropfen
Aconitum DOS/D30	mehrmals 3 Globuli
Bryonia DOS/D3	2 stdl. 5 Tropfen
Apis DOS/D3	häufig 5 Tropfen
Colchicum DOS/D12	3 x tgl. 5 Tropfen
Rhus toxicodendron DOS/D4	3 – 5 x tgl. 5 Tropfen
Phytolacca DOS/D3	zweistdl. 5 Tropfen
Acidum benzoicum DOS/D3	3 – 5 x tgl. 5 Tropfen
Pulsatilla DOS/D4	3 x tgl. 5 Tropfen
Mercurius sol. DOS/D6	3 x tgl. 5 Tropfen
Spigelia DOS/D3	3 x tgl. 5 Tropfen
Kalmia DOS/D3	3 – 5x tgl. 5 Tropfen
Veratrum album DOS/D3	3 x tgl. 5 Tropfen
Ledum DOS/D3	3 x tgl. 5 Tropfen

Indikation, pers. Anmerkungen

Zusatztherapie:
Abwehrsteigerung

Fortsetzung der Therapie

Gelenks-Entzündungstropfen

ARTHRITIS RHEUMATICA CHRONICA
CHRONISCHES GELENKSRHEUMA,
GELENKSSCHMERZEN

NOSODEN
BASIS-BEHANDLUNG
Schlechter am Tag

Schlechter in der Nacht

Infektanfälligkeit

Zusätzlich

KONSTITUTION

Schlaffer, träger Typ

Nervös, hauptsächl. Fingergelenke

Neigung zu bindegewebl. Verhärtungen

Gewebswässriger Typ, Lidschwellungen

Unreine Haut

STOFFWECHSELSTÖRUNG

Gallenblase, Schilddrüsenbegleitstörungen

Gemeinsam mit erhöhter Harnsäure

Trockene Haut, Schwielen, Obstipation, Flüssigkeitsverlu

Chron. Hautausschläge

Arznei	Anwendung
Echinacea DOS/D1	3 x tgl. 10 Tropfen
Acidum formicicum D6	1 Ampulle alle 2 – 4 Tage subkutan
mit Acidum formicicum D12	1 Ampulle alle 14 Tage subkutan
Magister Doskar Nr. 40	stdl. bis 3 x tgl. 20 Tropfen
Medorrhinum D30	bei Bedarf 5 Globuli eher selten
Luesinum D30	bei Bedarf 5 Globuli eher selten
Tuberculinum D30	bei Bedarf 5 Globuli eher selten
Acidum formicicum D12 später Acidum formicicum D30	14tägig 1 Ampulle subkutan
Calcium carbonicum DOS/D6	3 x tgl. 1 Messerspitze
Calcium phosphoricum DOS/D6	3 x tgl. 1 Tablette
Calcium fluoratum DOS/D6	3 x tgl. 1 Tablette
Kalium carbonicum DOS/D6	3 x tgl. 1 Messerspitze
Sulfur jodatum DOS/D6	3 x tgl. 5 Tropfen
Hedera helix DOS/D6 und Harpagophytum DOS/D2	3 x tgl. 5 Tropfen 10 Tropfen vor dem Essen
Lycopodium DOS/D6	3 x tgl. 5 Tropfen
Antimonium crudum DOS/D6	3 x tgl. 1 Messerspitze
Sarsaparilla DOS/D6	3 x tgl. 5 Tropfen

Indikation, pers. Anmerkungen

HORMONELL BEDINGT

Kleine Gelenke, Dysmenorrhoe (Regelkrämpfe)

Amenorrhoe, schwache Regel

Praemenstr. Syndrom

Klimakterisch

Klimakterium, depressiv

Venöse Senkungsbeschw.

ETHIOLOGIE (SITUATIONSMITTEL)

Kalte Füße, Blasenreizung

Wetterwechsel

Feuchtwetterverschlimmerung

Folge von Überanstrengung

ARTHRITIS URICA ❋ GICHT

AKUT, ANFALL

Bewegung schmerzhaft

Rötung, kühl bessert

Hand und Fußgelenke i. Wech

CHRONISCH

Begleitende Hautausschläge, Nierenbeschwerden

Nierensteine

Weiß belegte Zunge

Ausscheidungsverbesserung

Ekel vor Speisen

Harngries

Oxalatausscheidungen

STOFFWECHSELMITTEL NACH KONSTITUTIONELL GESICHTSPUNKTEN

Pastöser Typ

Frostiger Typ

Abmagerung am Oberkörper

Arznei	Anwendung
Caulophyllum DOS/D4	3 x tgl. 5 Tropfen
Pulsatilla DOS/D4	3 x tgl. 5 Tropfen
Cimicifuga DOS/D3	3 x tgl. 5 Tropfen
Cimicifuga DOS/D12	3 x tgl. 5 Tropfen
Sepia DOS/D30	bei Bedarf 5 Globuli eher selten
Sepia DOS/D6	3 x tgl. 5 Tropfen
Dulcamara DOS/D3	3 x tgl. 5 Tropfen
Rhododendron DOS/D4	3 x tgl. 5 Tropfen
Natrium sulfuricum DOS/D6	3 x tgl. 1 Tablette
Bellis perennis DOS/D3	2 x tgl. 5 Tropfen
Bryonia DOS/D3	stdl. 5 Tropfen
Apis DOS/D3	stdl. 5 Tropfen
Abrotanum DOS/D3	3 x tgl. 5 Tropfen
Sarsaparilla DOS/D6	3 x tgl. 5 Tropfen
Lithium carbonicum DOS/D4	3 x tgl. 1 Messerspitze
Antimonium crudum DOS/D6	3 x tgl. 1 Messerspitze
Berberis DOS/D3	3 x tgl. 5 Tropfen
Colchicum DOS/D6	3 x tgl. 5 Tropfen
Acidum benzoicum DOS/D3	3 x tgl. 5 Tropfen
Acidum oxalicum DOS/D6	3 xtgl. 5 Tropfen
Calcium carbonicum DOS/D15	jeden 2. Tag 1 x 5 Tropfen
Silicea DOS/D15	jeden 2. Tag 1 x 5 Tropfen
Natrium chloratum DOS/D15	jeden 2. Tag 1 x 5 Tropfen

Indikation, pers. Anmerkungen

Neurasthenischer Typ

Reaktionsmittel (Zwischenmittel bei fehlender Wirkung verschiedener Mittel)

Zusatztherapie:
Nieren- u. Blasentropfen

ARTHROSE ❋ GELENKSVERÄNDERUNG

Folge v. chron. Verspannungen

Überforderung schwacher Gelenke

Osteochondrose (Brustwirbelsäule)

Verspannter Halswirbelbereich

Schwäche im Lendenwirbelbereich

Folge von Unfällen

Gelenk läuft sich ein

Klimakterium, Knie

Coxarthrose

Zusatztherapie:

Wirbelsäule- u. Gelenkstropfen
Lokale Quaddeltherapie

ASCARIDEN ❋ SPULWÜRMER

Möglichst zu Beginn handelsübliche Wurmmittel, anschließend zur Verbesserung der Resistenz bezüglich Wurmbefall

Verwurmung meist im Zusammenhang mit Magensaftschwäche, siehe Mittel bei Hypacidität.

ASCITES ❋ BAUCHWASSERSUCHT

Allg. entwässernd (Herz und Leber)

Arznei	Anwendung
Natrium phosphoricum DOS/D15	jeden 2. Tag 1 x 5 Tropfen
Sulfur DOS/D15	jeden 2. Tag 1 x 5 Tropfen
Magister Doskar Nr. 3	3 x tgl. 10 – 12 Tropfen
Calcium fluoratum DOS/D12	2 x tgl. 1 Tablette
Calcium phosphoricum DOS/D12	2 x tgl. 1 Tablette
Natrium chloratum DOS/D15	5 Tropfen jeden 2. Tag
Magnesium phosphoricum DOS/D12	2 x tgl. 1 Tablette
Kalium phosphoricum DOS/D6	3 x tgl. 1 Tablette
Symphytum DOS/D6	3 x tgl. 5 Tropfen
Rhus toxicodendron DOS/D30	bedarfsweise 5 Tropfen, eher selten
Sepia DOS/D6	3 x tgl. 5 Tropfen
Kalium carbonicum DOS/D6	3 x tgl. 1 Messerspitze
Mag. Doskar Nr. 2 mit Acidum formicicum D6 – D30	3 – 5 x tgl. 20 Tropfen in 14tägigen Abständen 1 Ampulle subkutan
Abrotanum DOS Urtinktur	morgens 10 – 20 Tropfen während 1 Monats
und Cina DOS/D4	3 x 5 Tropfen während 1 Monats
Apocynum cannabinum DOS Urtinktur	3 x tgl. 5 Tropfen

Indikation, pers. Anmerkungen

Im Zusammenhang mit Krebserkrankungen

Zur Stützung der Herz-Kreislauffunktion

Pfortaderstauung (Lebermittel)

SIEHE AUCH HERZ – UND LEBERERKRANKUNGEN

Zusatztherapie:
Verdauungs-, Galle- und Lebertropfen

Nieren- u. Blasentropfen

Herz- u. Kreislauftropfen

Angina pectoris-Tropfen

ASTHMA BRONCHIALE

Endogen: Folge chronisch rezidivierender Infekte mit Bronchi

Abwehrkraftsteigerung

Schleimhautregeneration

Lymphatische Diathese

Bei längerer Dauer

Husten bis zum Erbrechen, grobes Rasseln

feines Rasseln

Zähes Sekret, glasig

Zähes Sekret, gelblich

Blässe, Kreislaufschwäche, unstillbarer Hustenreiz

Krampflösend

Anfälle zw. 3 u. 4 Uhr Früh

Ängstl. Zustände vor und während eines Anfalles

Bei großem Durstgefühl

Arznei	Anwendung
Calcium arsenicosum DOS/D4	3 x tgl. 1 Messerspitze
Scilla DOS Urtinktur	3 x tgl. 5 Tropfen, steigern bis 3 x tgl. 15 Tropfen
oder Laurocerasus DOS/D3 gemeinsam mit Helleborus DOS/D4	je 3 x tgl. 5 Tropfen
Quassia DOS Urtinktur	3 x tgl. 5 – 30 Tropfen
Magister Doskar Nr. 1	10 – 12 Tropfen vor den Mahlzeiten
Magister Doskar Nr. 3	3 x tgl. 10 – 12 Tropfen
Magister Doskar Nr. 16	3 x tgl. 20 Tropfen
Magister Doskar Nr. 39	akut 1/4 stdl. 20 Tropfen
Echinacea DOS Urtinktur	3 x tgl. 5 Tropfen
Kalium jodatum DOS/D3	3 x tgl. 3 Tropfen
Tuberculinum D30	anfangs wöchentl., dann alle 14 Tage 5 Globuli
Medorrhinum D30	anfangs wöchentl., dann alle 14 Tage 5 Globuli
Ipecacuanha DOS/D12	häufig 1/4 – 1/2 stündlich 5 Globuli
Tartarus emeticus DOS/D4	häufig 1/4 – 1/2 stündlich 5 Tropfen
Coccus cacti DOS/D4	häufig 5 Tropfen
Hepar sulfuris DOS/D6	mehrmals 5 Tropfen
Ammonium bromatum DOS/D3	1/4 – 1/2 stdl. 5 Tropfen
Ammi visnaga DOS/D2	mehrmals 5 – 10 Tropfen
Kalium bichromicum DOS/D4	häufig 5 Tropfen
Aconitum DOS/D30	1 – 2 x 5 Globuli
Arsenicum album DOS/D30	1 – 2 x 5 Globuli

Indikation, pers. Anmerkungen

Feuchtwetterverschlimmerung
(Neigung zu Warzen)
(Blasenschwäche)

Zwischen- und Ausheilungsmitt[el]

siehe auch KONSTITUTIONS-
MITTEL bei ALLERGIE
Zusatztherapie:
Asthmatropfen f. Kinder

Tropfen zur unspezifischen
Abwehrsteigerung

Hustentropfen

Endogen – allergisch bedingt
Akuter Zustand

Gemeinsam mit Nasen-
und Augensymptomen

Zusätzl. Krampfmittel

Vorbeugende Behandlung

siehe auch KONSTITUTI-
ONSMITTEL bei ALLERGIE
Zusatztherapie:
Heuschnupfentropfen

ASTHMA CHRONICUM ➽ siehe auch EMPHYSEM B[EI]
ÄLTEREN MENSCHEN

ASTHMA CARDIALE ➽ siehe
CARDIALE INSUFFIZIENZ

ATHEROM ✱ TALGGESCHWULST

Neigung zu:
Kräftiger, träger Typ

Schlankwüchsiger Typ

siehe auch SEBORRHOE

BANDSCHEIBEN ✱ siehe ISCHIALGIE

Arznei	Anwendung	**A**
Natrium sulfuricum DOS/D6	3 x tgl. 1 Tablette	
oder Thuja DOS/D6	3 x tgl. 5 Tropfen	
oder Dulcamara DOS/D3	3 x tgl. 5 Tropfen	
Silicea DOS/D6	3 x tgl. 1 Tablette	
Magister Doskar Nr. 7	5 – 10minütig 10 – 12Tr.	
Magister Doskar Nr. 9	3 x tgl. 15 Tropfen	
Magister Doskar Nr. 24	3 – 5 x tgl. 20 Tropfen	
Atropinum sulf. DOS/D3	mehrmals 5 Tropfen	
oder Stramonium DOS/D4	mehrmals 5 Tropfen	
Apis DOS/D3	1/2 – stdl. 5 Tropfen	
Cuprum DOS/D6	3 x tgl. 1 Messerspitze	
Kalium jodatum DOS/D3	3 x tgl. 5 Tropfen (Vorsicht bei Schilddrüsenüberfunktion)	
Magister Doskar Nr. 6	3 – 5 x tgl. 10 – 12 Tropfen	
Barium carbonicum DOS/D4	3 x tgl. 1 Messerspitze	
Barium jodatum DOS/D4	3 x tgl. 1 Messerspitze	

Indikation, pers. Anmerkungen

BARTHOLINITIS ❋ siehe ABSZESS
Zusatztherapie:

BASEDOW ❋ HYPERTHYREOSE-
SCHILDDRÜSENÜBERFUNKTION

Nervös, gefühlsbetont
Bei vorhandenen Antikörpern
Warmer Knoten
Im Zusammenhang mit weibl. Hormonstörungen, hysteriform
Heißhunger mit Abmagerung
Kräfteverfall
Hautpigmentierung

BECHTEREW, MORBUS ❋ siehe ARTHRITIS RHEUMATICA
Zusatztherapie:

BETTNÄSSEN ❋ siehe ENURESIS

BESTRAHLUNGSSCHÄDEN ❋ siehe RADIATIO
Zusatztherapie:

BLASENENTZÜNDUNG ❋ siehe CYSTITIS

BLASENSCHWÄCHE, -LÄHMUNG ❋ **siehe INCONTINENTIA URINAE**

BLASENSTEINE ❋ **siehe NEPHROLITHIASIS**

BLEPHARITIS ❋ AUGENLIDENTZÜNDUNG

Akut, glasig geschwollen
Reichlich Tränenfluss
Wunder Augenwinkel
Gelbliche Sekrete
Eiterung

Arznei	Anwendung	B
Sepia DOS/D6	3 x tgl. 5 Tropfen	
Lycopus virginicus DOS Urtinktur	3 x tgl. 3 – 5 Tropfen	
Thyreoidinum D30	5 Globuli 1 x pro Woche	
Acidum hydrofluoricum DOS/D12	2 x tgl. 5 Tropfen	
Cimicifuga DOS/D12	2 x tgl. 5 Tropfen	
Natrium chloratum DOS/D12	1 x tgl. 5 Tropfen	
Chininum arsenicosum DOS/D4	3 x tgl. 1 Messerspitze	
Sepia DOS/D12	3 x tgl. 5 Tropfen	
Hekla lava DOS/D4	3 x tgl. 1 Messerspitze	
Hekla lava DOS/D4	3 x tgl. 1 Messerspitze	
Apis DOS/D3	häufig 5 Tropfen	
Rhus toxicodendron DOS/D4	3 x tgl. 5 Tropfen	
Euphrasia DOS/D2	3 x tgl. 5 Tropfen	
Pulsatilla DOS/D4	3 x tgl.5 Tropfen	
Hepar sulf. DOS/D6	3 x tgl. 5 Tropfen	

Indikation, pers. Anmerkungen

Rhagaden, chron.

Chron. verkrustet

Allg. Eiterungsneigung

Trockene Schuppen

Folge von Zugluft, Kälte

Sehr chron. Verlauf

Allg. chron. Schwäche

Gerstenkorn

BORRELIOSE ❂ siehe ERYTHEMA CHRONICUM MIGRANS

BRACHIALGIA PARAESTHETICA NOCTURNA
NÄCHTLICHER ARMSCHMERZ

Venöse Stauungen

Folge von Überanstrengung

Gefäßspastische Form, Taubheitsgefühl

LOKALTHERAPIE

Zusatztherapie:
Venentropfen

Neuralgietropfen

BRONCHITIS ACUTA

Anfangsmittel

Halsschmerz, Kitzelhusten

Husten, schmerzhaft

Husten mit gelbl. Auswurf

Husten bis zum Erbrechen, grobes Rasseln

Rasseln ohne Auswurf, mühsames Husten

Starker Hustenreiz

Nächtlicher Husten

Arznei	Anwendung
Antimonium crudum DOS/D4	3 x tgl. 5 Tropfen
Silicea DOS/D6 und Cinnabaris DOS/D3	je 3 x tgl. 1 Messerspitze im Wechsel
Sulfur DOS/D6	3 x tgl. 5 Tropfen
Thuja DOS/D4	3 x tgl. 5 Tropfen
Aconitum DOS/D30	1 – 3 x tgl. 5 Tropfen
Graphites DOS/D6	3 x tgl. 1 Messerspitze
Alumina DOS/D6	3 x tgl. 1 Messerspitze
siehe HORDEULUM	
Aesculus DOS/D3	mehrmals 5 Tropfen
Rhus tox. DOS/D4	3 x tgl. 5 Tropfen
Secale cornutum DOS/D4 bewährt in Kombination mit Aesculus DOS/D3	je 3 x tgl. 5 Tropfen
Quaddeln mit Acidum formicicum D6 oder D12	
Magister Doskar Nr. 28	3 x tgl. 20 Tropfen
Magister Doskar Nr. 29	akut 1/2 – 1stdl., anschließend 3 x tgl. 20 Tropfen
Aconitum DOS/D30	1 bis 2 x 5 Globuli in Abständen von 1 bis 2 Std.
Belladonna DOS/D4	1/2 – stdl. 5 Tropfen
Bryonia DOS/D3	1/2 – stdl. 5 Tropfen
Hepar sulfuris DOS/D4 im Wechsel mit Cinnabaris DOS/D3	stdl. 1 Messerspitze
Ipecacuanha DOS/D4	häufig, 1 – 2 stdl. 5 Tropf.
Antimonium tartaricum DOS/D4	2 – 3 stdl. 1 Messerspitze
Ammonium bromatum DOS/D3	1 – 2 stdl. 5 Tropfen
Hyoscyamus DOS/D6	mehrmals 5 Tropfen

Indikation, pers. Anmerkungen

Husten beim Einatmen kalter Luft

Krampfhusten, schlimmer beim Liegen

Krampfhusten, Besserung durch kalte Getränke-

Husten, blutige Beimengung, Verschlimmerung beim Sprechen

Zusatztherapie:
Tropfen zur unspez. Abwehrsteigerung

Halstropfen

Hustentropfen

BRONCHITIS CHRONICA

Schwer löslicher, zäher, grün-gelber Auswurf

Zähes Sekret, Hustenanfälle

Übelriechender Auswurf

Firnisartiger Schleim

Schleimstraße, Nasenhinterwand, Nasennebenhöhlen

Reflexhusten durch Nasennebenhöhlenentzündung

Tiefer, hohler Husten

Quälender, nächtl. Husten

Neigung zur Allergisierung, asthmoid

Herbstverschlimmerung

Feuchtkalt-Verschlimmerung beim älteren Menschen

Kann beim Liegen nicht atmen

Infolge Umweltbelastung

Giftbelastung (Fabrik, Abgase)

REAKTIONSMITTEL bei verschleppter Bronchitis

Arznei	Anwendung
Rumex crispus DOS/D2	mehrmals 5 Tropfen
Drosera DOS/D200	beim Anfall 2 – 3 Gaben von 5 Tropfen
Causticum Hahnemanni DOS/D6	3 x 5 Tropfen
Phosphorus DOS/D12	3 x tgl. 5 Tropfen
Magister Doskar Nr. 9	3 – 5 x tgl. 15 Tropfen
Magister Doskar Nr. 21	1/4 – 1/2 stdl. 12 – 15 Tr.
Magister Doskar Nr. 24	3 – 5 x tgl. 20 Tropfen
Kalium bichromicum DOS/D4 Hydrastis DOS/D3	im Wechsel mit je 3 x tgl. 5 Tropfen
Coccus cacti DOS/D4	3 x tgl. 5 Tropfen
Phellandrium DOS/D3	3 x tgl. 5 Tropfen
Senega DOS/D1	3 x tgl. 1 Messerspitze
Corallium rubrum DOS/D4	3 x tgl. 1 Messerspitze
Silicea DOS/D6	3 x tgl. 1 Tablette
Verbascum DOS/D2	3 x tgl. 5 – 10 Tropfen
Arsenicum album DOS/D30	1 – 2 x 5 Tropfen, bedarfsw.
Kalium jodatum DOS/D3	3 x tgl. 3 Tropfen
Natrium sulfuricum DOS/D6	3 x tgl. 1 Tablette
Teucrium marum verum DOS/D3	3 x tgl. 5 Tropfen
Grindelia DOS/D3	3 x tgl. 5 Tropfen
Kreosotum DOS/D4	3 x tgl. 5 Tropfen
Cresolum DOS/D15	jeden 2. Tag 1 x 5 Tropfen
Sulfur jodatum DOS/D4	3 x tgl. 1 Messerspitze

Indikation, pers. Anmerkungen

KONSTITUTIONSMITTEL

Mit körperl. Schwäche

Allg. Kreislaufschwäche, Blässe

Hypotonie, Herzschwäche

Nervöse, schwindlige Konst.

Bindegewebsschwäche

Gewebstrockenheit

Kälteempfindlichkeit

Hautprobleme, Nägel, Haare

Zusatztherapie:
Tropfen zur unspez. Abwehrsteigerung

Hustentropfen

Sinusitistropfen

BRONCHITIS SPASTICA ❋ siehe ASTHMA

BRONCHOPNEUMONIE
BEGINNENDE LUNGENENTZÜNDUNG

Trockenes Fieber

Fieber und Schweiß

Schmerzhafte Atmung

Hitze mit Abdecken

Hitze mit Zudecken

Gutes Allgemeinbefinden

Kreislaufunterstützung

Begleitende Herz/Kreislaufschwäche

Allg. Kreislauf und Gefäßkollaps

Erfolgloser Husten, Schwäche

Kalte, bläuliche Haut

Zusatztherapie:
Tropfen zur unspez. Abwehrsteigerung

Herz- u. Kreislauftropfen, mil

Arznei	Anwendung
Stannum jodatum DOS/D4	3 x tgl. 1 Messerespitze
Carbo vegetabilis DOS/D6	3 x tgl. 1 Messeerspitze
Kalium carbonicum DOS/D6	3 x tgl. 1 Tablette
Calcium phosphoricum DOS/D6	3 x tgl. 1 Tablette
Calcium fluoratum DOS/D6	3 x tgl. 1 Tablette
Natrium chloratum DOS/D6	3 x tgl. 1 Tablette
Silicea DOS/D6	3 x tgl. 1 Tablette
Thuja DOS/D6	3 x tgl. 5 Tropfen
Magister Doskar Nr. 9	3 – 5 x tgl. 15 Tropfen
Magister Doskar Nr. 24	3 – 5 x tgl. 20 Tropfen
Magister Doskar Nr. 26	3 – 5 x tgl. 20 Tropfen
Aconitum DOS/D30	2 – 3 Gaben 5 Globuli
Belladonna DOS/D30	2 – 3 Gaben 5 Globuli
Bryonia DOS/D30	2 – 3 Gaben 5 Globuli
Lachesis DOS/D12	stdl. 5 Globuli
Pyrogenium D30	2 – 3 Gaben 5 Globuli
Ferrum phosphoricum DOS/D12	stdl. 5 Globuli
Veratrum album DOS/D3	1/4 – 1/2 stdl. 5 Tropfen
Phosphorus DOS/D12	stdl. 5 Tropfen
Ammonium carbonicum DOS/D6	stdl. 5 Tropfen
Antimonium tartaricum DOS/D4	1 – 2 stdl. 1 Messerspitze
Carbo vegetabilis DOS/D6	3 x tgl. 1 Messerspitze
Magister Doskar Nr. 9	3 – 5 tgl. 15 Tropfen
Magister Doskar Nr. 15	häufig 10 – 12 Tropfen

Indikation, pers. Anmerkungen

Grippetropfen

Bei erhöhter Anfälligkeit

BURSITIS ❋ SCHLEIMBEUTELENTZÜNDUNG

Nach Überanstrengung äußerlich

Jede Bewegung schmerzt

Knarren bei Bewegung

Eiterungsgefahr

Chronisch bei Bindegewebsschwäche

Resorbierende Wirkung äußerlich

Bursitis praepatellaris

CARCINOM

Neben schulmedizinischen Behandlungsmethoden kommen verschiedene, alternative Therapien, wie Mistel- und Thymuskuren, Heilfasten, Diät – und Darmreinigungskuren, Symbioselenkung und Substitution in Betracht. Zusätzlich sind auch homöopatische Arzneien in einem umfassenden Behandlungskonzept einsetzbar.

Nosoden

Schleimhaut- und Hautprozesse

Bindegewebsprozesse

Bei großer allg. Schwäche

Gewebsübersäuerung (Sarkom

Aktivierung des Bindegewebes

Aktivierung des Immunsystem

BEGLEITTHERAPIE ZUR RADIATIO (BESTRAHLUNG

Arznei	Anwendung
Magister Doskar Nr. 20	3 x tgl. 15 – 20 Tropfen
Tuberculinum D30	5 Globuli, zuerst 1 x in der Woche, später alle 14 Tage

Arnica DOS/D4 Arnica ad usum externum, 1 : 1 verdünnt,	mit Wasser 3 – 5 x 5 Tropfen und feuchte Kompressen
Bryonia DOS/D3	stdl. 5 Tropfen
Kalium chloratum DOS/D6	3 – 5 x tgl. 1 Tablette
Hepar sulfuris DOS/D6	3 – 5 x tgl. 1 Messerspitze
Calcium fluoratum DOS/D6 Silicea DOS/D6	im Wechsel mit je 3 x tgl. 1 Tablette
Sulfur jodatum DOS/D3 mit Kalium jodatum DOS/D3	3 x tgl. 1 Messerspitze und bestreichen
Calcium phosphoricum DOS/D6	2 – 3 stdl. 1 Tablette

Luesinum D200	1 – 2 x im Monat 5 Tropfen
und/oder Carcinosinum D200	1 – 2 x im Monat 5 Tropfen
Acidum nitricum DOS/C30	anfangs tgl., später seltener 5 Tropfen, im tageweisen Wechsel mit
Acidum hydrochloricum DOS/C30	anfangs tgl., später seltener 5 Tropfen
Acidum hydrofluoricum DOS/C30 und Chininum arsenicosum DOS/D4	tgl. 5 Tropfen 3 x tgl. 1 Messerspitze
Acidum sarcolacticum DOS/D15	tgl. 5 Tropfen
Silicea DOS/D6	3 – 5 x tgl. 2 Tabletten
Phytolacca DOS/D3	3 – 5 x tgl. 5 Tropfen
Radium bromatum D30 und Bismutum subnitricum DOS/D4	jed. 2. Tag 5 Tropfen 3 x tgl. 1 Messerspitze

Indikation, pers. Anmerkungen

Vernarbungen

Akute Rötung

Bläuliche Entzündung

Schmerzhafte Geschwulstbildung

BEGLEITTHERAPIE ZUR CHEMOTHERAPIE

Übelkeit, geruchsempfindl. Darmstörung, Durchfälle, Obstipation

Haarausfall

CARDIALE INSUFFIENZ
➡ siehe auch ARRYTHMIE, ANGINA PECTORIS, ÖDEM

Allg. Herzkräftigung

Bei ausbleibender Wirkung

Beginnende Herzschwäche

Herzschwäche mit Neigung zu Herzklopfen

Herzschwäche mit Kollapsbereitschaft, Ödeme

Rechtsherzschwäche

Herzschwäche bei hohem Blutdruck

Herzschwäche mit peripherer Kreislaufschw., Blässe, Cyanose

Nach Herzinfarkt

Mit Neigung zu Extrasystolen

Bei Schilddrüsenüberfunktion (Basedow)

Mit begleitenden Magen-Darmbeschwerden

Stauungsinsuffizienz

Arznei	Anwendung
Acidum hydrofluoricum DOS/D12	3 x tgl. 5 Tropfen
Prionurus australis D12	2 x tgl. 5 Tropfen
Apis DOS/D3	häufig 5 Tropfen
Lachesis DOS/D12	3 x tgl. 5 Tropfen
Tarantula cubensis DOS/D30	5 Globuli in einzelnen Gaben
Colchicum DOS/D12	morgens 5 Tropfen
Podophyllum DOS/D12	mittags 5 Tropfen
Vinca minor DOS/D12	abends 5 Tropfen
Thallium aceticum DOS/D6	3 x tgl. 1 Messerspitze
Crataegus DOS Urtinktur	3 x tgl. 5 Tropfen, langsam steigern auf 3 x tgl. 10 – 15 Tropfen
Prunus spinosa DOS Urtinktur	3 x tgl. 5 – 10 Tropfen
Convallaria majalis DOS/D3	3 x tgl. 5 – 10 Tropfen
Adonis vernalis DOS/D3	3 x tgl. 5 Tropfen
Helleborus niger DOS/D3	3 x tgl. 5 – 10 Tropfen
Laurocerasus DOS/D4 und Strophanthus DOS/D2	je 3 x tgl. 5 – 10 Tropfen
Aurum colloidale DOS/D4 und Arnica DOS/D4	je 3 x tgl. 5 Tropfen
Carbo vegetabilis DOS/D6	3 x tgl. 1 Messerspitze
Naja tripudians DOS/D10	3 x tgl. 5 Tropfen
Kalium carbonicum DOS/D3 und Kalium phosphoricum DOS/D6	3 x tgl. 1 Messerspitze je 3 x tgl. 1 Tablette
Lycopus virginicus DOS/D3	3 x tgl. 3 Tropfen
Oleander DOS/D3	3 – 5 x tgl. 3 – 10 Tropfen
Scilla maritima DOS Urtinktur	3 x tgl. 3 Tropfen, langsam steigern – 3 x tgl. 15 Tr.

Indikation, pers. Anmerkungen

Im Rahmen von Infektionskrankheiten, Grippe

Zusatztherapie:
Herz- und Kreislauftropfen

Angina pectoris – Tropfen

CARIES DENTIUM

Bindegewebsschwäche, Senkfüße

Feingliedriger Typ

Dicklicher Typ

Ängstlich, schüchtern

Gehäufte Infekte

Wurzeleiterung

Begleitende Neuralgien

siehe auch SYMBIOSELENKUNG

CARIES OSSIUM ➺ siehe auch KLIMAKTERIUM

Bindegewebsschwäche, Striae, Cellulitis, Venen

Gemeinsam m. Abmagerung

Mit chron. Entzündungen, Eiterung

Nervöser Typ

Süßigkeitsesser

Frostiger Typ

Fortgeschrittenes Stadium

Allgem. Knochenaufbau

Zusatztherapie:
Allgemeiner Stoffwechselaktivator

Stoffwechseltropfen

Arznei	Anwendung
Kalmia DOS/D3	3 – 5 x tgl. 5 Tropfen
Magister Doskar Nr. 16	3 x tgl. 20 Tropfen
Magister Doskar Nr. 39	akut 1/4 stdl. 20 Tropfen vorbeugend 3 x tgl. 20 Tr.
Calcium fluoratum DOS/D6	3 x tgl. 1 Tablette
Calcium phosphoricum DOS/D6	3 x tgl. 1 Tablette
Calcium carbonicum DOS/D6	3 x tgl. 1 Messerspitze
Silicea DOS/D6	3 x tgl. 1 Tablette
Mercurius solubilis DOS/D12	1 x tgl. 5 Tropfen
Acidum hydrofluoricum DOS/D12	3 x tgl. 5 Tropfen
Plantago DOS/D2	3 x tgl. 10 Tropfen
Calcium fluoratum DOS/D6	3 x tgl. 1 Tablette
Calcium arsenicosum DOS/D4	3 x tgl. 1 Messerspitze
Calcium sulfuricum DOS/D6	3 x tgl. 1 Tablette
Calcium phosphoricum DOS/D6	3 x tgl. 1 Tablette
Calcium carbonicum DOS/D6	3 x tgl. 1 Messerspitze
Silicea DOS/D6	3 x tgl. 1 Tablette
Acidum hydrofluoricum DOS/D6	3 x tgl. 5 Tropfen
Mater perlarum D3	3 x tgl. 1 Messespitze
Kalium jodatum DOS/D1	1 x tgl. 1 Tropfen – Vorsicht bei Schilddrüsenüberfunktion
Magister Doskar Nr. 27	3 x tgl. 20 Tropfen

Indikation, pers. Anmerkungen

CEPHALGIE KOPFSCHMERZEN ➡ siehe auch MIGRÄNE

Klopfender Schmerz

Im Nacken

Mit Benommenheit

Nach Abusus (Alkohol) Besserung bei Bewegung u. frischer Luft

Nach Zugluft

Nach langdauernder Belastung (Operation, Krankh.)

Folge von Stress

Mit Fieber

Mit Herzschmerzen, meist linksseitig

Infolge körperl. Überanstr.

Schulkinder

Klimakterium u. Regel

Mit Dysmenorrhoe

Mit begleitender Leberstörung

Mit begleitenden Gallenbeschwerden

Mit begleitenden Magenbeschwerden

Mit Darmstörungen

Mit Kaffeeunverträglichkeit

Bei Erwartungsangst

Mit Schwindel

Mit Gesichtsröte

Nach Gehirnerschütterung

CHALAZION ❋ CHRONISCHE LIDENTZÜNDUNG ➡ siehe auch HORDEOLUM

Allgemein

Arznei	Anwendung
Belladonna DOS/D4	1/4 – 1/2 stdl. 5 Tropfen
Glonoinum DOS/D4	1 – 2 stdl. 5 Tropfen
Gelsemium DOS/D4	1 – 2 stdl. 5 Tropfen
Nux vomica DOS/D4	mehrmals 5 Tropfen
Pulsatilla DOS/D4	mehrmals 5 Tropfen
Zincum metallicum DOS/D6	mehrmals 5 Tropfen
China DOS/D3	3 x tgl. 5 Tropfen
Magnesium phosphoricum DOS/D6	1/4 – 1/2 stdl. 1 Tablette
Aconitum DOS/D6	3 – 5 x tgl. 5 Tropfen
Spigelia DOS/D3	3 – 5 x tgl. 5 Tropfen
Rhus toxicodendron DOS/D30	1 – 2 x 5 Globuli bei Bedarf
Calcium phosphoricum DOS/D12	3 x tgl. 1 Tablette
Sepia DOS/D6	3 x tgl. 5 Tropfen
Cimicifuga DOS/D3	3 x tgl. 5 Tropfen
Bryonia DOS/D3	häufig 5 Tropfen
Iris DOS/D3	3 x tgl. 5 Tropfen
Anacardium orientale DOS/D12	3 x tgl. 5 Tropfen
Colocynthis DOS/D200	max. 3 x 5 Globuli in Abständen von 20 Min.
Ignatia DOS/D4	3 – 5 x tgl. 5 Tropfen
Argentum nitricum DOS/D12	3 x tgl. 5 Tropfen
Cocculus DOS/D4	3 x tgl. 5 Tropfen
Sanguinaria DOS/D6	häufig 5 Tropfen
Arnica DOS/D30	beim Anfall
und/oder Hypericum DOS/D30	1 – 2 x 5 Tropfen
Acidum hydrofluoricum DOS/D12	2 x tgl. 5 Tropfen i. Wechsel
mit Silicea DOS/D6	3 x tgl. 1 Tablette

Indikation, pers. Anmerkungen

CHEMOTHERAPIE ➤ siehe CARCINOM

CHLOROSE ❋ BLÄSSE, BLEICHSUCHT
➤ siehe auch ANÄMIE

Versagen von Eisentherapie
Zusätzlich zur Eisentherapie
Reaktions – und Zwischenmittel
Pastöse Blässe
Tockene, faltige Blässe
Hormonelle Unterfunktion (Schilddrüse, Ovar)

CHOLANGITIS ❋ GALLENGANGSENTZÜNDUNG

CHOLECYSTITIS ❋ GALLENBLASENENTZÜNDU

Klopfende Schmerzen
Druck, Bewegungsschmerz (auf die kranke Seite gekrümm
Nächtl. Verschlimmerung, Schweiße
Hitzewallung
Frösteln
Zunge schwarz/gelb
Schmutzig/weiße Zunge Durchfallneigung Schmerzen re. Schulterblatt
Diarrhoe
Obstipation, Reiben der Lebergegend bessert
Kolikartige Schmerzen
Harnsäurediathese, erdiger T
Arznei- und Genußmittelmissbrauch
Zusatztherapie: Verdauungs-, Leber- und Galletropfen

Arznei	Anwendung
Cuprum DOS/D4	3 x tgl. 1 Messerspitze
Manganum aceticum DOS/D4	3 x tgl. 1 Messerspitze
Sulfur DOS/D30	1 x 5 Tropfen pro Woche
Kalium carbonicum DOS/D6	3 x tgl. 1 Tablette
Natrium chloratum DOS/D15	jeden 2. Tag 5 Tropfen
Graphites DOS/D6	3 x tgl. 1 Messerspitze
Belladonna DOS/D4	1/2 – 1 stdl. 5 Tropfen
Bryonia DOS/D3	1/2 – 1 stdl. 5 Tropfen
Mercurius solubilis DOS/D6	3 x tgl. 5 Tropfen
Lachesis DOS/D12	stdl. 5 Tropfen
Pyrogenium D12	1 – 2 x tgl. 5 Tropfen
Leptandra DOS/D3	3 – 5 x tgl. 5 Tropfen
Pulsatilla DOS/D4	3 x tgl. 5 Tropfen
Chelidonium DOS/D3	1 – 2 stdl. 5 Tropfen
Podophyllum DOS/D6	1 – 2 stdl. 5 Tropfen
Podophyllum DOS/D3	1 – 2 stdl. 5 Tropfen
Colocynthis DOS/D4	1/2 – 1 stdl. 5 Tropfen
Berberis DOS/D3	3 x tgl. 5 Tropfen
Nux vomica DOS/D6	3 x tgl. 5 Tropfen
Magister Doskar Nr. 1	10 – 12 Tropfen 15 Min. vor dem Essen

Indikation, pers. Anmerkungen

CHOLELITHIASIS ✺ GALLENSTEINE

CHOLECYSTOPATHIE ✺ REIZGALLENBLASE
➽ siehe auch CHOLANGITIS und CHOLECYSTITIS

Basistherapie

Krampfartige Beschwerden (Zwicken)
Kolikartiges Zusammenkrümmen
Besserung bei Zurückstrecken
Gallensteine und Gelenksbeschwerden
Süßigkeitsverlangen
Beschwerden nach Gallenblasenoperation
Bei Cholesterinämie
Sog. Landkartenzunge

Zusatztherapie: Verdauungs-, Leber- und Galletropfen

CHOLESTERINÄMIE

Basisbehandlung

Stimmungswechsel, Fettunverträglichkeit
Eher helle Stühle, schmutzige Gesichtsfarbe
Landkartenzunge
Gefäßprophylaxe
Erhöhtes Cholesterin und erhöhte Harnsäure
Süßigkeitsverlangen
Zusatzmittel

Zusatztherapie:
Verdauungs-, Leber- und Galletropfen

| Arznei | Anwendung | |

Aktivierungsmaßnahmen der Magensäureproduktion, respektive Magensaftproduktion, siehe Hypacidität

Magnesium phosphoricum DOS/D6	1/4 – 1/2 stdl. 1 Tablette
Colocynthis DOS/D200	1 – 3 x 5 Globuli in Abständen von 20 Min.

Mandragora e radice siccato DOS/D4	3 x tgl. 5 Tropfen

Hedera helix DOS/D4	3 x tgl. 5 Tropfen
Lycopodium DOS/D6	3 x tgl. 5 Tropfen

Carduus marianus DOS/D1	3 x tgl. 5 Tropfen
Cholesterinum DOS/D15	jed. 2. Tag 5 Tropfen
Taraxacum DOS/D3	3 x tgl. 5 Tropfen
Magister Doskar Nr. 1 Galletropfen	10 – 12 Tropfen 15 Min. vor dem Essen

Aktivierung der Magensäure, Symbioselenkung (Acidophilus, Hylak, Symbioflor 1), Aktivierung des Galleflusses

Mandragora DOS/D12	2 x tgl. 5 Tropfen

Chelidonium DOS/D3	3 x tgl. 5 Tropfen
Taraxacum DOS/D3	3 x tgl. 5 Tropfen
Magnesium carbonicum DOS/D6	2 x tgl. 1 Tablette

Berberis DOS/D3	3 x tgl. 5 Tropfen
Lycopodium DOS/D3	3 x tgl. 5 Tropfen
Cholesterinum DOS/D15	jeden 2. Tag 5 Tropfen

Magister Doskar Nr. 1	12 – 15 Tropfen 15 Min. vor dem Essen

Indikation, pers. Anmerkungen

CHOREA ❋ VEITSTANZ
➽ siehe bei HYPERKINESE und EPILEPSIE

CILIARNEURALGIE ➽ siehe NEURALGIE

CIRRHOSIS HEPATIS ❋ LEBERZIRRHOSE

	Plethorischer Pykniker, Blässe, Abmagerung, tox. Leberschaden
	Harnsäurediathese
	Ascites
	Blutungsneigung
	Folge von chron. Leberentzündg
	Leberschrumpfungstendenz
	Schwermetallbelastung
	Morgendliche Übelkeit

Zusatztherapie:
Verdauungs-, Galle- und Lebertropfen

CLAUDICATIO INTERMITTENS
INTERMITTIERENDES HINKEN

	Blasser Hochdruck
	Roter Hochdruck
	Krampfneigung, Gangrän
	Cerebralsklerose
	Neigung zu Parästhesien
	Raucherbein

CLAVI ❋ HÜHNERAUGEN

	Akut, entzündet
	Allgem. Neigung zu Hornhaut

COCCYGODYNIE ❋ STEISSBEINSCHMERZEN

	Folge von Verletzung

Arznei	Anwendung	C

Aurum metallicum DOS/D6	3 x tgl. 1 Messerspitze
Lycopodium DOS/D6	2 x tgl. 5 Tropfen
Quassia DOS Urtinktur	3 x tgl. 5 – 10 Tropfen
Phosphorus DOS/D12	1 x tgl. 5 Tropfen
Mercurius dulcis DOS/D12	3 x tgl. 5 Tropfen
Acidum hydrofluoricum DOS/D12	2 x tgl. 5 Tropfen
Plumbum DOS/D12	1 x tgl. 5 Tropfen
Nux vomica DOS/D6	3 x tgl. 5 Tropfen

Magister Doskar Nr. 1	12 – 15 Tropfen vor dem Essen

Plumbum metallicum DOS/D12	2 x tgl. 5 Tropfen
Arnica DOS/D12	2 x tgl. 5 Tropfen
Cuprum arsenicosum DOS/D6	3 x tgl. 1 Tropfen
Barium jodatum DOS/D4	3 x tgl. 5 Tropfen
Secale cornutum DOS/D4	3 x tgl. 5 Tropfen
Tabacum DOS/D12	3 x tgl. 5 Tropfen

Symphytum DOS/D4	1 : 2 verdünnt mit Wasser, Umschläge
Antimonium crudum DOS/D4	3 x tgl. 1 Messerspitze

Arnica DOS/D4	häufig 5 Tropfen

Indikation, pers. Anmerkungen

Ausstrahlende, ziehende Nervenschmerzen

Entzündlich, nächtliche Verschlimmerung

Entzündlich, stechend

Entzündlich, Ausheilungsmittel

Venöse Stauungen, Gebärmutter

Zusatztherapie:
Wirbelsäule- und Gelenkstropfen

COLI BAZILLOSE ➽ siehe CYSTITIS CHRONICA

COLITIS ✹ DICKDARMENTZÜNDUNG

Kolikartige Schmerzen bei Stuhlgang

Durchfall u. Verstopfung im Wechsel, weiße Zunge

Schleimige Stühle

Blutige Stühle

Profuse Durchfälle

Auf Rektum beschränkt

Begleitende Magen- u. Dünndarmschmerzen

Neigung zu Aphten, Mykoseverdacht

Abmagerung

Nervös bedingt

Abneigung gegen Speisengeruch

Kaffeeunverträglichkeit

Verlangen n. Brot u. Süßem

Ruhe u. Wochenendverschlimmerung

Lampenfieber

Arznei	Anwendung
Hypericum DOS/D3	häufig 5 Tropfen
und/oder Ruta DOS/D3	3 x tgl. 5 Tropfen
Sepia DOS/D6	3 x tgl. 5 Tropfen
Mercurius solubilis DOS/D6	3 x tgl. 5 Tropfen
Hepar sulfuris DOS/D12	3 x tgl. 5 Tropfen
Silicea DOS/D6	3 x tgl. 1 Tablette für mindestens 1 Monat
Sepia DOS/D6	3 x tgl. 5 Tropfen
Magister Doskar Nr. 2	3 – 5 x tgl. 20 Tropfen
Mercurius sublimatus corrosivus DOS/D6	3 x tgl. 1 Messerspitze
Antimonium crudum DOS/D4	3 x tgl. 1 Messerspitze
Aethiops antimonialis DOS/D6	3 x tgl. 5 Tropfen
Hydrastis DOS/D1	3 x tgl. 5 Tropfen
Podophyllum DOS/D6	3 x tgl. 5 Tropfen
Aloe DOS/D3	3 x tgl. 5 Tropfen
Bismutum subnitricum DOS/D4	3 x tgl. 1 Messerspitze
Borax DOS/D4	3 x tgl. 5 Tropfen
Natrium chloratum DOS/D6	3 x tgl. 5 Tropfen
Kalium phosphoricum DOS/D6	3 x tgl. 5 Tropfen
Colchicum DOS/D6	3 x tgl. 5 Tropfen
Ignatia DOS/D4	3 x tgl. 5 Tropfen
Magnesium chloratum DOS/D6	3 x tgl. 5 Tropfen
Iris DOS/D3	3 x tgl. 5 Tropfen
Argentum nitricum DOS/D12	2 – 3 x tgl. 5 Tropfen

Indikation, pers. Anmerkungen

Allgemeine Stoffwechsel-
aktivierung

Zusatztherapie:
Magen- und Verdauungs-
tropfen

Durchfalltropfen

COLLAPS ❈ KREISLAUFSCHWÄCHE

Bei Durchfällen

Infektiös, toxisch

Sonnenstich, Ohnmacht

Gedunsener Hypotoniker

Chron. Schwäche

Zusatztherapie:
Herz- u. Kreislauftropfen, mil

Herz- und Kreislauftropfen

COMBUSTIO ❈ VERBRENNUNGEN

Erstmaßnahme
im 1/4 stdl. Wechsel

Eiterungsneigung

Toxische Begleiterscheinung,
Hitzewallung

Frösteln

Durst

Vernarbungsmittel

Äußerlich

COMMOTIO CEREBRI ❈ GEHIRN-ERSCHÜTTERUNG

Sofortmaßnahme

Arznei	Anwendung
Sulfur DOS/D6	3 x tgl. 5 Tropfen
Diätische Maßnahmen und Symbioselenkung	
Magister Doskar Nr. 37	3 – 5 x tgl. 15 – 20 Tropfen
Magister Doskar Nr. 38	3 – 5 x tgl. 20 Tropfen, akut stdl. 5 Tropfen
Veratrum album DOS/D3	1/2 – stdl. 5 Tropfen
Lachesis DOS/D12	1 – 2 stdl. 5 Tropfen
Ammonium carbonicum DOS/D6	1/2 – stdl. 5 Tropfen
Kalium carbonicum DOS/D4	3 x tgl. 1 Messerspitze
Carbo vegetabilis DOS/D6	3 x tgl. 1 Messerspitze
Magister Doskar Nr. 15	häufig 10 – 12 Tropfen
Magister Doskar Nr. 16	3 x tgl. 20 Tropfen
Arnica DOS/D30 Belladonna DOS/D4 und Apis DOS/D4 und Cantharis DOS/D4	1 – 2 x 5 Tropfen, dann jeweils 5 Tropfen
Hepar sulfuris DOS/D6	3 x tgl. 5 Tropfen
Lachesis DOS/D12	3 x tgl. 5 Tropfen
Pyrogenium D12	3 x tgl. 5 Tropfen
	Arsenicum album DOS/D6 3 x tgl. 5 Tropfen
Acidum hydrofluoricum DOS/D12	2 x tgl. 5 Tropfen
Echinacea DOS Urtinktur und/oder Calendula DOS Urtinktur und/oder Hypericum DOS Urtinktur	verdünnt als Umschläge
Arnica DOS/D30 und Hypericum DOS/D30	je 3 x im Wechsel 5 Globuli

Indikation, pers. Anmerkungen

Spätfolgen
Kopfschmerzen, Erbrechen

Durchfall

CONDYLOME ❋ FEIG – ODER FEUCHTWARZEN

Spitz, nässend

Leicht blutend
Eiterungsneigung
Neigung zu starken Regelblutungen

CONGELATIO ❋ ERFRIERUNGEN

Rötung, klopfend
Blaurot
Blässe, gefühllos
Rissig, blutend
Blasen
Juckend, brennend
Brennend, nächtl. Verschlimm
Chronisch, eingerissen
Vorbeugend, blaurote Unterschenkel

CONJUNCTIVITIS ❋ BINDEHAUTENTZÜNDUNG

Akut

Folge von Erkältung
Folgemittel, lichtscheu

Rötung, Schmerzen

Verschwollene Lider

Lidödem

Bewegungsschmerz des Augapfels

Wundmachende Sekrete

Wässrige Sekrete

Milde, gelbl. Sekrete

Arznei	Anwendung
Natrium fluoratum DOS/D6	3 x tgl. 1 Tablette
Belladonna DOS/D4 und Glonoinum DOS/D4	im Wechsel, je 3 x tgl. 5 Tropfen
Veratrum album DOS/D4	3 x tgl. 5 Tropfen
Thuja DOS/D4 und Thuja ad usum externum	3 x tgl. 5 Tropfen äußerlich
Acidum nitricum DOS/D4	3 x tgl. 5 Tropfen
Cinnabaris DOS/D6	3 x tgl. 5 Tropfen
Sabina DOS/D4	3 x tgl. 5 Tropfen
Belladonna DOS/D4	1/2 – stdl. 5 Tropfen
Abrotanum DOS/D3	3 – 4 x 5 – 10 Tropfen
Secale cornutum DOS/D4	3 x tgl. 5 Tropfen
Acidum nitricum DOS/D4	3 x tgl. 5 Tropfen
Cantharis DOS/D6	3 x tgl. 5 Tropfen
Rhus toxicodendron DOS/D4	3 x tgl. 5 Tropfen
Arsenicum album DOS/D6	3 x tgl. 5 Tropfen
Petroleum DOS/D4	3 xtgl. 5 Tropfen
Pulsatilla DOS/D4	3 x tgl. 5 Tropfen
Aconitum DOS/D30	2 – 3x 5 Tropfen
Belladonna DOS/D4	1/2 stdl. 5 Tropfen
Apis DOS/D3	1/4 – 1/2 stdl. 5 Tropfen
Rhus toxicodendron DOS/D4	3 x tgl. 5 Tropfen
Bryonia DOS/D3	stündlich 5 Tropfen
Euphrasia DOS/D2	1 – 2 stdl. 5 Tropfen
Allium cepa DOS/D4	1 – 2 stdl. 5 Tropfen
Pulsatilla DOS/D4	3 x tgl. 5 Tropfen

Indikation, pers. Anmerkungen

Ätzende, eitrige Sekrete

Krustig, verklebt

Chronisch

Kleieartige Schuppen

Trockene Lider

Weißliche, schäumige Sekrete, äußerer Augenwinkel

Begleitende Stoffwechselstörungen

Reaktionsmittel

Allergisch, träger Typ

Allergisch, nervöser Typ

Infektanfälligkeit

CORONARERKRANKUNGEN
➡ siehe CARDIALE INSUFFIZIENZ, ANGINA PECTORIS, ARRHYTHMIE

CONTUSION ❀ PRELLUNG

Allgemein

Äußerlich

Zusatztherapie:
Verletzungstropfen

CORTISON

Begleittherapie:

COXARTHROSE ❀ HÜFTGELENKSBESCHWERDE

Beginnend

mehr rechts

mehr links

beidseitig

Fortgeschrittenes Stadium

blasser Typ

roter Typ

Arznei	Anwendung
Mercurius sublimatus corrosivus DOS/D6	3 x tgl. 5 Tropfen
Kalium bichromicum DOS/D4	3 x tgl. 5 Tropfen
Graphites DOS/D6	3 x tgl. 5 Tropfen
Alumina DOS/D6	3 x tgl. 5 Tropfen
Kalium chloratum DOS/D6	3 x tgl. 5 Tropfen
Sulfur DOS/D6	3 x tgl. 5 Tropfen
Calcium carbonicum DOS/D6	3 x tgl. 5 Tropfen
Calcium phosphoricum DOS/D6	3 x tgl. 5 Tropfen
Tuberculinum D30	1 x 5 Globuli pro Woche
Arnica DOS/D30	2 – 3 Gaben 5 Globuli
Arnica ad usum externum 1 : 2 verdünnt mit Wasser, Umschläge	
Magister Doskar Nr. 25	3 x tgl. 15 – 20 Tropfen
Cortisol D30	5 Globuli, einzelne Gaben
Calcium fluoratum DOS/D6	3 x tgl. 1 Tablette
Kalium carbonicum DOS/D6	3 x tgl. 1 Messerspitze
Calcium fluoratum DOS/D6 und Kalium carbonicum DOS/D6	im Wechsel, je 3 x tgl. 1 Tablette
Thallium aceticum DOS/D6	3 x tgl. 1 Messerspitze
Strontium carbonicum DOS/D6	3 x tgl. 1 Messerspitze

Indikation, pers. Anmerkungen	
	Zusatztherapie
	Akute Verschlimmerung Wirbelsäule- u. Gelenkstr.
	Gelenksentzündungstropfen

CRAMPI ➽ siehe auch KOLIK, DYSMENORRHOE, CONVULSIO, EPILEPSIE

	Krampfbereitschaft, allgemein
	Nach körperlicher Überanstrengung
	Nach Flüssigkeitsverlust u. Durchfällen
	Zusammenkrümmend, Krämpfe der Bein- u. Fußmuskulatur
	Beschäftigungs- u. Schreibkrampf
	Bei Systemerkrankungen
	Unruhige Beine
	Nächtl. Wadenkrämpfe (Schwangerschaft)
	Alterskrämpfe
	Bei Kindern nach Schock, Schreck, Strafe
	Motorische Unruhe
	Zuckungen, Kaumuskel

CROHN MORBUS

Therapieschema dem Krankheitsprozess entsprechend:
1. Verdauungsinsuffizienz – siehe dort
2. Dyspepsie – Symbioselenkung   bewährte Kombination:

	Verdauungs-, Leber- u. Galletropfen
	Nervöse Ursachen

| Arznei | Anwendung | |

Spurenelemente, insbesonders Magnesium, Selen

Magister Doskar Nr. 2	3 – 5 x tgl. 20 Tropfen
Magister Doskar Nr. 40	3 x tgl. 20 Tropfen

Cuprum DOS/D30	5 Globuli 1 – 2 x pro Woche
Arnica DOS/D4	3 x tgl. 5 Tropfen, dazu äußerlich Umschläge mit Arnica ad usum externum, im Verhältnis 1 : 2 mit Wasser verdünnt
Veratrum album DOS/D3	3 x tgl. 5 Tropfen
Magnesium phoshoricum DOS/D6	häufig 1 Tablette
Argentum metallicum DOS/D6	3 x tgl. 5 Tropfen
Acidum picrinicum DOS/D6	3 x tgl. 5 Tropfen
Zincum valerianicum DOS/D3	3 x tgl. 5 Tropfen
Ruta DOS/D2	3 x tgl. 5 Tropfen
Hyoscyamus DOS/D6	3 x tgl. 5 Tropfen
Agaricus muscarius DOS/D12	3 x tgl. 5 Tropfen
Tarantula cubensis DOS/D30	bei Bedarf, eher selten 5 Globuli
Acidum hydrocyanicum DOS/D6	3 x tgl. 5 Tropfen

Magister Doskar Nr. 1	10 – 12 Tropfen vor den Mahlzeiten
Hylaktropfen	verdünnt mit Wasser zu den Mahlzeiten
Argentum nitricum DOS/D12	3 x tgl. 5 Tropfen

Indikation, pers. Anmerkungen

3. Enteritis — siehe dort
4. Intoxikation — Entgiftungstherapie

5. Allergisierung

Chronischer Folgezustand mit Fisteln

CROUP ❋ ERSTICKUNGSHUSTEN

Pseudocroup des Kindes

Bei besonderer Kälteempfindlichkeit

Bei großer Rezidivgefahr

Mit Heiserkeit und stärkstem Hustenreiz

Mit Erschöpfungsneigung

Beim älteren Menschen

Nachts, zw. 3 u. 4 Uhr, mit schwer löslichem Sekret

Mit starker Blässe, hinfällig,

Kalte Nasenspitze

Bis zum Erbrechen

CRUSTA LACTEA ❋ MILCHSCHORF
➡ siehe auch EKZEM und NEURODERMITIS

In Verbindung mit Verdauungsstörungen, Blähungen, stinkenden Stühlen

Aufschwulken, Aufstoßen nach den Mahlzeiten

Trockene, faltige Haut

Lokalisation um den Mund

Arznei	Anwendung
Phytolacca DOS/D3	3 x tgl. 5 Tropfen
Oleum animale DOS/D12	3 x tgl. 5 Tropfen
Pyrogenium D30	5 Tropfen, vereinzelte Gaben
Carbo animalis DOS/D6	1 – 2 x tgl. 5 Tropfen
Tuberculinum D30	5 Globuli 1 – 2 x im Monat
Acidum hydrofluoricum DOS/D12	3 x 5 Tropfen im tageweisen Wechsel mit
Acidum nitricum DOS/D12 und Quarz DOS/D6	3 x tgl. 5 Tropfen
Aconitum DOS/D30 Spongia DOS/D3	anfangs 5 Globuli, dann alle 10 – 15 Min. 5 Tropfen
Hepar sulfuris DOS/D10	1 – 2 stdl. 5 Globuli
Kalium jodatum DOS/D3	3 x tgl. 3 Tropfen
Ammonium bromatum DOS/D3	2 – 3 stdl. 5 Tropfen
Phosphorus DOS/D6	häufig 5 Tropfen
Arsenicum jodatum DOS/D4	3 x tgl. 5 Tropfen
Kalium bichromicum DOS/D4	3 x tgl. 1 Messerspitze
Veratrum album DOS/D3	3 x tgl. 5 Tropfen
Carbo vegetabilis DOS/D6	3 x tgl. 1 Messerspitze
Ipecacuanha DOS/D12	3 x tgl. 5 Tropfen, auch 1/4 – 1/2 stdl.
Viola tricolor DOS Urtinktur und Acidum hydrochloricum DOS/D3 Hylaktropfen	je 3 – 10 Tropfen vor den Mahlzeiten mit etwas Flüssigkeit
Aethusa DOS/D3	3 x tgl. 5 Tropfen, auch zusätzl. zu oben
Lycopodium DOS/D6	3 x tgl. 5 Tropfen
Sarsaparilla DOS/D6	3 x tgl. 5 Tropfen

Indikation, pers. Anmerkungen

KONSTITUTIONSMITTEL

Schwitzend, gedunsen, blass

Bronchitis, Hustenanfälle

Verstopfungsneigung

Windkoliken und Zusammenkrümmen

Dünnes, unruhiges Kind

BEWÄHRTE INDIKATION

CYTOSTATICA ➡ siehe CARCINOM

CYSTITITS ✸ **BLASENENTZÜNDUNG**

Acuta
Nach Erkältung, bei Beginn

Folgemittel, Berührungsschmerz

Überempfindlichkeit bei Kälte

Brennende Schmerzen

Mit Stechen u. Blut im Harn

Krampfartige Beschw.

Im Zusammenhang mit venöser Schwäche und kalten Füßen

Im Zusammenhang mit Harnsäurestoffwechsel

Nach Katheter

Bei Prostatabeschwerden

Chronica (Reizblase)
Chron. rezidiv. Infekte
Dauerbehandlung, Basistherap
und beim Auftreten
von Beschwerden

Trüber Harn, Sedimente

Bei gehäufter Harnverhaltung

Arznei	Anwendung
Calcium carbonicum DOS/D30	5 Globuli 1 – 2 x /Woche
Tuberculinum D30	5 Globuli 1 – 2 x /Woche
Antimonium crudum DOS/D4	3 x tgl. 1 Messerspitze
Magnesium carbonicum DOS/D6	3 x tgl. 1 Messerspitze
Calcium phosphoricum DOS/D 6	3 x tgl. 1 Tablette
Lac defloratum DOS/D15	jeden 2. Tag 5 Tropfen
Aconitum DOS/D30	1 – 2 Gaben, je 5 Globuli
Belladonna DOS/D4	stdl. 5 Tropfen
Dulcamara DOS/D3	1 – 2 stdl. 5 Tropfen
Cantharis DOS/D6	2 – 3 stdl. 5 Tropfen
Acidum nitricum DOS/D4	3 x tgl. 5 Tropfen
Mercurius corrosivus DOS/D6	3 x tgl. 5 Tropfen
Pulsatilla DOS/D4	3 x tgl. 5 Tropfen
Lycopodium DOS/D3	3 x tgl. 5 Tropfen
Arnica DOS/D4	2 – 3 stdl. 5 Tropfen
Sabal serrulatum DOS/D1	3 x tgl. 5 – 10 Tropfen
Ammonium benzoicum DOS/D3	3 x tgl. 5 Tropfen
und Ferrum phosphoricum DOS/D6	3 x tgl.1 Tablette
und Terebinthina DOS/D3	3 x tgl. 5 Tropfen
und Tuberculinum D30	1 x 5 Globuli/Woche
oder Rowatinex Kapseln	3 x tgl. 2 Kapseln
Chimaphila umbellata DOS/D1	3 x tgl. 5 Tropfen
und Balsamum peruvianum DOS/D2	3 x tgl. 5 – 8 Tropfen
Pareira brava DOS/D2	3 x tgl. 5 Tropfen

Indikation, pers. Anmerkungen

Nervöse Blasenschwäche

Mit Hautausschlägen

Beim älteren Menschen

Im Zusammenhang mit Hormonstörungen

Bei Senkungsbeschwerden

Zur verbesserten Harndurchflutung

Hartnäckige Zustände

Zusatztherapie:
Nieren- u. Blasentropfen

Blasentropfen

Schaukeldiät, insbesonders bei rezidivierenden Infekten.

DAKRYOCYSTITIS
TRÄNENDRÜSENENTZÜNDUNG

Akute Entzündung, lichtempfindlich

Begleitendes Lidödem

Stechende Schmerzen

Ätzende Tränenflüssigkeit

Mildes, gelbliches Sekret

Wundmachende, gelbliche Flüssigkeit

Chronische Form, Eiterung Fisteln, Winterverschlimmerun

Äußerlich:

DARMBLUTUNG
➥ siehe COLITIS, HÄMORRHAGIEN, HÄMORRHOIDEN

DARMGRIPPE ➥ siehe GRIPPE

DARMKOLIK ➥ siehe KOLIK, COLITIS ENTERITIS

Arznei	Anwendung	**D**
Petroselinum DOS/D6	3 x tgl. 5 Tropfen	
Sarsaparilla DOS/D6	3 x tgl. 5 Tropfen	
Populus tremuloides DOS/D1	3 x tgl. 5 – 10 Tropfen	
Aristolochia DOS/D4 und/oder Pulsatilla DOS/D4	je 3 x tgl. 5 Tropfen	
Sepia DOS/D6	3 x tgl. 5 Tropfen	
Equisetum DOS/D2	3 x tgl. 10 Tropfen	
Medorrhinum D30	1x wöchentlich 5 Globuli	
Magister Doskar Nr. 3	3 – 5 x tgl. 20 Tropfen	
Magister Doskar Nr. 8	3 x tgl. 10 – 12 Tropfen	
Belladonna DOS/D4	1/4 – 1/2 stdl. 5 Tropfen	
Apis DOS/D3	stdl. 5 Tropfen	
Hepar sulfuris DOS/D6	2 – 3 stdl. 5 Tropfen	
Mercurius solubilis DOS/D6	3 – 4 x tgl. 5 Tropfen	
Pulsatilla DOS/D4	2 – 3 stdl. 5 Tropfen	
Euphrasia DOS/D2	2 – 3 stdl. 5 Tropfen	
Petroleum DOS/D4	3 x tgl. 5 Tropfen	
Umschläge mit Euphrasia DOS Urtinktur	20 Tropfen auf ein Glas Wasser	

Indikation, pers. Anmerkungen

DECUBITUS ❋ WUNDLIEGEN

Äußerlich
Auch vorbeugend

Eiterungsneigung

Gewebsregenerierend

Innerlich
Bläulich, cyanotisch,
Kälte bessert

Schmerzen, nächtliche
Verschlimmerung

Gangränneigung, Kachexie

Fistelneigung

Entzündungs – und
Eiterungsneigung

DELIRIUM TREMENS ➡ siehe auch ALKOHOLISMU(S)
Motorische Unruhe, Halluzinat(ionen)

Rotes Gesicht, Aggression

DENTITIO DIFFICILIS ❋ ZAHNUNGSBESCHWERDE(N)
Häufiges Weinen

Erschwertes Durchbrechen

Verschlimmerung nachts
halbseitige Gesichtsröte, vorbeugend

Unruhe, ev. mit Fieber

Schreien, leuchtrotes Gesicht

Verzögerter Zahndurchbruch,
dickliches Kind

Verzögerter Zahndurchbruch,
dünnes Kind

Verzögerter Zahndurchbruch,
kariesanfällig, (Leisten-, Nab(el)-
bruch)

Mageres Kind, trockene Hau(t)

Arznei	Anwendung
Umschläge mit	
Arnica ad usum externum	1 : 3 – 1 : 5 verdünnt
Echinacea ad usum ext.	1 : 3 – 1 : 5 verdünnt
Abrotanum ad usum ext.	1 : 3 – 1 : 5 verdünnt mit Wasser
Lachesis DOS/D12	3 x tgl. 5 Tropfen
Arsenicum album DOS/D6	3 x tgl. 5 Tropfen
Secale cornutum DOS/D4	3 x tgl. 5 Tropfen
Silicea DOS/D6	3 x tgl. 5 Tropfen
Myristica sebifera DOS/D2	3 x tgl. 10 Tropfen
Hyoscyamus DOS/D30	5 Globuli, bedarfsweise
Stramonium DOS/D30	5 Globuli, bedarfsweise
Chamomilla DOS/D6	1 – 2 stdl. 5 Globuli oder 5 Tropfen
Bellis perennis DOS/D3	1 – 2 stdl. 5 Globuli oder 5 Tropfen
Chamomilla DOS/D30	5 Globuli vor dem Schlafengehen
Aconitum DOS/D30	5 Globuli, 1 – 2 Gaben
Belladonna DOS/D4	1/4 – 1/2 stdl. 5 Tropfen
Calcium carbonicum DOS/D6	3 x tgl. 1 Messerspitze
Calcium phosphoricum DOS/D6	3 x tgl. 1 Tablette
Calcium fluoratum DOS/D6	3 x tgl. 1 Tablette
Silicea DOS/D6	3 x tgl. 1 Tablette

Indikation, pers. Anmerkungen

DEPRESSION ➜ siehe auch SUIZID

Frauen
Hormonell bedingt, auch Klimakterium, Schilddrüse depressive Phase

manische Phase

Schwache Regelblutung, weinerlich

Männl. energischer Typ, Überforderung

Stolz, mit Todesangst

Erotismus

Männer
Erfolgreicher Arbeitstyp mit Lebensüberdruss

Neigung zu Philosophie u. Religion, Eigenbrötler, auch hemmungslos

Besserwisser, Hypochonder vorzeitige Alterung

Grantig, pedantisch, Folge von Überforderung, morgendl. Verschlimmerung

Alter
Geistiger Abbau, Vergesslichkeit dicker Typ

dünner Typ

Schwindel bei Lagewechsel, zusätzl. geistige und körperl. Schwäche (sexuell)

Nervenschwäche aufgrund sexueller Erschöpfung

Sexuelle Witzelsucht

Jammern

Beleidigter, weicher Phlegmatiker

Introvertierter Astheniker, gereizt bei Zuspruch

Arznei	Anwendung
Cimicifuga DOS/D3	3 x tgl. 5 Tropfen
Cimicifuga DOS/D12	3 x tgl. 5 Tropfen
Pulsatilla DOS/D3	3 x tgl. 5 Tropfen
Sepia DOS/D30	5 Globuli, bedarfsweise
Platinum metallicum DOS/D30	5 Globuli, bedarfsweise
Crocus DOS/D12	3 x tgl. 5 Tropfen
Aurum colloidale DOS/D30	5 Tropfen, bedarfsweise
Sulfur DOS/D30	5 Tropfen, bedarfsweise
Lycopodium DOS/D30	5 Globuli, bedarfsweise
Nux vomica DOS/D30	5 Globuli, bedarfsweise
Barium carbonicum DOS/D4	3 x tgl. 1 Messerspitze
Barium jodatum DOS/D4	3 x tgl. 1 Messerspitze
Conium DOS/D6	3 x tgl. 5 Tropfen
Vitex agnus castus DOS/D6	3 x tgl. 5 Tropfen
Staphisagria DOS/D30	5 Globuli, bedarfsweise
Hypericum DOS/D2, eventuell Hochpotenz	3 x tgl. 10 Tropfen 5 Tropfen, bedarfsweise
Calcium carbonicum DOS/D15	1 x tgl. 5 Tropfen
Natrium chloratum DOS/D15	1 x tgl. 5 Tropfen

	Folge von schweren Krankheiten
	Hepatogene Depression
	Nächtl. Angstanfälle
	Begleitende Herzbeschw.
	Zusatztherapie: Frauentropfen
	Nerventropfen f. Männer
	Neurasthenietropfen

DERMATOLOGISCHE ERKRANKUNGEN
➽ siehe CRUSTA LACTEA, EKZEM, NEURODEMITIS, PSORIASIS

DIABETES MELLITUS
Homöopathische Therapie im Vorfeld des Diabetes und als Zusatztherapie.

	Beginnende Zuckerstoffwechselstörung, nicht insulinbedürftig, Neigung zu Eiterungen
	Begleitender Leberschaden
	Begleitende Dyspepsie
	Nervös, Neigung zu Leberschäden, bes. Jugendzeit
	Starker Kräfteverlust, Abmagerung
	Polyurie nachts, starker Durst
	Begleitende Gefäßprobleme
	Feuchte Gangräne
	Phytotherapie
	Retinopathie mit Blutungsneigung

Arznei	Anwendung
Acidum phosphoricum DOS/D3	3 x tgl. 5 Tropfen
Mandragora e radice siccato DOS/D6	3 x tgl. 5 Tropfen
Arsenicum album DOS/D30	5 Tropfen bedarfsweise
Kalium carbonicum DOS/D30	5 Tropfen bedarfsweise
Magister Doskar Nr. 18	3 – 5 x tgl. 15 – 20 Tropfen
Magister Doskar Nr. 13	3 x tgl. 15 Tropfen
Magister Doskar Nr. 32	3 – 5 x tgl. 20 Tropfen
Sulfur jodatum DOS/D3	3 x tgl. 1 Messerspitze
Lycopodium DOS/D6	3 x tgl. 5 Tropfen
Natrium sulfuricum DOS/D6	3 x tgl. 1 Tablette
Acidum phosphoricum DOS/D3	3 x tgl. 5 Tropfen
Arsenicum album DOS/D6	3 x tgl. 5 Tropfen
Acidum sarcolacticum DOS/D3	3 x tgl. 5 Tropfen
Secale cornutum DOS/D4	3 x tgl. 5 Tropfen
Kreosotum DOS/D6	3 x tgl. 5 Tropfen
Syzygium jambolanum DOS/D1	3 x tgl. 5 – 10 Tropfen
Kombinationstherapie	
Hamamelis DOS Urtinktur	3 x tgl. 10 Tropfen
und Aesculus DOS/D3	3 x tgl. 5 Tropfen
und Secale cornutum DOS/D6	3 x tgl. 5 Tropfen
und Phosphorus DOS/D12	1 x tgl. 5 Tropfen
und Acidum hydrofluoricum DOS/D12	1 x tgl. 5 Tropfen
und Magnesium Spurenelement Substitution	

Indikation, pers. Anmerkungen

Allgemeine Gefäßbegleitthera[p]
Venentropfen

DIARRHOE ➡ siehe ENTERITIS, DYSENTERIE, COLITIS

DIGITI MORTUI ➡ siehe RAYNAUD (MORBUS)

DISCOPATHIE ➡ siehe ISCHIALGIE

DIPHTERIE

Zusatztherapie:
Beginn, Fieber

Schluckbeschwerden

Glasig, ödematöse Schwellung

Typ. Lokalbefund

Geschwürsbildung

Splitterschmerz, Blutungsneigung

Septischer Charakter, Wärmeintoleranz

Postdiphterische Lähmungen

Lymphatisches Begleitmittel

Hartnäckige Lymphknotenschwellung

Rasch einsetzende Erschöpfung

Herzbeteiligung

Abwehrsteigerung

Zusatztherapie: Tropfen zur spezifischen Abwehrsteigeru[ng]
Halstropfen

Herz- u. Kreislauftropfen mi[t]

SIEHE AUCH ANTIBIOTIK[A] NACHBEHANDLUNG

Arznei	Anwendung	

Magister Doskar Nr. 28	3 x tgl. 20 Tropfen
Aconitum DOS/D30	5 Globuli, 1 – 2 Gaben
Belladonna DOS/D4	1/2 stdl. 5 Tropfen
Apis DOS/D3 im Wechsel mit Belladonna DOS/D4	1 – 2 stdl. 5 Tropfen, auch
Mercurius cyanatus DOS/D4	stdl. 5 Tropfen
Kalium bichromicum DOS/D4	3 – 5 x tgl. 1 Messerspitze
Acidum nitricum DOS/D3	2 stdl. 5 Tropfen
Lachesis DOS/D12	1 – 2 stdl. 5 Tropfen
Gelsemium DOS/D6 und Causticum Hahnemanni DOS/D6	je 3 x tgl. 5 Tropfen
Phytolacca DOS/D3	3 x tgl. 5 Tropfen
Ailanthus glandulosa DOS/D3	3 x tgl. 5 Tropfen
Chininum arsenicosum DOS/D4 und Baptisia DOS/D3	je 3 x tgl. 5 Tropfen
Phosphorus D5 und Spigelia D5 und Naja tripudians DOS/D10	je 3 x tgl. 5 Tropfen
Echinacea DOS Urtinktur	2 – 3 stdl. 10 Tropfen
Magister Doskar Nr. 9	3 x tgl. 15 Tropfen
Magister Doskar Nr. 21	1/4 – 1/2 stdl. 12 – 15 Tr.
Magister Doskar Nr. 15	häufig 10 – 12 Tropfen

Indikation, pers. Anmerkungen

DURCHBLUTUNGSSTÖRUNGEN
➽ siehe CLAUDICATIO

DUPUYTRENSCHE KONTRAKTUR
➽ siehe auch HEPATOPATHIE

Bindegewebige Verhärtung	
Vor u. nach Operationen	
Stoffwechselmittel	
Injektion subkutan, lokal	
Äußerlich	

DYSENTERIE ❋ DURCHFALL
➽ siehe auch COLITIS, ENTERITIS

Bei Kost- u. Klimawechsel (Reise)	
Mit Kollaps	
Verdorbene Nahrungsmittel	
Mit starker Geruchsempfindlichkeit	
Erbrechen erleichtert	
Erbrechen erleichert nicht	
Nach kalten Speisen	
Profus	
Nervöser Durchfall	
Quälende Krämpfe, auch nach Stuhlgang	
Zusammenkrümmen, Wärme bessert	
Sich hinschleppende Erkrankung, chronisch	
Bei Verwurmung	
Beim Zahnen	

Zusatztherapie:
Durchfalltropfen

| Arznei | Anwendung | D |

Arznei	Anwendung
Calcium fluoratum DOS/D6 und Silicea DOS/D6	je 3 x tgl. 5 Tropfen im tageweisen Wechsel
Acidum hydrofluoricum DOS/D12	3 x tgl. 5 Tropfen
Antimonium crudum DOS/D4	3 x tgl. 1 Messerspitze
Acidum formicicum D6 – D12	3 x wöchentl. 1 Injektion
Aristolochiasalbe 10%	monatelang
Ferrum phosphoricum DOS/D12	stdl. 5 Globuli
Veratrum album DOS/D6	3 x tgl. 5 Tropfen
Arsenicum album DOS/D6	3 x tgl. 5 Tropfen
Colchicum DOS/D4	3 x tgl. 5 Tropfen
Tartarus emeticus DOS/D4	3 x tgl. 5 Tropfen
Ipecacuanha DOS/D4	3 x tgl. 5 Tropfen
Antimonium crudum DOS/D4	3 – 5 x tgl. 1 Messerspitze
Podophyllum DOS/D4	3 x tgl. 5 Tropfen
Argentum nitricum DOS/D12 und Ambra DOS/D3	je 1 – 2 x tgl. 5 Tropfen
Mercurius sublimatus corrosivus DOS/D6	3 x tgl. 5 Tropfen
Colocynthis DOS/D4	1 – 2 stdl. 5 Tropfen
Aloe DOS/D4	3 x tgl. 5 Tropfen
Cina DOS/D4 und Abrotanum DOS Urtinktur	je 3 x tgl. 5 Tropfen
Chamomilla DOS/D30	5 Globuli, 1 – 2 Gaben
Magister Doskar Nr. 38	3 – 5 x tgl. 15 Tropfen

Indikation, pers. Anmerkungen

DYSHIDROSE
ABNORME SCHWEISSABSONDERUNG
➡ siehe HYPERHIDROSIS

DYSMENORRHOE ❋ REGELBESCHWERDEN

	Mit praemenstruellem Syndrom, 2. Zyklushälfte
	Schwache Regel, Verdacht auf fehl. Eisprung, verlängerter Zyklus
	Gebärmuttersenkung, Myomverdacht
	Myom
	Gelegentl. Ausbleiben der Reg
	Starke Regelblutung
	Druck u. Zusammenkrümmen bessert
	Stärkste, krampfartige Beschwerden
	Ausstrahlende Beschwerden, Schenkel, Kreuz, Bauch
	Gebärmutterkräftigend (Pubertät)
	Mit begleitender Schläfenmigräne
	Mit begleitender Kopfkongestion
	Mit hysteriformen Zuständen
	Prolapsgefühl

Zusatztherapie:
Tropfen bei Regelbeschw.

Frauentropfen

DYSPEPSIE ➡ siehe GASTRALGIE, GASTRITIS, HYP- UND HYPERACIDITÄT, ULCUS VENTRICULI ET DUODENI, METEORISMUS

Arznei	Anwendung	
Cimicifuga DOS/D3	3 x tgl. 5 Tropfen	
Pulsatilla DOS/D3	3 x tgl. 5 Tropfen	
Sepia DOS/D6	3 x tgl. 5 Tropfen	
Platinum metallicum DOS/D6	3 x tgl. 5 Tropfen	
Aristolochia DOS/D4	3 x tgl. 5 Tropfen	
und/oder Asarum europaeum DOS/D3	3 x tgl. 5 Tropfen	
Sabina DOS/D6	3 x tgl. 5 Tropfen	
und/oder Secale cornutum DOS/D12	3 x tgl. 5 Tropfen	
Magnesium phosphoricum DOS/D6	1/4 – 1/2 stdl. 1 Tablette	
Colocynthis DOS/D4	1/4 – 1/2 stdl. 5 Tropfen	
Viburnum opulus DOS/D1	1/2 – 1 stdl. 10 Tropfen	
Caulophyllum DOS/D4	3 x tgl. 5 Tropfen	
Ignatia DOS/D12	3 x tgl. 5 Tropfen	
Gelsemium DOS/D12	3 x tgl. 5 Tropfen, auch häufiger	
Castoreum DOS/D3	3 x tgl. 5 Tropfen	
Lilium tigrinum DOS/D3	3 x tgl. 5 Tropfen	
Magister Doskar Nr. 36	1/4 – 1/2 stdl. 20 Tropfen	
Magister Doskar Nr. 18	3 – 5 x tgl. 15 – 20 Tropfen	

Indikation, pers. Anmerkungen

DYSTROPHIA ADIPOSOGENITALIS

Kryptorchismus, pastöser, träger Knabentyp

Ovarielle Insuffizienz

Mit Schilddrüsenunterf.

Mit Corpus luteum-schwäche

Konstitutionell

Neigung zu Warzen

EISENMANGEL ➡ siehe ANÄMIE

EITERUNG ➡ siehe ABSZESS, FURUNKULOSE

EJACULATIO PRAECOX

Erschöpfung allgemein

Erschöpfung, sexuelle

Allgemein stärkend

Leicht erregbar, Astheniker

Abusus (Nikotin, Alkohol, Arbeit)

Hormonähnl. Wirkung (Corpus luteum)

Wirkung plexus pelvicus

EKZEM

Umstimmungstherapie

Akutes Ekzem

Klopfend, entzündlich

Juckend, Bläschen

Brennend

Unruhe, Schweiß

Skrotal, Ohrmuschel starker Juckreiz

Starke Blasenbildung

Borkenbildung, Eiter, starker Juckreiz

Arznei	Anwendung
Aurum metallicum DOS/D4	3 x tgl. 1 Messerspitze
Pulsatilla DOS/D3	3 x tgl. 5 Tropfen
Graphites DOS/D4	3 x tgl. 1 Messerspitze
Cimicifuga DOS/D3	3 x tgl. 5 Tropfen
Calcium carbonicum DOS/D12	2 x tgl. 5 Tropfen
Thuja DOS/D4	2 x tgl. 5 Tropfen
Acidum phosphoricum DOS/D3	3 x tgl. 5 Tropfen
Selenium DOS/D6	3 x tgl. 5 Tropfen
Ginseng DOS Urtinktur	3 x tgl. 5 Tropfen
Phosphorus DOS/D15	jeden 2. Tag 5 Tropfen
Nux vomica DOS/D12	1 – 2 x tgl. 5 Tropfen
Vitex agnus castus DOS/D3	3 x tgl. 5 Tropfen
Caladium seguinum DOS/D3	3 x tgl. 5 Tropfen
Acidum formicicum D12	1 Ampulle subkutan, alle 14 Tage
Belladonna DOS/D4	3 x tgl. 5 Tropfen
Rhus toxicodendron DOS/D4	3 x tgl. 5 Tropfen
Arsenicum jodatum DOS/D6	3 x tgl. 5 Tropfen
Mercurius solubilis DOS/D6	3 x tgl. 5 Tropfen
Croton DOS/D6	3 x tgl. 5 Tropfen
Cantharis DOS/D6	3 x tgl. 5 Tropfen
Mezereum DOS/D4	3 x tgl. 5 Tropfen

Indikation, pers. Anmerkungen

Essen bessert

Ausgeprägtes Jucken und Brennen

Ödematöse Anschwellung

Chronische Verlaufsform
Allergisch, exsudative Diathese

Sehr chronische Verlaufsform, Jahre

Trockene Haut, gastrointestinale Störungen

Rhagaden, Gehörgangsekzem

Rissige Haut im Winter

Unreine Haut

Warzige Haut

Klimakter. Ekzem

Milchschorf, siehe Crusta lacte

Haargrenzen

Perioral

Kontaktekzem

Nervöse Begleiterscheinungen

Augenbrauenekzem

Starke Eiterungsneigung

Kreis-, ringförmige Ekzeme

Ekzem hinterm Ohr

Trockene, welke Haut

Schilddrüsenunterfunktion

Hypo-ovariell

Zusätzliche Konstitutionsmitte siehe Allergie

Zusatztherapie zur Ausleitun, und Entgiftung:
Verdauungs-, Galle- und Lebertropfen

Nieren- u. Blasentropfen

Arznei	Anwendung	E
Anacardium orientale DOS/D12	3 x tgl. 5 Tropfen	
Comocladia DOS/D4	3 x tgl. 5 Tropfen	
Apis DOS/D3	3 x tgl. 5 Tropfen	
Tuberculinum D30	5 Globuli 1 x wöchentlich	
Psorinum D30	5 Globuli 1 x wöchentlich	
Antimonium crudum DOS/D6	3 x tgl. 5 Tropfen	
Graphites DOS/D6	3 x tgl. 5 Tropfen	
Petroleum DOS/D4	3 x tgl. 5 Tropfen	
Sulfur DOS/D15	jeden 2. Tag 5 Tropfen	
Thuja DOS/D4	3 x tgl. 5 Tropfen	
Aristolochia DOS/D3	3 x tgl. 5 Tropfen	
Viola tricolor DOS/D1	3 x tgl. 10 Tropfen	
Natrium chloratum DOS/D12	3 x tgl. 5 Tropfen	
Sarsaparilla DOS/D6	3 x tgl. 5 Tropfen	
Kalium bichromicum DOS/D6	3 x tgl. 1 Messerspitze	
Zincum metallicum DOS/D30	3 x tgl. 5 Globuli	
Staphisagria DOS/D6	3 x tgl. 5 Tropfen	
Hepar sulfuris DOS/D6	3 x tgl. 5 Tropfen	
Sepia DOS/D6	3 x tgl. 5 Tropfen	
Oleander DOS/D4	3 x tgl. 5 Tropfen	
Alumina DOS/D6	3 x tgl. 5 Tropfen	
Kalium jodatum DOS/D3	3 x tgl. 3 – 5 Tropfen	
oder Spongia DOS/D3	3 x tgl. 5 Tropfen	
oder Thyreoidinum D1	3 x tgl. 5 Tropfen	
Asarum europaeum DOS/D3	3 x tgl. 5 Tropfen	
Magister Doskar Nr. 1	10 – 12 Tropfen vor dem Essen	
Magister Doskar Nr. 3	3 x tgl. 10 – 12 Tropfen	

Indikation, pers. Anmerkungen

EMBOLIE

Neigung zu embolischen Prozessen

Bei allg. Blutungsneigung

Zusatztherapie:

Herz- u. Kreislauftropfen mild
Herz- u. Kreislauftropfen

EMPHYSEM ➽ siehe auch BRONCHITIS CHRONICA

Wirkung auf elast. Faser (konstitutionell)

Regenerativ

Akrozyanose

Nosode

ENCEPHALITIS

Bakteriell bedingte Formen werden in allgemein üblicher Form behandelt, als Begleit- und Nachbehandlung, respektive virale Genese:

Anfangsstadium, Verdacht

Exsudatbildung

Wärmeintoleranz

Benommenheit

Bewusstseinstrübung oder Erregung, enge Pupillen

Gesteigerte Phantasie, Halluzinationen

Krampfartige Zuckungen

Im Zusammenhang mit Insektenverletzungen

Kissenbohren, Zupfen an den Lippen

Nachfolgemittel

Zusatztherapie:
Herz- u. Kreislauftropfen, mil

Arznei	Anwendung
Lachesis DOS/D12	prophylaktisch 1 – 2 x tgl. 5 Tr., kurativ stdl. 5 Tropfen
Phosphorus DOS/D12	1 – 2 x tgl. 5 Tropfen
Magister Doskar Nr. 15	häufig 10 – 12 Tropfen
Magister Doskar Nr. 16	3 x tgl. 20 Tropfen
Calcium fluoratum DOS/D6	2 x tgl. 1 Tablette
Kalium jodatum DOS/D3	3 x tgl. 3 Tropfen
Carbo vegetabilis DOS/D12	1 x tgl. 5 Tropfen
Medorrhinum D30	1 – 2 Gaben 5 Globuli
Belladonna DOS/D4 und Apis DOS/D3	je 5 Tropfen i. stdl. Wechsel
Bryonia DOS/D3 und Mercurius solubilis DOS/D4	je 5 Tropfen i. stdl. Wechsel
Lachesis DOS/D12	1 – 2 stdl. 5 Tropfen
Gelsemium DOS/D30	2 – 3 Gaben, 5 Globuli
Opium D30	1 – 2 Gaben, 5 Globuli
Agaricus DOS/D12	akut 1 – 2 stdl. 5 Tropfen
Cicuta virosa DOS/D12	1 – 2 stdl. 5 Tropfen
Ledum DOS/D2	3 x tgl. 5 – 10 Tropfen
Helleborus DOS/D6	3 x tgl. 5 Tropfen
Hypericum DOS/D30 und Zincum metallicum DOS/D30	je 5 Globuli in einzelnen Gaben
Magister Doskar Nr. 15	häufig 10 – 12 Tropfen

Indikation, pers. Anmerkungen

ENDARTERITIS

Toxisch, allergisch

Paraesthesien

Lähmung, Verkrampfung

ENDOCARDITIS

Beginn, akut

Zyanotische Schwäche

Ausstrahlender Schmerz, linksseitig

Stechende Schmerzen

Als rheumat. Begleiterscheinun

Hitzewallung

Herzschwäche, Engegefühl

Septischer Charakter

Infekt, toxisch bedingt

Abwehrkraftsteigernd

Herzstiche u. Beengung

Kann nicht links liegen

Anhaltende Schwäche

Überlagerung mit Angst

Zusatztherapie:
Herz- u. Kreislauftropfen, mild

Herz- u. Kreislauftropfen

Angina pectoris-Tropfen

ENDOMETRITIS ❋ GEBÄRMUTTERENTZÜNDUN

Klopfender Schmerz, klumpige Blutung

Folgemittel (exsudativ, ödematös)

Vor u. nach jeder Curettage

Schleimig, eitriger Ausfluss nächtliche Schweiße

Gelber, milder Schleim, Besserung durch Bewegung

Arznei	Anwendung
Apis DOS/D3 und Colchicum DOS/D4	je 5 Tr. im stdl. Wechsel
Secale cornutum DOS/D4	3 x tgl. 5 Tropfen
Plumbum metallicum DOS/D12	2 – 3 x tgl. 5 Tropfen
Aconitum DOS/D4	stdl. 5 Tropfen
Veratrum viride DOS/D4	1/2 – 1 stdl. 5 Tropfen
Spigelia DOS/D3	stdl. 5 Tropfen
Bryonia DOS/D3	stdl. 5 Tropfen
Colchicum DOS/D4	1 – 2 stdl. 5 Tropfen
Lachesis DOS/D12	stdl. 5 Tropfen
Naja tripudians DOS/D10	stdl. 5 Tropfen
Crotalus DOS/D10	stdl. 5 Tropfen
Kalmia DOS/D3	stdl. 5 – 10 Tropfen
Echinacea DOS Urtinktur	1 – 2 stdl. 5 Tropfen
Cactus DOS/D1	stdl. 5 Tropfen
Kalium carbonicum DOS/D6	3 x tgl. 1 Messerspitze
Chininum arsenicosum DOS/D4	3 x tgl. 1 Messerspitze
Phosphorus DOS/D30	1 – 2 Gaben, je 5 Globuli
Magister Doskar Nr. 15	häufig 10 – 12 Tropfen
Magister Doskar Nr. 16	3 – 5 x tgl. 20 Tropfen
Magister Doskar Nr. 39	1/4 stdl. 20 Tropfen, vorbeugend 3 x tgl. 20 Tropfen
Belladonna DOS/D4	stdl. 5 Tropfen
Apis DOS/D3	stdl. 5 Tropfen
Arnica DOS/D4	stdl. 5 Tropfen
Mercurius solubilis DOS/D6	2 – 3 stdl. 5 Tropfen
Pulsatilla DOS/D4	3 x tgl. 5 Tropfen

Indikation, pers. Anmerkungen

Ausfluss, übelriechend, gelbgrü

Blutiger Ausfluss

Scharfes Sekret, Splitterschmerz

Stockender Ausfluss

Septisch, Wärmeunverträgl.

Wärmebedürfnis, Frösteln

Brennender Schmerz

Senkungsgefühl

Begleitende Beschwerden
beim Urinieren, Diarrhoe

ENTERITIS ❂ DARMENTZÜNDUNG
➽ siehe auch COLITIS, DYSENTERIE

Dünndarm
Dickdarm

Mit Fieber

Nach Durchnässung,
im Sommer u. Herbst

Nach Ärger, vegetarische
Kost verschlimmert

Grünlicher Stuhl

Helle bis gräuliche
Stühle, Gurgeln im Darm

Wässrige Stühle

Gussweise Entleerung

Verstopfung u. Diarrhoe
im Wechsel

Sauer riechend

Schmutzig weiße Zunge,
wenig Durst

Geruchsempfindlichkeit

Ekzeme, Pyodermie

Begleitende Aphten i. Mund

Mit Sphinkterschwäche

Arznei	Anwendung
Sepia DOS/D6	3 x tgl. 5 Tropfen
Acidum nitricum DOS/D4	3 x tgl. 5 Tropfen
Kreosotum DOS/D4	3 x tgl. 5 Tropfen
Hydrastis DOS/D3 und Kalium bichromicum DOS/D4	je 5 Tropfen je 1 Messerspitze im stdl. Wechsel
und Echinacea DOS Urtinktur	3 x tgl. 5 Tropfen
Lachesis DOS/D12	1 – 2 stdl. 5 Tropfen
Pyrogenium DOS/D15	1 tgl. 5 Tropfen
Cantharis DOS/D6	3 x tgl. 5 Tropfen
Lilium tigrinum DOS/D3	3 x tgl. 5 Tropfen
Argentum nitricum DOS/D12	2 – 3 stdl. 5 Tropfen

Durchfälle profus, suppenartig, ohne Drang
Durchfälle krampfartig, mit Schleim

Ferrum phosphoricum DOS/D12	stdl. 5 Globuli
Dulcamara DOS/D3	3 x tgl. 5 Tropfen
Bryonia DOS/D4	3 x tgl. 5 Tropfen
Chamomilla DOS/D3	3 x tgl. 5 Tropfen
Chelidonium DOS/D3	3 x tgl. 5 Tropfen
Natrium sulfuricum DOS/D6	3 x tgl. 1 Tablette
Podophyllum DOS/D6	3 x tgl. 5 Tropfen
Antimonium crudum DOS/D4	3 x tgl. 1 Messerspitze
Rheum DOS/D3	3 x tgl. 5 Tropfen
Pulsatilla DOS/D4	3 x tgl. 5 Tropfen
Colchicum DOS/D4	3 x tgl. 5 Tropfen
Sulfur DOS/D12	3 x tgl. 5 Tropfen
Kalium chloratum DOS/D6	3 x tgl. 5 Tropfen
Aloe DOS/D4	3 x tgl. 5 Tropfen

Indikation, pers. Anmerkungen

Mit Kreislaufschwäche

Schwerste Verlaufsform, verdorbene Nahrungsmittel

Brechdurchfall

Mit Schüttelfrost

Nervöse Ursache

KONSTITUTIONSMITTEL:

SYMBIOSELENKUNG: s. do

Zusatztherapie:
Verdauungs-, Galle- und Lebertropfen

Magen- und Verdauungsstörungstropfen

Durchfalltropfen

ENURESIS ❋ BETTNÄSSEN

Konstitution:
Lymphatisch, blass, frostig

Erethisch, hyperkinetisch

Frostig, ängstlich

Cholerisch, ängstlich

Pastös, schwammig

Eisenmangel, Infektanfälligke

Vor dem Schlafen

Nervöse Durchfälle

Amoniakaler Harn

Scharfer Urin, auch Mädchen

Große Harnmenge

Nach Durchnässung

Zusatztherapie:
Nieren- u. Blasentropfen

EPICONDYLITIS ❋ TENNISARM

Nach Verletzung

Nach Überanstrengung

Arznei	Anwendung	E
Veratrum album DOS/D3	stdl. 5 Tropfen	
Arsenicum album DOS/D6	2 – 3 stdl. 5 Tropfen	
Aethusa DOS/D3	1 – 2 stdl. 5 Tropfen	
und/oder Ipecacuanha DOS/D4	1 – 2 stdl. 5 Tropfen	
Pyrogenium D12	2 – 3 x tgl. 5 Tropfen	
Nux vomica DOS/D12	3 x tgl. 5 Tropfen	
oder Argentum nitricum DOS/D12	3 x tgl. 5 Tropfen	

Calcium carbonicum, Calcium phosphoricum, Lycopodium

Magister Doskar Nr. 1	10 – 12 Tropfen vor den Mahlzeiten	
Magister Doskar Nr. 37	3 – 5 x tgl. 15 – 20 Tropfen	
Magister Doskar Nr. 38	3 – 5 x tgl. 15 – 20 Tropfen	
Tuberculinum D30	1 x pro Woche 5 Tropfen	
Calcium phosphoricum DOS/D12	2 x tgl. 1 Tablette	
Silicea DOS/D12	3 x tgl. 5 Tropfen	
Magnesium phosphoricum DOS/D12	3 x tgl. 5 Tropfen	
Calcium carbonicum DOS/D12	3 x tgl. 5 Tropfen	
Ferrum phosphoricum DOS/D12	3 x tgl. 1 Tablette	
Belladonna DOS/D4	1 – 2 x tgl. 5 Tropfen	
Kalium phosphoricum DOS/D6	3 x tgl. 5 Tropfen	
Acidum benzoicum DOS/D3	3 x tgl. 5 Tropfen	
Sepia DOS/D6	3 x tgl. 5 Tropfen	
Plantago DOS/D2	3 x tgl. 5 Tropfen	
Dulcamara DOS/D3	3 x tgl. 5 Tropfen	
Magister Nr. 3	3 x tgl. 10 – 12 Tropfen	
Arnica DOS/D4	3 x tgl. 5 Tropfen	
Rhus toxicodendron DOS/D4	3 x tgl. 5 Tropfen	

Indikation, pers. Anmerkungen

Jede Bewegung schmerzt

Besonders bei Musikern

Äußerlich
Umschläge

Zusatztherapie:
Wirbelsäule- u. Gelenkstropfen

Gelenksentzündungstropfen

EPIDIDYMITIS ❁ NEBENHODENENTZÜNDUNG

Hauptmittel

Folge von Kälte u. Nässe

Nach Verletzung

Begleitmittel, venöse Stauungen, Thrombosevorbeugung

Infektiös, toxisch (Focus)

Begleitende Hodenentzündung
Spermaticusneuralgie

Hoch akut, gerötet

Klopfend

Schleichender, entzündlicher Prozess

Drohende Infektion

Stechende Schmerzen

Fortgeschrittener Prozess, Eiterung

Fistelbildung

Resorptionsmittel

Verdacht auf Hodentumor bis zur klinischen Abklärung:

Arznei	Anwendung	E
Bryonia DOS/D3	stdl. 5 Tropfen	
Ruta DOS/D30	3 Gaben zu 5 Globuli in Abständen von 20 Min.	
Ruta ad usum externum Symphytum DOS/D4 Bellis perennis ad usum externum alle 3 Substanzen sollen 1 : 2 mit Wasser verdünnt werden und können einzeln oder kombiniert zur Anwendung kommen. Arnikasalbe		
Magister Doskar Nr. 2	3 – 5 x tgl. 20 Tropfen	
Magister Doskar Nr. 40	3 x tgl. – stdl. 20 Tropfen	
Pulsatilla DOS/D3	stdl. 5 Tropfen	
Rhododendron DOS/D3	3 x tgl. 5 Tropfen	
Arnica DOS/D3	1 – 2 stdl. 5 Tropfen	
Hamamelis DOS Urtinktur	5 – 10 Tropfen, 3 – 5 x tgl.	
Phytolacca DOS/D4	3 x tgl. 5 Tropfen	
Clematis DOS/D4	3 x tgl. 5 Tropfen	
Apis DOS/D3	1 – 2 stdl. 5 Tropfen	
Belladonna DOS/D4	1/2 – 1 stdl. 5 Tropfen	
Aurum colloidale DOS/D4	3 x tgl. 5 Tropfen	
Aristolochia DOS/D3 Cinnabaris DOS/D6	und/oder im Wechsel mit je 3 x tgl. 5 Tropfen	
Hepar sulfuris DOS/D6	3 x tgl. 5 Tropfen	
Myristica sebifera DOS/D3	3 x tgl. 5 Tropfen	
Silicea DOS/D6	3 x tgl. 1 Tablette	
Sulfur jodatum DOS/D3 und/oder Spongia DOS/D3	3 x tgl. 5 Tropfen 3 x tgl. 5 Tropfen	
Phytolacca DOS/D4 Conium DOS/D4 Aurum DOS/D6	je 3 x tgl. 5 Tropfen im tageweisen Wechsel	

Indikation, pers. Anmerkungen

Zusatztherapie:
Tropfen zur unspezifischen Abwehrsteigerung

EPILEPSIE

Anfälle nachts u. i. Schlaf zusätzlich eventuell
Anfälle morgens oder nach dem Essen
Anfälle bei Erwartungsangst
Ruhelosigkeit, Unruhe, Konzentrationsschwäche
Nach Erschütterung
Anfälle ohne Aura
Hastiges Wesen im Zusammenhang mit Genitalsphäre, schamloses Benehmen
Schwere, langdauernde Anfälle, lange Betäubung
Unkontrolliertes Lachen, Absencen
Angst vor Dunkelheit
Starker Stimmungswechsel (weibl. Patient)
Fäulnis, Dyspepsie, Verdauungsinsuffizienz
Verwurmung
Durch Narben, nach Unfällen

EPISTAXIS ❋ NASENBLUTEN

Allgemein blutstillend
Profuse Blutung
Kapillarmittel
Jugendliche, vorbeugend
akut
Bei älteren Patienten, Sickerblutung

Arznei	Anwendung
Magister Doskar Nr. 9	3 – tgl. 15 Tropfen
Cuprum metallicum DOS/D15	jeden 2. Tag 5 Tropfen
Belladonna DOS/D15	jeden 2. Tag 5 Tropfen
Nux vomica DOS/D15	jeden 2. Tag 5 Tropfen
Argentum nitricum DOS/D15	jeden 2. Tag 5 Tropfen
Zincum metallicum DOS/D15	jeden 2. Tag 5 Tropfen
Cicuta virosa DOS/D12	1 – 3 x tgl. 5 Tropfen
Oenanthe crocata DOS/D12	3 x tgl. 5 Tropfen
Bufo rana D10	1 x tgl. 5 Tropfen
Hyoscyamus DOS/D30	1 – 2 x 5 Tropfen pro Woche
Lathyrus sativus C3	3 x tgl. 5 Tropfen
Stramonium DOS/D12	1 – 2 x tgl. 5 Tropfen
Ignatia DOS/D12	1 – 2 x tgl. 5 Tropfen
Oleum animale DOS/D12	1 x tgl. 5 Tropfen
Cina DOS/D4	3 x tgl. 5 Tropfen
Natrium fluoratum DOS/D6	2 – 3 x tgl. 5 Tropfen
Hamamelis DOS Urtinktur und Wattepropfen getränkt mit Hamamelis	alle 5 Min. 5 Tropfen
Millefolium DOS Urtinktur	mehrmals 5 – 10 Tropfen
Erigeron canadensis DOS/D3	3 x tgl. 5 Tropfen
Ferrum phosphoricum DOS/D6	3 x tgl. 1 Tablette
Ferrum phosphoricum DOS/D6	1/4 stdl. 1 Tablette
Secale cornutum DOS/D3	3 x tgl. 5 Tropfen

Indikation, pers. Anmerkungen

Bei Infekten, toxisch

Bei allg. Blutungsneigung

Trockene Schleimhäute

Kopfkongestion, Kopfschmerz besser durch Nasenbluten

Bei Nasenpolypen

Bei Mädchen

Mit Menorrhagie

Nach schweren Krankheiten

Zusatztherapie:
Stärkungstropfen f. Kinder

ERBRECHEN ➡ siehe HYPEREMESIS

ERFRIERUNGEN ➡ siehe CONGELATIO

ERKÄLTUNGEN ➡ siehe ANGINA, BRONCHITIS FEBRIS, RHINITIS, OTITIS, GRIPPE

Vorbeugend, bei starker lymphatischer Reaktion

Pastöser Habitus

Schwächlich, asthenisch

Zugluftempfindlich

Neigung zu Eiterungen

Herbstverschlimmerung

Folge von Überarbeitung

Ausgesprochene Frostigkeit

Ausgesprochener Fiebertyp

Zur Bindegewebsentschlackung bei chronischer Verlaufsform

Zusatztherapie:
Tropfen zur unspezifischen Abwehrsteigerung

ERYSIPEL ✱ ROTLAUF

Hoch fieberhaft, ödematöse Schwellung, blassrot

Arznei	Anwendung	**E**
Lachesis DOS/D12	mehrmals 5 Tropfen	
Phosphorus DOS/D12	1 – 2 x tgl. 5 Tropfen	
Silicea DOS/D6	3 x tgl. 5 Tropfen	
Melilotus officinalis DOS/D3	1 – 2 stdl. 5 Tropfen	
Sanguinaria DOS/D4	3 x tgl. 5 Tropfen	
Crocus DOS/D3	3 x tgl. 5 Tropfen	
Trillium pendulum DOS/D3	2 – 3 stdl. 5 Tropfen	
China DOS/D4	3 x tgl. 5 Tropfen	
Magister Doskar Nr. 22	3 x tgl. 10 – 20 Tropfen	
Tuberculinum D30	1 x 5 Globuli pro Woche	
Calcium carbonicum DOS/D30	1 x 5 Globuli pro Woche	
Calcium phosphoricum DOS/D30	1 x Globuli pro Woche	
Silicea DOS/D30	1 x 5 Globuli pro Woche	
Hepar sulfuris DOS/D12	1 x tgl. 5 Tropfen	
Thuja DOS/D4	3 x tgl. 5 Tropfen	
Nux vomica DOS/D4	3 x tgl. 5 Tropfen	
Psorinum D12	1 x tgl. 5 Tropfen	
Ferrum phosphoricum DOS/D12	1 x tgl. 5 Globuli	
Magnesium fluoratum DOS/D6	2 – 3 x tgl. 5 Tropfen	
Magister Doskar Nr. 9	3 x tgl. 15 Tropfen	
Apis DOS/D3	stdl. 5 Tropfen	

Indikation, pers. Anmerkungen

Meningeale Reizerscheinung, kühl bessert, dunklere Rötung Berührungsempfindlichkeit

Brennende Schmerzen

Bläschen, nächtl. Unruhe

Wärmeintoleranz, septisch

Übergang in Gangrän

Schüttelfrost

Rezidivneigung

Zusatztherapie:
Tropfen zur unspezifischen Abwehrsteigerung

ERYTHEMA CHRONICUM MIGRANS ❋ BORRELIOSE

Antibiotika erforderlich (Penicillin, 1,5 Mill. E. während 3 Wochen Anschließend Symbioselenkung, siehe Antibiotikanachbehandlung **Notwendige Begleittherapie**, gleichzeitig mit Antibiotica

Unmittelbar nach Stich

Hellrot u. am Beginn

Ringförmige Ausbreitung

Marmorierte Haut

Allg. Begleitsymptome, Müdigkeit, Schwitzen

Bindegewebsaktivierung

Längere Dauer, bläulich-rote Verfärbung

Lymphatische Diathese

Nosodentherapie

im Rahmen von Spätfolgen

ERYTHEMA NODOSUM ❋ MORBUS BOECK, SARCOIDOSE

Symbioselenkung unbedingt erforderlich,
siehe Antibiotikanachbeh.

Hellrot, schmerzhaft, kühl bessert

Klopfende Schmerzen

Bewegung bessert

Neigung zu Exsudation

Arznei	Anwendung
Belladonna DOS/D4 Wechsel mit Apis DOS/D3	stdl. 5 Tropfen, auch im
Cantharis DOS/D6	2 – 3 stdl. 5 Tropfen
Rhus toxicodendron DOS/D4	2 – 3 stdl. 5 Tropfen
Lachesis DOS/D12	1 – 2 stdl. 5 Tropfen
Euphorbium DOS/D4	2 – 3 stdl. 5 Tropfen
Pyrogenium D30	1 – 2 Gaben von 5 Globuli
Graphites DOS/D6	3 x tgl. 5 Tropfen
Magister Doskar Nr. 9	3 x tgl. 15 Tropfen
Ledum palustre DOS/D2	3 x tgl. 5 Tropfen
Apis DOS/D4	3 x tgl. 5 Tropfen
Sepia DOS/D6	3 x tgl. 5 Tropfen
Pulsatilla DOS/D4	3 x tgl. 5 Tropfen
Lachesis DOS/D12	3 x tgl. 5 Tropfen
Silicea DOS/D6	3 x tgl. 1 Tablette
Acidum fluoratum DOS/D12	2 x tgl. 5 Tropfen
Tuberculinum D30	1 x wöchentl. 5 Tropfen
Luesinum C30	1 x wöchentlich 5 Globuli
Luesinum C200	1 x monatlich 5 Globuli
Apis DOS/D3	1 – 2 stdl. 5 Tropfen
Belladonna DOS/D4	stdl. 5 Tropfen
Pulsatilla DOS/D4	3 x tgl. 5 Tropfen
Rhus toxicodendron DOS/D4	3 x tgl. 5 Tropfen

Indikation, pers. Anmerkungen

Bläuliche Verfärbung

Aktivierung lymphatischer Systeme

Kälteverlangen

Gleichzeitiger Lungenbefall

Leber/Haut/Darm/Stoffwechselmittel

ERYTHROCYANOSIS CRURUM
ZIRKULATIONSSTÖRUNG DER UNTERSCHENKEL

Bewegung bessert, marmorierte Haut

Kälteschäden

Winterverschlimmerung

Gleichzeitig blaurote Hände

Nosode

ERYTHROPLAKIE

EUSTACHITIS ✶ TUBENKATARRH

Trockene Schleimhäute, Krustenbildung

Mit eitrigem Schnupfen

Schleimhautmittel allgemein

Chronisch, mit Winterverschlimmerung

EXOSTOSEN ✶ ÜBERBEINE

Spondylarthrosen, Morbus Bechterew

Femur, Hüfte

Spurenelementesubstitution

Äußerlich

Arznei	Anwendung
Abrotanum DOS/D3	3 – 5 x tgl. 5 Tropfen
Phytolacca DOS/D3	3 x tgl. 5 Tropfen
Lachesis DOS/D12	3 x tgl. 5 Tropfen
Calcium fluoratum DOS/D6 Silicea DOS/D6	im Wechsel mit je 3 x tgl. 1 Tablette
Antimonium crudum DOS/D4	3 x tgl. 1 Messerspitze
Pulsatilla DOS/D4	3 x tgl. 5 Tropfen
Abrotanum DOS/D1	3 x tgl. 5 Tropfen
Petroleum DOS/D4	3 x tgl. 5 Tropfen
Acidum hydrofluoricum DOS/D12	3 x tgl. 5 Tropfen
Tuberculinum D30	1 x wöchentl. 5 Globuli
Thuja DOS/D30	1 x wöchentl. 5 Tropfen
Calcium phosphoricum DOS/D6	2 x tgl. 1 Tablette
Hydrastis DOS/D3 Kalium bichromicum DOS/D4	im Wechsel mit je 3 x tgl. 5 Tropfen
Cinnabaris DOS/D6 Hepar sulfuris DOS/D6	im Wechsel mit je 3 x tgl. 5 Tropfen
Kalium jodatum DOS/D3	3 x tgl. 5 Tropfen
Petroleum DOS/D6 und Manganum aceticum DOS/D6	3 x tgl. 5 Tropfen 3 x tgl. 5 Tropfen
Hekla lava DOS/D6	3 x tgl. 5 Tropfen
Calcium fluoratum DOS/D6 Wechsel mit Silicea DOS/D6	3 x tgl. 1 Tablette ev. im je 3 x tgl. 1 Tablette
Magnesium	
Umschläge mit Symphytum DOS/D4	1 : 2 verdünnt mit Wasser

Indikation, pers. Anmerkungen

EXTRASYSTOLEN
➼ siehe PAROXYSMALE TACHYCARDIE

EXUDATIVE DIATHESE ❋ LYMPHATISMUS
➼ siehe auch CRUSTA LACTEA, ALLERGIE,
    NEURODERMITIS

Neigung zu Pyodermien
Nässende Ekzeme, fettleibig
Asthen. Typ, Dyspepsie
Hitzegefühl, Unruhe
Rhagadenbildung
Erkältungsneigung
Abmagerung, Angst
Chron. Eiterungsneigung.
Geistige Verlangsamung
Schwielenbildung
Salzverlangen
Bindegewebsschwäche, Venektasien
Warzenneigung
Nosode

FACIALISPARESE ❋ GESICHTSLÄHMUNG

Folge von Erkältung

Durchnässung
Überanstrengung
Verletzung, Operation
Nervenläsion
Post-infektiös
Zugluft
Chron. Kälteschädigung
Chron. Intoxikation

Zusatztherapie:
Neuralgietropfen

Arznei	Anwendung	

Sulfur DOS/D30	1 x wöchentlich 5 Globuli
Calcium carbonicum DOS/D30	1 x wöchentlich 5 Globuli
Calcium phosphoricum DOS/D30	1 x wöchentlich 5 Globuli
Jodum DOS/D12	1 x tgl. 5 Tropfen
Graphites DOS/D12	1 x tgl. 5 Tropfen
Hepar sulfuris DOS/D12	1 x tgl. 5 Tropfen
Arsenicum album DOS/D12	1 x tgl. 5 Tropfen
Silicea DOS/D12	1 x tgl. 5 Tropfen
Barium jodatum DOS/D4	3 x tgl. 1 Messerspitze
Antimonium crudum DOS/D4	3 x tgl. 1 Messerspitze
Natrium chloratum DOS/D12	1 x tgl. 5 Tropfen
Calcium fluoratum DOS/D12	1 x tgl. 5 Tropfen
Thuja DOS/D30	1 x wöchentl. 5 Globuli
Tuberculinum D30	1 x wöchentl. 5 Globuli
Aconitum DOS/D30	am Beginn 5 Globuli, 2 – 3 Gaben
Dulcamara DOS/D3	2 – 3 stdl. 5 Tropfen
Rhus toxicodendron DOS/D4	3 x tgl. 5 Tropfen
Arnica DOS/D3	stdl. 5 Tropfen
Hypericum DOS/D4	3 x tgl. 5 Tropfen
Gelsemium DOS/D4	3 x tgl. 5 Tropfen
Zincum DOS/D30	2 – 3 Gaben, 5 Tropfen
Causticum Hahnemanni DOS/D6	3 x tgl. 5 Tropfen
Plumbum metallicum DOS/D15	jed. 2. Tag 5 Globuli
Magister Doskar Nr. 29	akut 1/2 – stdl. 20 Tropfen

Indikation, pers. Anmerkungen

FEBRIS ✲ **FIEBER**

Bei Beginn, Unruhe, Angst, Schüttelfrost, trockene Haut

Hohes Fieber ohne Allgemeinsymptome, schlechte Abwehrlage

Dampfender Schweiß, Benommenheit, Kopfschmerz, Phantasieren

Lokalisierte Entzündung, Zunge weiß, beginnende Exsudation, stechender Schmerz

Erkältungsfieber mit Frösteln

Fieber mit extremem Kältegefühl

Fieber mit Hypotonie

Drohender Kreislaufkollaps

Allgem. Drüsenbeteiligung

Zahnungs- u. Reizfieber

Mit Zerschlagenheitsgefühl

Hektisches Fieber (Flecken)

Septisches Fieber, Nacken, Kopfschmerzen

Schwerste Fieberzustände, Unvermögen feste Speisen zu essen

Somnolenz mit rapid einsetzender Erschöpfung

Eiterungsneigung

Gefahr eines Gehirnödems, Erbrechen, Meningitis

FEBRIS INTERMITTENS ✲ **CHRONISCHES FIEBER**

Fieberanfälle, Ohrensausen

Nächtl. Fieberanfälle, größte Schwäche u. Erschöpfung

Fieberanfälle vormittags, Zerschlagenheit

Frost u. Fieber 10 Uhr vormittags, chronisch

Arznei	Anwendung
Aconitum DOS/D30	5 Globuli, 1 – 2 Gaben in 1 – 2 stdl. Abstand
Ferrum phosphoricum DOS/D12	stdl. 5 Globuli
Belladonna DOS/D4	1/2 – 1 stdl. 5 Tropfen
Bryonia DOS/D3	stdl. 5 Tropfen
Nux vomica DOS/D6	1 – 2 stdl. 5 Tropfen
Pyrogenium D30	5 Globuli, 2 – 3 Gaben
Gelsemium DOS/D3	stdl. 5 Tropfen
Veratrum album DOS/D3	stdl. 5 Tropfen
Phytolacca DOS/D3	3 x tgl. 5 Tropfen
Chamomilla DOS/D6	1 – 2 stdl. 5 Tropfen
Rhus toxicodendron DOS/D4	3 x tgl. 5 Tropfen
Acidum aceticum DOS/D12	2 – 3 stdl. 5 Tropfen
Lachesis DOS/D12	stdl. 5 Tropfen
Baptisia DOS/D3	1 – 2 stdl. 5 Tropfen
Baptisia DOS/D3	1 – 2 stdl. 5 Tropfen
Mercurius solubilis DOS/D6	3 x tgl. 5 Tropfen
Apis DOS/D3	stdl. 5 Tropfen
China DOS/D4	2 – 3 stdl. 5 Tropfen
Arsenicum album DOS/D6	2 – 3 stdl. 5 Tropfen
Eupatorium perfoliatum DOS/D2	2 – 3 stdl. 5 Tropfen
Natrium chloratum DOS/D15	1 x tgl. 5 Tropfen

Indikation, pers. Anmerkungen

Zusatztherapie:
Grippetropfen

Tropfen zur unspezifischen Abwehrsteigerung

Halstropfen

Für ältere Patienten unterstütze Herz- u. Kreislauftropfen

FERSENSPORN ➡ siehe EXOSTOSEN

FIBROM

Neigung zur Narbenbildung

FISSURA ➡ siehe auch RHAGADEN

Fissura ani, Splitterschmerz, B

Trockener Bröckelstuhl

Magere Patienten, Analekzem

Verstopfung, weiße Zunge

Haemorrhoiden, nässend

Heftiges Brennen (Haemorr.)

Äußerlich:

FISTULA

Diathese, lymphatisch

Wässrige Sekrete, stinkend
Kälte verschlimmert

Chron. veraltete Prozesse

Reaktionsmittel, zunächst mögliche Verschlimmerung

Starke Berührungsempfindlichkeit

Wulstige Vernarbung

Arznei	Anwendung
Magister Doskar Nr. 20	3 x tgl. 15 – 20 Tropfen
Magister Doskar Nr. 9	3 x tgl. 15 Tropfen
Magister Doskar Nr. 21	1/4 – 1/2 stdl. 15 Tropfen
Magister Doskar Nr. 16	3 x tgl. 20 Tropfen
Calcium fluoratum DOS/D6 und	3 x tgl. 1 Tablette
Acidum hydrofluoricum DOS/C30	1 x wöchentl. 5 Globuli
und Quarz DOS/D6	3 x tgl. 5 Tropfen
und Kalium jodatum DOS/D3	3 x tgl. 3 Tropfen

Die oben genannten Medikamente können kombiniert oder wechselweise eingenommen werden.

Arznei	Anwendung
Acidum nitricum DOS/D4	3 x tgl. 5 Tropfen
Natrium chloratum DOS/D12	3 xtgl. 5 Tropfen
Alumina DOS/D12	2 – 3 x tgl. 5 Tropfen
Antimonium crudum DOS/D4	3 x tgl. 1 Messerspitze
Bryonia DOS/D3	3 x tgl. 5 Tropfen
Ratanhia DOS/D3	3 – 5 x tgl. 5 Tropfen
Arnicasalbe	
Aristolochiasalbe	
Tuberculinum D200	5 Globuli, 1 x im Monat
und Berberis DOS/D3	3 x tgl. 5 Tropfen
Silicea DOS/D6	3 x tgl. 1 Tablette
Calcium sulfuricum DOS/D6	3 x tgl. 1 Tablette
Sulfur DOS/D6	3 x tgl. 5 Tropfen
Asa foetida DOS/D4	3 x tgl. 5 Tropfen
Acidum hydrofluoricum DOS/D12	3 x tgl. 5 Tropfen

Indikation, pers. Anmerkungen

Allg. Bindegewebsschwäche

Bewährte Kombinationen:

FLATULENZ ➨ siehe METEORISMUS

FLUOR VAGINALIS ❋ AUSFLUSS
➨ siehe auch MYKOSEN

Weißlich, schleimig, mild
Ovarialschwäche, schwache Regel

Congestion, nervös

Nervöse Konstitution

Gewebswässriger Typ

Trichomonaden

Nach Geburt

Trockene Schleimhäute

Verdacht auf Mykose

Schleimig, gelblich, eitrig
Abgemagert, schwache Regel

Neurasthenie

Depressiv, weinerlich

Anämischer Typ

Jodmangel, Schilddrüse

Eitrig, zäh, grünlich
Fadenziehend

Scharf, mit Blutungsneigung

Übelriechend

Wundmachend

Ätzend

Splitterschmerzen

Neigung zu Condylomata

allg. Schwäche d. Genitalbereic

Arznei	Anwendung	F
Calcium fluoratum DOS/D6	3 x tgl. 1 Tablette	
Calcium sulfuricum DOS/D6 mit Silicea DOS/D6	im tageweisen Wechsel 3 x tgl. 1 Tablette	
Acidum hydrofluoricum DOS/D12 mit Quarz DOS/D12	im tageweisen Wechsel 2 x 5 Tropfen	
Aristolochia DOS/D6 und Acidum hydrofluoricum DOS/C30	3 x tgl. 5 Tropfen 1 x wöchentlich 5 Globuli	

Pulsatilla DOS/D3	3 x tgl. 5 Tropfen
Gelsemium DOS/D4	3 x tgl. 5 Tropfen
Calcium phosphoricum DOS/D6	3 x tgl. 1 Tablette
Graphites DOS/D6	3 x tgl. 5 Tropfen
Lilium tigrinum DOS/D3	3 x tgl. 5 Tropfen
Caulophyllum DOS/D3	3 x tgl. 5 Tropfen
Natrium chloratum DOS/D6	3 x tgl. 5 Tropfen
Borax DOS/D3 – DOS/D6	3 x tgl. 5 Tropfen
Alumina DOS/D6	3 x tgl. 5 Tropfen
Kalium phosphoricum DOS/D6	3 x tgl. 1 Tablette
Kalium sulfuricum DOS/D6	3 x tgl. 5 Tropfen
Ferrum metallicum DOS/D6	3 x tgl. 1 Messerspitze
Kalium jodatum DOS/D3	3 x tgl. 3 Tropfen
Kalium bichromicum DOS/D4	3 x tgl. 1 Messerspitze
Hydrastis DOS/D4	3 x tgl. 5 Tropfen
Sepia DOS/D6	3 x tgl. 5 Tropfen
Mercurius solubilis DOS/D6	3 x tgl. 5 Tropfen
Arsenicum album DOS/D6	3 x tgl. 5 Tropfen
Acidum nitricum DOS/D4	3 x tgl. 5 Tropfen
Thuja DOS/D4	3 x tgl. 5 Tropfen
Helonias dioica DOS/D3	3 x tgl. 5 Tropfen

Indikation, pers. Anmerkungen

Zusatztherapie:
Frauentropfen

FOETOR EX ORE ❋ MUNDGERUCH

Bei Mundschleimhautentzündu
Geschwürige Aphten

Splitterschmerzen

Kräfteverfall (alte Menschen)

Süßigkeitsverlangen

Migräneneigung

Bitterverlangen

Obstipationsneigung

Bei Magen-Darmstörungen:
Magensäureaktivierung, siehe Hypacidität, Symbioselenkung

Zusatztherapie:
Verdauungs-, Leber- und Galletropfen

Magen- und Verdauungsstörungstropfen

FOKALTOXICOSE ❋ HERDGESCHEHEN

Aktivierung lymphat. Systeme

Aktivierung körpereigener Abwehrkräfte

Bestehende Eiterherde

Eingetretene Ganzkörperbelastu

Frösteln

Zusatztherapie:
Tropfen zur unspezifischen Abwehrsteigerung

FRAKTUR

Knochenregeneration
äußerlich

Zusatztherapie:
Verletzungstropfen

Arznei	Anwendung
Magister Doskar Nr. 18	3 – 5 x tgl. 15 – 20 Tropfen
Mercurius sublimaturs corrosivus DOS/D6	3 x tgl. 1 Messerspitze
Acidum nitricum DOS/D4	3 x tgl. 5 Tropfen
Carbo vegetabilis DOS/D6	3 x tgl. 1 Messerspitze
Lycopodium DOS/D3	3 x tgl. 5 Tropfen
Iris DOS/D3	3 x tgl. 5 Tropfen
Gentiana lutea DOS Urtinktur	3 x tgl. 5 Tropfen
Podophyllum DOS/D3	3 x tgl. 5 Tropfen
Magister Doskar Nr. 1	10 – 12 Tropfen vor den Mahlzeiten
Magister Doskar Nr. 37	3 – 5 x tgl. 15 – 20 Tropfen
Hylaktropfen zu den Mahlzeiten, zusätzlich Lebermittel	
Phytolacca DOS/D4	3 x tgl. 5 Tropfen
Echinacea DOS Urtinktur	3 x tgl. 5 Tropfen
Mercurius solubilis DOS/D6	3 x tgl. 5 Tropfen
Lachesis DOS/D12	stdl. 5 Tropfen
Pyrogenium D12	2 – 3 x tgl. 5 Tropfen
Magister Doskar Nr. 9	häufig 15 Tropfen
Calcium phosphoricum DOS/D4	3 x tgl. 1 Tablette
Symphytum DOS/D4	1 : 2 verdünnt mit Wasser als Umschlag
Verletzungsmittel für Weichteilverletzung siehe TRAUMA	
Magister Doskar Nr. 25	3 x tgl. 15 – 20 Tropfen

Indikation, pers. Anmerkungen

FRIGIDITÄT ▶ siehe auch IMPOTENZ

Praemenstruelles Syndrom

Nervenschwäche, Erschöpfung auch beim Mann

Azoospermie

Aversion u. Aggression

Enttäuschung

Nervöse Schwäche

Hypo-ovariell

Pruritus vulvae et vaginae (Juckreiz)

FROSTBEULEN ▶ siehe CONGELATIO

FURUNKULOSE ❋ CHRONISCH REZIDIVIEREND FURUNKEL ▶ siehe auch ABSZESS

acuta
Erster Beginn, stechend

Klopfender Schmerz

Mit Frösteln u. Schweißausbrüchen, drohende Eiterung

Förderung der Einschmelzung (Eiterung)

Rückbildung der Eiterungsneigung

Ausheilung des offenen Furunkels

Bläuliche Verfärbung

Unterstützend

Zwischengabe

Bestehende Hepatopathie

Im Rahmen schwerer Allgemeinerkrankungen

chronica
Sehr chron. Verlaufsform

Arznei	Anwendung
1. Zyklushälfte Pulsatilla DOS/D3	3 x tgl. 5 Tropfen
2. Zyklushälfte Vitex agnus castus DOS/D3	3 x tgl. 5 Tropfen
Vitex agnus castus DOS/D4	3 x tgl. 5 Tropfen
Vitex agnus castus DOS/D12	3 x tgl. 5 Tropfen
Sepia DOS/D6	3 x tgl. 5 Tropfen
Ignatia DOS/D12	1 – 2 x tgl. 5 Tropfen
Acidum phosphoricum DOS/D3	3 x tgl. 5 Tropfen
Asarum europaeum DOS/D3	3 x tgl. 5 Tropfen
Caladium seguinum DOS/D12	2 x tgl. 5 Tropfen
Apis DOS/D4	1/2 stdl. 5 Tropfen
Belladonna DOS/D4	1/2 stdl. 5 Tropfen
Mercurius solubilis DOS/D6	1 – 2 stdl. 5 Tropfen
Hepar sulfuris DOS/D4	1 – 2 stdl. 1 Messerspitze
Hepar sulfuris DOS/D12	3 x tgl. 5 Tropfen
Silicea DOS/D6	3 x tgl. 1 Tablette
Lachesis DOS/D12	3 x tgl. 5 Tropfen
Echinacea DOS Urtinktur	2 – 3 x stdl. 5 Tropfen
Calcium sulfuricum DOS/D6	3 x tgl. 1 Tablette
Lycopodium DOS/D6	3 x tgl. 5 Tropfen
Carbo vegetabilis DOS/D6	3 x tgl. 1 Messerspitze
Aethiops antimonialis DOS/D6	3 x tgl. 5 Tropfen

Indikation, pers. Anmerkungen

| | Allg. Entzündungsneigung von Haut u. Schleimhäuten |
| | Allg. Erschöpfung und Stoffwechselträgheit |

FUSS-SCHWEISS ➦ siehe HYPERHIDROSE

GALLEBESCHWERDEN
➦ siehe CHOLANGITIS, CHOLECYSTITIS
   CHOLELITHIASIS, CHOLECYSTOPATHIE

GALAKTORRHOE ❋ GESTEIGERTER MILCHFLUSS

	Mit starken Spannungsschmerzen der Brüste
	Verstärkte Venenzeichnungen, Stauungen
	Neigungen zu Hautausschlägen
	Abstillen
	Nervös

GANGLION

	Folge von Überanstrengung
	Konstitutionelle Bindegewebsschwäche
	Resorptionsfördernd
	Umstimmungsmittel lokal
	Äußerlich

GANGRAEN ❋ BRAND

Mögliche diabetogene Stoffwechsellage beachten!

| | Folge arterieller Durchblutungsstörung, trocken, häufig bei Diabetes |

Arznei	Anwendung
Acidum nitricum DOS/D12	2 x tgl. 5 Tropfen für längere Zeit
Acidum sulfuricum DOS/D12	2 x tgl. 5 Tropfen für längere Zeit.
Bryonia DOS/D4	3 – 4 x tgl. 5 Tropfen
Pulsatilla DOS/D6	3 x tgl. 5 Tropfen
Urtica urens DOS/D3	3 x tgl. 5 Tropfen
Phytolacca DOS/D4	3 x tgl. 5 Tropfen
Secale cornutum DOS/D12	2 x tgl. 5 Tropfen
Ruta DOS/D3	3 x tgl. 5 Tropfen
Calcium fluoratum DOS/D6	3 x tgl. 1 Tablette
Kalium jodatum DOS/D3	3 x tgl. 5 Tropfen
Acidum formicicum D6 – D12	in 2 wöchentlichen Abständen, subkutan oder perifokal, jeweils 1 Ampulle
Ruta ad usum externum oder Arnica ad usum externum oder Acidum benzoicum ad usum externum oder Lugolsche Lösung	Einreibung
Secale cornutum DOS/D4	3 x tgl. 5 Tropfen

Indikation, pers. Anmerkungen

Feuchte Gangraen, häufig bei Diabetes

Infolge von Thrombosen

Nächtliche Schmerzen

Nach Biss- oder Stichverletzung

Nach Verletzungen, Verbrennungen

Im Alter

Mit großer Eiterungsneigung

Abheilende Gangraene

GASTRALGIE, GASTRITIS
MAGENSCHMERZEN, MAGENENTZÜNDUNG
➽ siehe auch DYSPEPSIE

Besserung durch Essen, Obstipationsneigung

Mehr rechts

Kaffeeunverträglichkeit

Besserung durch Zusammenkrümmen

Brennen, Verdacht auf Geschwür

Ausstrahlende Schmerzen in den Rücken

Folge von Stress und Überbelastung

Weiß belegte Zunge

Erwartungsängste

Übelkeit, Erbrechen, reine Zunge

Luftaufstoßen

Neigung zu Blutungen

Begleitende Migräne

Bei Magensäuremangel

Verlangen nach salzig, pikan

Arznei	Anwendung
Kreosotum DOS/D4	3 x tgl. 5 Tropfen
Lachesis DOS/D12	3 x tgl. 5 Tropfen
oder Crotalus DOS/D12	3 x tgl. 1 Messerspitze
Arsenicum album DOS/D6	3 x tgl. 5 Tropfen
Ledum DOS/D3	3 x tgl. 5 Tropfen
Arnica DOS/D4	3 x tgl. 5 Tropfen
Carbo vegetabilis DOS/D6	3 x tgl. 1 Messerspitze
Echinacea DOS Urtinktur	3 x tgl. 5 Tropfen
Silicea DOS/D6	3 x tgl. 1 Tablette
Anacadium orientale DOS/D12	1 – 2 x tgl. 5 Tropfen
Mandragora e radice siccato DOS/D4	3 x tgl. 5 Tropfen
Ignatia DOS/D12	3 x tgl. 5 Tropfen
Colocynthis DOS/D4 und	3 – 5 x tgl. 5 Tropfen
Magnesium phosphoricum DOS/D6	1 – 2 stdl. 1 Tablette
Arsenicum album DOS/D6	3 x tgl. 5 Tropfen
Bismutum subnitricum DOS/D4	3 x tgl. 1 Messerspitze
Nux vomica DOS/D6	3 x tgl. 5 Tropfen
Antimonium crudum DOS/D4	3 x tgl. 1 Messerspitze
Argentum nitricum DOS/D12	3 x tgl. 5 Tropfen
Ipecacuanha DOS/D4	3 x tgl. 5 Tropfen
Asa foetida DOS/D4	3 x tgl. 5 Tropfen
Phosphorus DOS/D12	
und Hydrastis DOS/D3	je 3 x tgl. 5 Tropfen
Iris DOS/D4	3 x tgl. 5 Tropfen
Acidum hydrochloricum DOS/D3	3 x tgl. 5 Tropfen
Natrium chloratum DOS/D12	3 x tgl. 5 Tropfen

	Indikation, pers. Anmerkungen
	Bei Übersäuerung
	Morgendliche Übelkeit (nach Alkoholabusus)
	Verlangen nach Süß
	Druck nach dem Essen
	Zwiebel- u. Fettunverträglichkeit
	Räusperzwang, zäher Schleim
	Starke Blähungsneigung, Meteorismus
	Zusatztherapie: Magen- u. Verdauungstropfen

GASTROCARDIALER SYMPTOMENKOMPLEX

	Arrythmie nach dem Essen
	Bei bestehender Herz/Kreislaufschwäche
	Roter Hochdruck
	Zittern, Schwindel, Schwäche

GASTROPTOSE ❊ MAGENSENKUNG

	Müdigkeit nach dem Essen
	Neigung zu Hypotonie
	Stauungen, gedunsener Typ,, Varizen

GEBURT ➡ siehe auch GRAVIDITÄT

	Vorbereitung im 9. Monat
	Eröffnungswehen
	Mangelnde Öffnung des Muttermundes
	Wehenschwäche
	Wochenbett
	Wochenbett, weinerliche Stimmung
	Zusatztherapie: Verletzungstropfen

Arznei	Anwendung G
Robinia DOS/D3	3 x tgl. 5 Tropfen
und Capsicum DOS/D6	3 x tgl. 5 Tropfen
Acidum sulfuricum DOS/D12	3 x tgl. 5 Tropfen
Lycopodium DOS/D6	3 x tgl. 5 Tropfen
Bryonia DOS/D4	3 x tgl. 5 Tropfen
Pulsatilla DOS/D4	3 x tgl. 5 Tropfen
Kalium bichromicum DOS/D4	3 x tgl. 5 Tropfen
Nux moschata DOS/D3	3 x tgl. 5 Tropfen
Magister Doskar Nr. 37	3 – 5 x tgl. 15 – 20 Tropfen
Nux moschata DOS/D3	3 x tgl. 5 Tropfen
Carbo vegetabilis DOS/D6	3 x tgl. 1 Messerspitze
Sulfur DOS/D12	1 – 2 x tgl. 5 Tropfen
Argentum nitricum DOS/D12	3 x tgl. 5 Tropfen
Sepia DOS/D6	3 x tgl. 5 Tropfen
Kalium carbonicum DOS/D6	3 x tgl. 1 Messerspitze
Pulsatilla DOS/D6	3 x tgl. 5 Tropfen
Pulsatilla DOS/D3	im tageweisen Wechsel
und Caulophyllum DOS/D4	3 x tgl. 5 Tropfen
Gelsemium DOS/D30	1 x 5 Tropfen
Gelsemium DOS/D12	1/2 – 1 stdl. 5 Tropfen
Cimicifuga DOS/D3	alle 10 Min. 5 Tropfen
Arnica DOS/D4	3 – 5 x tgl. 5 Tropfen
Cimicifuga DOS/D3	3 x tgl. 5 Tropfen
Magister Doskar Nr. 25	3 x tgl. 15 – 20 Tropfen

Indikation, pers. Anmerkungen

GELENKSBESCHWERDEN ➟ siehe ARTHRITIS

GERSTENKORN ➟ siehe HORDEULUM, CHALAZION

GICHT ➟ siehe ARTHRITIS

GINGIVITIS ✹ ZAHNFLEISCHENTZÜNDUNG

Ödematöse Schwellung
Hochrot, geschwollen
Speichelfluss, Geschwürsneigung
Milde, eitrige Beläge
Splitterschmerz, Einrisse
Rote, trockene Zunge
Kalt trinken bessert
Abneigung gegen Trinken
Brennen wie Feuer
Soor
Magenübersäuerung
Magenübersäuerung und Migräneneigung
Schwer heilend
Scharfe Sekrete
Schlechter Allgemeinzustand, Altersmittel
Ausheilungsmittel

Zusatztherapie:
Tropfen zur unspez. Abwehrsteigerung
Verletzungstropfen

GLAUCOMA ✹ GRÜNER STAR

Neben der unbedingt erforderlichen fachärztlichen Behandlung kommen in Frage:

acuta

Erstmittel:
Klopfender Schmerz
Sehstörungen, Funken, Blitze

Arznei	Anwendung
Apis DOS/D3	1 – 2 stdl. 5 Tropfen
Belladonna DOS/D4	1 – 2 stdl. 5 Tropfen
Mercurius sublimatus corrosivus DOS/D6	3 x tgl. 1 Messerspitze
Pulsatilla DOS/D4	3 x tgl. 5 Tropfen
Acidum nitricum DOS/D4	3 x tgl. 5 Tropfen
Arsenicum album DOS/D6	3 x tgl. 5 Tropfen
Causticum Hahnemanni DOS/D6	3 x tgl. 5 Tropfen
Cantharis DOS/D6	3 x tgl. 5 Tropfen
Capsicum DOS/D6	3 x tgl. 5 Tropfen
Borax DOS/D3	3 x tgl. 5 Tropfen
Natrium phosphoricum DOS/D6	3 x tgl. 1 Tablette
Iris DOS/D6	3 x tgl. 5 Tropfen
Kalium chloratum DOS/D4	3 x tgl. 5 Tropfen
Kreosotum DOS/D4	3 x tgl. 5 Tropfen
Carbo vegetabilis DOS/D6	3 x tgl. 1 Messerspitze
Silicea DOS/D6	3 x tgl. 1 Tablette
Magister Doskar Nr. 9	3 x tgl. 15 Tropfen
Magister Doskar Nr. 25	3 x tgl. 15 – 20 Tropfen

Folgende Mittel in aufeinanderfolgender Reihenfolge:

Aconitum DOS/D30	5 Globuli, 1 – 2 Gaben
Belladonna DOS/D30	5 Globuli, 1 – 2 Gaben
Glonoinum DOS/D12	1/2 – 1 stdl. 5 Tropfen

Indikation, pers. Anmerkungen

chronica
Rote Hypertonie

Begleitende Kopfschmerzen

Begleitende Herzschmerzen

Sehschwäche,
Mouches volantes

Begleitende Extrasystolen

Konstitutionsmittel

GLOBUSGEFÜHL ➡ siehe HYSTERIE

GLOSSITIS ➡ siehe GINGIVITIS

GLOTTISÖDEM ❂ KEHLKOPFDECKELSCHWELLUNG

Akut, Beginn

Begleitender Kehlkopfkatarrh

Zusatztherapie: Halstropfen

GONARTHROSE ➡ siehe ARTHROSE

Zusatztherapie:
Wirbelsäule- und Gelenks-
tropfen

Gelenks-Entzündungstropfen

GONORRHOE ➡ siehe URETHRITIS

GRAVIDITAS ❂ SCHWANGERSCHAFT
➡ siehe auch ABORTUS
Übelkeit, Erbrechen ➡ siehe Hyperemesis

Eugensche Kur
1. Monat
2. Monat
3. Monat
4. Monat
5. Monat
6. Monat
7. Monat
8. Monat
9. Monat

siehe auch GEBURT

Arznei	Anwendung	
Aurum colloidale DOS/D6	3 x tgl. 5 Tropfen	
Paris quadrifolia DOS/D4	3 x tgl. 5 Tropfen	
Prunus spinosa DOS/D4	3 x tgl. 5 Tropfen	
Phosphorus DOS/D12	2 x tgl. 5 Tropfen	
Spartium scoparium DOS/D6	3 x tgl. 5 Tropfen	

siehe dort (Calcium fluoratum, Calcium phosphoricum,
Silicea, Natrium chloratum)

Apis DOS/D3	5 Tropfen alle 10 Min.
Arum triphyllum DOS/D4	stündlich 5 Tropfen
Magister Doskar Nr. 21	1 – 1/2 stdl. 12 – 15 Tropf.

Magister Doskar Nr. 2	3 – 5 x tgl. 20 Tropfen, akut 1 – 2 x stdl.
Magister Doskar Nr. 40	stdl. – 3 x tgl. 15 Tropfen

Tuberculinum D200	5 Globuli, eine Gabe
Medorrhinum D200	5 Globuli, eine Gabe
Luesinum D200	5 Globuli, eine Gabe
Cancerosinum D200	5 Globuli, eine Gabe
Sulfur DOS/D200	5 Globuli, eine Gabe
Calcium carbonicum DOS/D6	3 x tgl. 1 Messerspitze
Calcium fluoratum DOS/D6	3 x tgl. 1 Tablette
Calcium phosphoricum DOS/D6	3 x tgl. 1 Tablette
Pulsatilla DOS/D3	tgl. 5 Tropfen im tageweisen
Wechsel mit Caulophyllum DOS/D4	tgl. 5 Tropfen

Indikation, pers. Anmerkungen

GRIPPE ▶ siehe auch FEBRIS

Gelenks- u. Gliederschmerzen

Andauerndes Frösteln

Cerebrale Form mit Schwindel

Mit Erbrechen

Zusatztherapie:
Grippetropfen

Tropfen zur unspezifischen Abwehrsteigerung

Halstropfen

Hustentropfen

HAARAUSFALL ▶ siehe ALOPECIE

HÄMANGIOM ❋ BLUTSCHWAMM

Konstitutionell

Acrozyanose

Bindegewebige Schwäche

Durchscheinende Gefäße

Äußerlich

HÄMATEMESIS ❋ BLUTERBRECHEN

Verlangen nach kalten Getränk.

Allgemeine Kachexie

Im Rahmen allgemeiner Schwäche u. Anämie

Allgemein blutstillend

Saubere Zunge, Übelkeit

Zungenbrennen

Alkoholäthiologie

HÄMATOM ❋ BLUTERGUSS

Bei Verletzung

Blutstillend

Blaues Auge

Arznei	Anwendung
Rhus toxicodendron DOS/D4	mehrmals 5 Tropfen
Pyrogenium D12	mehrmals 5 Tropfen
Cytisus DOS/D6	3 x tgl. 5 Tropfen
Tartarus emeticus DOS/D4	mehrmals 5 Tropfen
Magister Doskar Nr. 20	3 x tgl. 15 – 20 Tropfen
Magister Doskar Nr. 9	3 x tgl. 15 Tropfen
Magister Doskar Nr. 21	1/4 – 1/2 stdl. 15 Tropfen
Magister Doskar Nr. 24	3 – 5 x tgl. 20 Tropfen
Tuberculinum D30	5 Globuli 1 x pro Woche
Abrotanum DOS/D3	3 x tgl. 5 Tropfen
Acidum hydrofluoricum DOS/D12	2 x tgl. 5 Tropfen
Ferrum phosphoricum DOS/D6	3 x tgl. 1 Tablette
Betupfen mit Lugolscher Lösung (= 3% Kalium jodatum)	
Phosphorus DOS/D12	stdl. 5 Tropfen
Kreosotum DOS/D6	3 x tgl. 5 Tropfen
China DOS/D2	stdl. 5 Tropfen
Hamamelis DOS Urtinktur	1/4 – 1/2 stdl. 5 Tropfen
oder Trillium pendulum DOS/D1	1/2 stdl. 5 Tropfen
Ipecacuanha DOS/D4	1/2 stdl. 5 Tropfen
Geranium maculatum DOS/D3	1/4 – 1/2 stdl. 5 Tropfen
Acidum sulfuricum DOS/D6	1/4 – 1/2 stdl. 5 Tropfen
Arnica DOS/D4	1/4 – 1/2 stdl. 5 Tropfen
Hamamelis DOS Urtinktur	mehrmals 10 – 20 Tropfen
Ledum DOS/D4	3 x tgl. 5 Tropfen

Indikation, pers. Anmerkungen

Im Gelenkbereich

Äußerlich:

Zusatztherapie:
Verletzungstropfen

HÄMATURIE ❋ BLUT IM HARN
➥ siehe auch Cystitis, Nephritis

Nach Verletzungen,
z. B. Nierensteine

Glomerulonephritis

Mit brennenden Schmerzen

Septisch bedingt

Spezifische Wirkung auf
Nierengewebe

Allgem. Blutungsneigung

Eher dunkle Blutung

Allgem. Blutungsmittel

HÄMOPTOE ❋ BLUTHUSTEN

Krampfhafter Husten mit Übelk

Traumatisch

Hellrot, stoßartig

Dunkles Blut, anhaltend

Nach Kälteschock

Im Rahmen von Pneumonie

Blasse Jugendliche

Bei sehr schlechtem Allgemeinzustand zusätzlich

Bei Herzleiden zusätzlich

HÄMORRHAGIE ➥ siehe PETECHIEN

HÄMORRHOIDEN

Sitzende Lebensweise

Arznei	Anwendung	H
Bellis perennis DOS/D3	3 – 5 x tgl. 5 Tropfen	
Umschläge mit Arnica ad usum externum	1 : 2 oder 1 : 3 mit Wasser verdünnt	
auch Arnikasalbe, Calendulasalbe		
Magister Doskar Nr. 25	3 x tgl. 15 – 20 Tropfen	
Arnica DOS/D4	häufig 5 Tropfen	
Colchicum DOS/D4	3 x tgl. 5 Tropfen	
Cantharis DOS/D6	3 x tgl. 5 Tropfen	
Lachesis DOS/D12 oder Crotalus DOS/D12	3 x tgl. 5 Tropfen	
Kalium chloratum DOS/D6	3 x tgl. 5 Tropfen	
Phosphorus DOS/D12	3 x tgl. 5 Tropfen	
Secale cornutum DOS/D3	3 x tgl. 5 Tropfen	
Millefolium DOS Urtinktur oder Hamamelis DOS Urtinktur	häufig 5 – 10 Tropfen häufig 5 – 10 Tropfen	
Ipecacuanha DOS/D12	im akuten Zustand 1 – 2 stdl. 5 Tropfen	
Arnica DOS/D4	stdl. 5 Tropfen	
Erigeron canadensis DOS/D2	1/2 stdl. 5 Tropfen	
Secale cornutum DOS/D3	1/4 – 1/2 stdl. 5 Tropfen	
Aconitum DOS/D30	5 Globuli, 1 – 2 Gaben	
Phophorus DOS/D4	3 x tgl. 5 Tropfen	
Ferrum phosphoricum DOS/D6	3 x tgl. 2 Tabletten	
Elaps corrallinus D12	3 x tgl. 5 Tropfen	
Cactus grandiflorus DOS/D2	3 x tgl. 5 Tropfen	
Nux vomica DOS/D12	2 x tgl. 5 Tropfen	

Indikation, pers. Anmerkungen

Splitterschmerz, Einrisse

Blutungen

Brennende Schmerzen

Juckreiz

Pflockgefühl

Obstipation, Schleimabsonderungen

Mit Durchfällen

Allg. Stauungsbereitschaft, Varizen

Begleitendes Leberleiden

Allgemeine Bindegewebsschwäche

Allg. Stoffwechselmittel

Folgen von Pilleneinnahme, allgemeine Nervosität

Bei Frauen Senkungsbeschwerden

Mit Analprolaps

Begleitende Magenbeschw.

Im Zusammenhang mit Herzschwäche

Konstitutionell bei chron. Prozessen

Äußerlich

HARNSAURE DIATHESE ➥ siehe auch ARTHRITIS U

Leberschwäche, trockene, gelbliche Haut

Klimakterium

Ausgesprochene Feuchtwetterverschlechterung

Warzenneigung

Zusatztherapie:
Nieren- u. Blasentropfen

Stoffwechseltropfen

Arznei	Anwendung	H
Acidum nitricum DOS/D4	3 x tgl. 5 Tropfen	
Hamamelis DOS Urtinktur	3 x tgl. 10 Tropfen	
Capsicum DOS/D4	3 x tgl. 5 Tropfen	
Bryonia DOS/D3	3 x tgl. 5 Tropfen	
Collinsonia canadensis DOS/D2	3 x tgl. 5 Tropfen	
Antimonium crudum DOS/D4	3 x tgl. 1 Messerspitze	
Aloe DOS/D6	3 x tgl. 5 Tropfen	
Aesculus DOS/D3	3 x tgl. 5 Tropfen	
Lycopodium DOS/D6	3 x tgl. 5 Tropfen	
und Magnesium chloratum DOS/D6	3 x tgl. 5 Tropfen	
Calcium fluoratum DOS/D6	3 x tgl. 1 Tablette	
Sulfur DOS/D6	3 x tgl. 5 Tropfen	
Pulsatilla DOS/D3	3 x tgl. 5 Tropfen	
Sepia DOS/D6	3 x tgl. 5 Tropfen	
Ratanhia DOS/D4	3 x tgl. 5 Tropfen	
Anacardium DOS/D12	3 x tgl. 5 Tropfen	
Prunus spinosa DOS/D2	3 x tgl. 5 Tropfen	
Silicea DOS/D6	3 x 1 Tablette	
Arnikasalbe		
Lycopodium DOS/D6	3 x tgl. 5 Tropfen	
Sepia DOS/D6	3 x tgl. 5 Tropfen	
Natrium sulfuricum DOS/D6	3 x tgl. 5 Tropfen	
Thuja DOS/D6	3 x tgl. 5 Tropfen	
Magister Doskar Nr. 3	3 x tgl. 10 – 12 Tropfen	
Magister Doskar Nr. 27	3 x tgl. 20 Tropfen	

Indikation, pers. Anmerkungen

HAUTJUCKEN ➽ siehe PRURITUS, EKZEM, NEURODERMITIS

HASHIMOTO, MORBUS ➽ siehe STRUMA

HEISERKEIT ➽ siehe LARYNGITIS

HEPATITIS UND HEPATOPATHIE
➽ siehe auch CHOLANGITIS, CHOLECYSTITIS

Hauptmittel

Mit Ikterus

Primär, chronisch, altes Aussehen

Mit Wärmeintoleranz

Stechende Schmerzen, Obstipation, ärgerlich

Mit Kongestion und Depression

Mit zähem Schleim

Folge von Stress

Folge von Vergiftungen, Nahrungsmittel, Wurst, Pilze,

Chronisch, zirrhotisch, Schwermetall

Im Rahmen chron. Erkrankung (Carcinom)

Mit Milzschwellung

Erhöhter Cholesterinwert

Landkartenzunge

Krampfartige Schmerzen, Durchfall, Verstopfung

Kolikartige Schmerzen mit Durchfall

Durchfallneigung

Verstopfungsneigung

Starke Appetitlosigkeit

| Arznei | Anwendung | H |

Phosphorus DOS/D12	akut 1 – 2 stdl. 5 Tropfen chron. 2 x tgl. 5 Tropfen
Chelidonium DOS/D3 Mercurius solubilis DOS/D4	im 2 – 3 stdl. Wechsel mit je 5 Tropfen
Lycopodium DOS/D3 – DOS/D6	3 x tgl. 5 Tropfen
Lachesis DOS/D12	3 x tgl. 5 Tropfen
Bryonia DOS/D3 – DOS/D6	3 – 5 x tgl. 5 Tropfen
Aurum colloidale DOS/D4	3 x tgl. 5 Tropfen
Kalium bichromicum DOS/D4	3 x tgl. 5 Tropfen
Nux vomica DOS/D6	3 x tgl. 5 Tropfen
Arsenicum album DOS/D6	3 x tgl. 5 Tropfen
Plumbum metallicum DOS/D12	2 x tgl. 5 Tropfen
Chininum arsenicosum DOS/D4	3 x tgl. 1 Messerspitze
Ceanothus americanus DOS/D4	3 x tgl. 5 Tropfen
Adeps suillus DOS/D15	jeden 2. Tag 5 Tropfen
Taraxacum DOS/D3	3 – 5 x tgl. 5 Tropfen
Magnesium chloratum DOS/D6	3 x tgl. 5 Tropfen
Cuprum DOS/D6 – DOS/D12	3 x tgl. 5 Tropfen
Leptandra DOS/D3	3 x tgl. 5 Tropfen
Carduus marianus DOS Urtinktur oder DOS/D1	3 x tgl. 5 Tropfen
Quassia DOS Urtinktur	3 x tgl. 5 – 10 Tropfen

Indikation, pers. Anmerkungen

Bei Juckreiz

Rechtsseitig und nächtl. Verschlimmerung

Verschlimmerung nach dem Essen

Starke Geruchsempfindlichkeit

Bewährte Begleittherapie:

Verdauungs-, Galle- und Lebertropfen

Nieren- und Blasentropfen

Magen- u. Verdauungsstörungtropfen

HERNIA (ALLGEMEIN)

Bindegewebsstärkend

Obige Medikamente werden zur Einnahme vor und nach Operationen empfohlen.

HERPES SIMPLEX (CIRCINATUS)

Allgemein

1. Abwehrsteigerungsmaßnahmen, z. B. Tropfen zur unspezif. Abwehrsteigerung

2. Substitution
Vitamin A + D, Calcium + C, Eisen, Jod

3. Stoffwechselanregungsmittel z. B. Stoffwechseltropfen

Sonne, Meer, Hochgebirge

Regelzeit, hormonell

Bindegewebsschwäche

Nervliche Erschöpfung

Trockene Haut

Arznei	Anwendung	
Dolichos pruriens DOS/D3 – DOS/D4	häufig 5 Tropfen	
Mandragora e radice siccato DOS/D4 – DOS/D6	3 x tgl. 5 Tropfen	
Sepia DOS/D6	3 x tgl. 5 Tropfen	
Colchicum DOS/D12	3 x tgl. 5 Tropfen	
Carbo animalis DOS/D6 und Phytolacca DOS/D3 und Hylak – Tropfen	2 x tgl. 5 Tropfen 3 x tgl. 5 Tropfen 30 Tropfen in ein Glas Wasser zum Essen	
Magister Doskar Nr. 1	10 – 12 Tropfen, 15 vor dem Essen	
Magister Doskar Nr. 3	3 x tgl. 10 – 12 Tropfen	
Magister Doskar Nr. 37	3 – 5 x tgl. 15 – 20 Tropfen	
Acidum fluoratum DOS/D12 und Calcium fluoratum DOS/D6 mit Silicea DOS/D6	1 x tgl. 5 Tropfen 2 x tgl. 5 Tropfen im tageweisen Wechsel	
Magister Doskar Nr. 9	3 x tgl. 15 Tropfen	
Magister Doskar Nr. 27	3 x tgl. 20 Tropfen	
Selenium DOS/D3 oder Tellurium DOS/D6	3 x tgl. 1 Messerspitze 3 x tgl. 5 Tropfen	
Sepia DOS/D6	3 x tgl. 5 Tropfen	
Calcium fluoratum DOS/D6 oder im Wechsel mit Silicea DOS/D6	3 x tgl. 1 Tabl., kombiniert 3 x tgl. 1 Tablette	
Zincum valerianum DOS/D3	3 x tgl. 5 Tropfen	
Natrium chloratum DOS/D12	3 x tgl. 5 Tropfen	

Indikation, pers. Anmerkungen

Soorneigung

Splitterschmerz

Eingerissene Unterlippe, hormonell, Frauenmittel

Äußerlich: Häufiges Betupfen mit Tropfen zur unspezifischen Abwehrsteigerung

HERPES ZOSTER ❋ siehe HERPES SIMPLEX

Beginn, Rötung, Schmerzen

Bläschen, Verschlimm. nachts

Bläschen mit Bewegungsverschlimmerung

Brennender Schmerz

Nekrose- u. Gangränneigung

Eiterungsneigung

Kopfbereich

Gürtelbereich

Bewährte Kombination:

Zusatztherapie:
Äußerlich:

HERZBESCHWERDEN, HERZINFARKT
➡ siehe CARDIALE INSUFFIZIENZ, ANGINA PECTORIS

HEUSCHNUPFEN ➡ siehe auch ALLERGIE, ASTHMA

Mit Fließschnupfen

Brennen und Jucken

Geschwollene Augenlider

Mit Sehstörungen

Krampfiger Husten

Trockener, schmerzhafter Reizhusten

Unterstützende Schleimhautabschwellung

Arznei	Anwendung	H
Borax DOS/D3	3 x tgl. 5 Tropfen	
Acidum nitricum DOS/D4	3 x tgl. 5 Tropfen	
Pulsatilla DOS/D3	3 x tgl. 5 Tropfen	

Magister Doskar Nr. 9
Häufiges Betupfen mit dem Saft von Sempervivum tectorum

Mezereum DOS/D4	3 – 5 x tgl. 5 Tropfen
Rhus toxicodendron DOS/D4	3 x tgl. 5 Tropfen
Ranunculus bulbosus DOS/D4	3 x tgl. 5 Tropfen
Cantharis DOS/D6	3 x tgl. 5 Tropfen
Arsenicum album DOS/D6	3 x tgl. 5 Tropfen
Mercurius solubilis DOS/D6	3 x tgl. 5 Tropfen
Euphorbium DOS/D4	3 x tgl. 5 Tropfen
Croton DOS/D4	3 x tgl. 5 Tropfen
Mezereum DOS/D4 und Rhus toxicodendron DOS/D4 und Ranunculus bulbosus DOS/D4	je 5 Tropfen i. stdl. Wechsel
Acidum formicicum D6 – D12	lokale Infiltrationen

Häufiges Betupfen mit Saft von Sempervivum tectorum

Cepa DOS/D4	stdl. 5 Tropfen
Apis DOS/D4	häufig 5 Tropfen
Rhus toxicodendron DOS/D4	3 – 5 x tgl. 5 Tropfen
Cyclamen DOS/D12	häufig 5 Tropfen
Aralia racemosa DOS/D4	häufig 5 Tropfen
Arsenicum jodatum DOS/D6	3 x tgl. 5 Tropfen
Alumen chromicum DOS/D2	5 Tropfen alle 2 Stunden

Indikation, pers. Anmerkungen

Begleitende Hautrötungen

Nervöser Allgemeinzustand

Benommenheit

Zusatztherapie:
Substitution

Heuschnupfentropfen

Asthmatropfen für Kinder

HODENENTZÜNDUNG, HODENTUMOR
➡ siehe ORCHITIS

HODGKIN, MORBUS

Neben schulmedizinischen Behandlungsmethoden kommen verschiedene alternative Therapien, wie Mistel- und Thymuskuren, Heilfasten, Diät- und Darmreinigungskuren, Symbioselenkung und Substitution in Betracht. Zusätzlich sind auch homöopathische Arzneien in einem umfassenden Behandlungskonzept einsetzbar.

Lymphatische Entgiftung

Abwehrsteigerung

Bei Lymphstau

Mesenteriale Lymphknoten

Vernarbung

Kräftigungsmittel

Zwischenmittel

HORDEOLUM ❀ GERSTENKORN

Am Beginn

Eiterungsneigung

Ausheilung

Verhärtungsneigung

Hormonell bedingt

Zusatztherapie:

Arznei	Anwendung	**H**
Euphorbium DOS/D6	3 x tgl. 5 Tropfen	
Sabadilla DOS/D3	3 – 5 x tgl. 5 Tropfen	
Gelsemium DOS/D3	3 – 5 x tgl. 5 Tropfen	

Vit. A + D, Calcium + C, Kalium, Eisen, Jod

Magister Doskar Nr. 6	10 – 12 Tropfen vorm Essen
Magister Doskar Nr. 7	Anfangs 5 – 10minütig 10 – 12 Tropfen
Phytolacca DOS/D3	3 x tgl. 5 Tropfen
Cuprum arsenicosum DOS/D6	3 x tgl. 5 Tropfen
Serum anguillae D30	5 Tropfen 1 x pro Woche
Abrotanum DOS/D3	3 x tgl. 5 Tropfen
Acidum hydrofluoricum DOS/C30	1 – 2 x pro Woche 5 Globuli
Chininum arsenicosum DOS/D4	3 x tgl. 5 Tropfen
Tuberculinum D200	5 Globuli in einz. Gaben
Medorrhinum D200	5 Globuli in einz. Gaben
Staphisagria DOS/D30	5 Globuli, 2 – 3 Gaben
Mercurius solubilis DOS/D6 mit Hepar sulfuris DOS/D6	5 Tropfen i. stdl. Wechsel
Silicea DOS/D6	3 x tgl. 1 Tablette
Calcium fluoratum DOS/D6	3 x tgl. 1 Tablette
Pulsatilla DOS/D3	3 x tgl. 5 Tropfen

Konstitutionsmittel wie Sulfur, Calcium carbonicum Graphites, Thuja, Tuberculinum

Indikation, pers. Anmerkungen

HUSTEN ➽ siehe BRONCHITIS

HYDROCELE ❋ WASSERBRUCH

	Bei entzündlichem Erscheinungsbild
	Nach Verletzungen
	Akrozyanose
	Nach Epididymitis

HYDROCEPHALUS ❋ WASSERKOPF

	Toxische Ursachen
	Angeboren, konstitutionell
	Nach Meningitis
	Mit starker Unruhe
	Resorptionsmittel
	Destruktive Diathese
	Lymphatische Diathese

HYPACIDITÄT ❋ SÄUREMANGEL
(ANACIDITÄT, ACHYLIE, HYPOCHLORHYDRIE)

	Anämisch
	Trockene, welke Haut
	Säureverlangen
	Süßigkeitsverlangen
	Verlangen nach scharf
	Zwiebelunverträglickkeit
	Bitterer Geschmack, Durst nach kaltem Wasser
	Vegetativ, magensaftfördernd
	Luftaufstoßen
	Hypothyreose, Obstipation
	Mit Schwäche, Müdigkeit
	Nach erschöpfenden Krankheiten, appetitanregend
	Allgemeine Entkräftigung, Altersmittel
	Mundwinkelrhagaden

Arznei	Anwendung
Belladonna DOS/D4 mit Apis DOS/D3	je 5 Tropfen im 1 – 2 stdl. Wechsel
Arnica DOS/D4	3 – 5 x tgl. 5 Tropfen
Abrotanum DOS/D3	3 x tgl. 5 – 10 Tropfen
Rhododendron DOS/D4	3 x tgl. 5 Tropfen
Apis DOS/D30 oder Apis DOS/D4	5 Globuli einzelne Gaben 3 x tgl. 5 Tropfen
Calcium carbonicum DOS/D12	jeden 2. Tag 5 Tropfen
Helleborus niger DOS/D3	3 – 5x tgl. 5 Tropfen
Zincum metallicum DOS/D6	3 x tgl. 1 Messerspitze
Kalium jodatum DOS/D3	3 x tgl. 3 Tropfen
Luesinum D30	5 Globuli 1 x pro Woche
Tuberculinum D30	5 Globuli 1 x pro Woche
Ferrum phosphoricum DOS/D6	zu jedem Essen 1 Tablette
Natrium chloratum DOS/D12	2 x tgl. 5 Tropfen
Antimonium crudum DOS/D6	3 x tgl. 1 Messerspitze
Lycopodium DOS/D3	zu jedem Essen 5 Tropfen
Capsicum DOS/D3	3 x tgl. 5 Tropfen
Pulsatilla DOS/D4	3 x tgl. 5 Tropfen
Bryonia DOS/D3	3 x tgl. 5 Tropfen
Nux vomica DOS/D3	3 x tgl. 5 Tropfen
Asa foetida DOS/D4	3 x tgl. 5 Tropfen
Graphites DOS/D6	3 x tgl. 5 Tropfen
Acidum hydrochloricum DOS/D3	3 x tgl. 5 Tropfen
Chininum arsenicosum DOS/D3	3 x tgl. 3 Tropfen
Carbo vegetabilis DOS/D6	3 x tgl. 1 Messerspitze
Condurango DOS/D2	5 Tropfen vor dem Essen

Indikation, pers. Anmerkungen

HYPACUSIS ❁ HÖRSCHWÄCHE
meist Folge von chronischem Jodmangel
➡ siehe auch HYPOTHYREOSE

| | Verlangsamte Entwicklung |

HYPERACIDITÄT ❁ **ÜBERSÄUERUNG**

	Nüchternschmerz
	Mit Obstipation, Beschwerden nach dem Essen
	Obstipation und. Durchfälle wechseln
	Brennschmerzen
	Splitterschmerzen
	Mit Migräne
	Folge von zuviel Kaffee, Nikotin
	Folge von Alkohol
	Folge von verdorbenen Nahrungsmitteln
	Milchunverträglichkeit
	Neurasthen. Konstitution

HYPEREMESIS ❁ ERBRECHEN

	Bei chronischer Gastritis, unverdaut
	Gastritis akut
	Bei Darmgrippe
	Heißhunger m. Erbrechen
	Übelkeit mit reiner Zunge
	Weiße Zunge, Magenüberlast
	Fettintoleranz
	Kaffeeunverträglichkeit, Mig
	Milcherbrechen der Kinder
	In der Schwangerschaft
	Neurovegetativ, akut
	Reisekrankheit

Arznei	Anwendung
Barium jodatum DOS/D4	3 x tgl. 1 Messerspitze
Anacardium orientale DOS/D6	1 x tgl. 1 Messerspitze
Robinia DOS/D4	3 x tgl. 5 Tropfen
Magnesium carbonicum DOS/D6	3 x tgl. 1 Tablette
Capsicum DOS/D6	3 x tgl. 5 Tropfen
Acidum nitricum DOS/D6	3 x tgl. 5 Tropfen
Iris versicolor DOS/D6	3 x tgl. 5 Tropfen
Nux vomica DOS/D6	3 x tgl. 5 Tropfen
Acidum sulfuricum DOS/D6	3 x tgl. 5 Tropfen
Arsenicum album DOS/D6	3 x tgl. 5 Tropfen
Natrium carbonicum DOS/D3	vor dem Essen 5 Tropfen
Natrium phosphoricum DOS/D6	3 x tgl. 5 Tropfen
Kreosotum DOS/D6	3 x tgl. 5 Tropfen
Arsenicum album DOS/D6	3 x tgl. 5 Tropfen
Asarum europeum DOS/D4	3 – 5 x tgl. 5 Tropfen
Phosphorus DOS/D6	3 x tgl. 5 Tropfen
Ipecacuanha DOS/D12	stdl. 5 Tropfen
Antimonium crudum DOS/D4	3 x tgl. 1 Messerspitze
Pulsatilla DOS/D4	3 x tgl. 5 Tropfen
Ignatia DOS/D4	3 – 5 x tgl. 5 Tropfen
Aethusa DOS/D3	3 – 5 x tgl. 5 Tropfen
Iris versicolor DOS/D6 mit Lobelia DOS/D3	5 Tr. im 2 – 3 stdl. Wechsel
Ipecacuanha DOS/D12	stdl. 5 Tropfen
Cocculus DOS/D4	mehrmals 5 Tropfen

Indikation, pers. Anmerkungen

Seekrankheit

Morgendliches Erbrechen (Alkohol)

Mit Kreislaufschwäche (Kollaps)

Mit Schwindel

Bis zur Erschöpfung

Zusatztherapie:
Magen- u. Verdauungsstörungstropfen

HYPERHIDROSIS ❋ ÜBERMÄSSIGES SCHWITZEN

Allgemeines Mittel

Schweißneigung, Tag und Nacht

Starkes Wärmebedürfnis

Angst, nervös

Nächtl. Schweiß, allgemein

Nächtl. Schweiß, Klimakterium

Achsel, hormonell

Kopfschweiß, Kinder

Hyperkinetisch

Schwächl. Konstitution, trockene Haut, Fußschweiß

Warzige Haut

Schweiß im Fieber

Im Rahmen katarrh. Infekte

Bei Tuberkulose

Aus Erschöpfung

Harnsaure Diathese

Unangenehmer Geruch

Bei Alkoholiker

Winterverschlimmerung

Zusatztherapie:
Stoffwechseltropfen

Neurasthenietropfen

Arznei	Anwendung	H
Euphorbium DOS/D3	mehrmals 5 Tropfen	
Nux vomica DOS/D12	mehrmals 5 Tropfen	
Veratrum album DOS/D4	mehrmals 5 Tropfen	
Tabacum DOS/D12	mehrmals 5 Tropfen	
Antimonium tartaricum DOS/D4	3 – 5 x tgl. 5 Tropfen	
Magister Doskar Nr. 37	3 – 5 x tgl. 15 – 20 Tropfen	
Salvia DOS Urtinktur	2 x tgl. 5 – 10 Tropfen	
Tuberculinum D30	5 Globuli 1 x pro Woche	
Psorinum D15	jeden 2. Tag 5 Tropfen	
Phosphorus DOS/D12	2 x tgl. 5 Tropfen	
Mercurius solubilis DOS/D6	3 x tgl. 5 Tropfen	
Lachesis DOS/D12	3 x tgl. 5 Tropfen	
Sepia DOS/D6	3 x tgl. 5 Tropfen	
Calcium carbonicum DOS/D6	3 x tgl. 1 Tablette	
Agaricus DOS/D12	3 x tgl. 5 Tropfen	
Silicea DOS/D6	3 x tgl. 1 Tablette	
Thuja DOS/D6	3 x tgl. 5 Tropfen	
Belladonna DOS/D4	häufig 5 Tropfen	
Sambucus DOS/D3	3 x tgl. 5 Tropfen	
Boletus laricis DOS/D1	3 x tgl. 5 – 10 Tropfen	
Acidum phosphoricum DOS/D3	3 x tgl. 5 Tropfen	
Lycopodium DOS/D6	3 x tgl. 5 Tropfen	
Sulfur DOS/D6	3 x tgl. 5 Tropfen	
Acidum sulfuricum DOS/D4	3 x tgl. 5 Tropfen	
Petroleum DOS/D6	3 x tgl. 5 Tropfen	
Magister Doskar Nr. 27	3 x tgl. 20 Tropfen	
Magister Doskar Nr. 32	3 – 5 x tgl. 20 Tropfen	

Indikation, pers. Anmerkungen

HYPERKERATOSE
VERDICKUNG DER HORNSCHICHT DER HAUT

	Ekzematös, Schwielen
	Kälteschäden
	Bei venöser Insuffizienz
	Verstärkte Narbenbildung
	Nosode

Zusatztherapie:

HYPERKINESIE

Besonders zu vermeiden sind Speisen die Phosphate und Milcheiweiß enthalten. Behandlung von Verdauungsinsuffizienzen siehe Crusta lactea und Neurodermitis.

	Konzentrationsschwierigkeiten, Kasperl
	Schulschwierigkeiten
	Musik beruhigt
	Asthenish-erethischer Konstitutionstyp
	Zwangsbewegungen, Kissenbohren, etc.

HYPERMENORRHOE ➦ siehe MENORRHAGIE

HYPERTHYREOSE
ÜBERFUNKTION DER SCHILDDRÜSE
➦ siehe auch BASEDOW

	Atembeschwerden
	Aggressives Verhalten
	Fingergelenksbeschwerden, Gallenblase
	Herzbeschwerden
	Herzklopfen, Blutandrang, r(
	Hitzewallungen
	Erschöpfender Schweiß
	Starke Entkräftigung
	Nervenberuhigend

Arznei	Anwendung
Antimonium crudum DOS/D4	3 x tgl. 1 Messerspitze
Petroleum DOS/D4	3 x tgl. 5 Tropfen
Calcium fluoratum DOS/D6	3 x tgl. 1 Tablette
Acidum hydrofluoricum DOS/D12	3 x tgl. 5 Tropfen
Medorrhinum D30	5 Globuli 1 x wöchentlich

Vitamin A Präparate, Jod- und Eisensubstitution.

Agaricus DOS/D12	2 x tgl. 5 Tropfen
Zincum valerianicum DOS/D12	2 x tgl. 5 Tropfen
Tarantula cubensis DOS/D30	bedarfsweise einzelne Gaben, je 5 Globuli
Phosphorus DOS/D12	1 x tgl. 5 Tropfen
Helleborus niger DOS/D6	2 x tgl. 5 Tropfen

Spongia DOS/D12	2 x tgl. 5 Tropfen
Jodum DOS/D30	5 Globuli 1 x wöchentlich
Hedera helix DOS/D12	3 x tgl. 5 Tropfen
Cactus DOS/D3	3 – 5 x tgl. 5 Tropfen
Aurum colloidale DOS/D6	3 x tgl. 5 Tropfen
Lachesis DOS/D12	2 x tgl. 5 Tropfen
Acidum sulfuricum DOS/D3	3 x tgl. 5 Tropfen
Arsenicum album DOS/D12	2 x tgl. 5 Tropfen
Bromum DOS/D4	3 x tgl. 5 Tropfen

Indikation, pers. Anmerkungen

	Reizbar
	Krampfbereitschaft
	Tachycardie
	Ängstlich
	Parästhesien
	Durchfälle
	Hüsteln, Staubempfindlichkeit

HYPERTONIE ✱ BLUTHOCHDRUCK

Rote Hypertonie
Nervös, erregbar

Kräftiger Arbeitsmensch

Unternehmertyp

Stoffwechselverschlackungstyp

Klimakterisch

Pulmonal

Mit Schwindel

Nackenkopfschmerz

Blasse Hypertonie
Sklerotisch, dick

Sklerotisch, dünn

Periphere Gefäßsklerose

Blutungsneigung

Stress

Krampfneigung

Parästhesien

Allg. unterstützende Mittel
Herzkräftigend

Chron. Herzinsuffizienz

Herzschmerzen

Entwässernd, Ödeme

Stauungsbronchitis

Alpträume

Systol. u. diastol. Blutdruckerhöhung

Allgemein spasmolytisch

Arznei	Anwendung	H
Magnesium fluoratum DOS/D6	3 x tgl. 1 Tablette	
Cuprum metallicum DOS/D3	2 – 3 x tgl. 1 Messerspitze	
Sarothamnus DOS/D6	2 – 3 x tgl. 5 Tropfen	
Phosphorus DOS/D12	2 x tgl. 5 Tropfen	
Secale cornutum DOS/D3	3 x tgl. 5 Tropfen	
Ferrum phosphoricum DOS/D12	3 x tgl. 5 Globuli	
Kalium bromatum DOS/D3	3 x tgl. 5 Tropfen	
Aconitum DOS/D6 – DOS/D12	3 x tgl. 5 Tropfen	
Arnica DOS/D4 – DOS/D6	3 x tgl. 5 Tropfen	
Aurum colloidale DOS/D4 – DOS/D6	3 x tgl. 5 Tropfen	
Sulfur DOS/D4 – DOS/D6	3 x tgl. 5 Tropfen	
Lachesis DOS/D12	2 x tgl. 5 Tropfen	
Viscum album DOS Urtinktur	3 x tgl. 5 – 10 Tropfen	
Strontium carbonicum DOS/D12	3 x tgl. 5 Tropfen	
Glonoinum DOS/D6	3 x tgl. 5 Tropfen	
Barium carbonicum DOS/D4	3 x tgl. 1 Messerspitze	
Barium jodatum DOS/D4	3 x tgl. 5 Tropfen	
Plumbum DOS/D12	2 x tgl. 5 Tropfen	
Phosphorus metallicum DOS/D12	2 x tgl. 5 Tropfen	
Nux vomica DOS/D12	2 x tgl. 5 Tropfen	
Cuprum DOS/D6	3 x tgl. 5 Tropfen	
Secale cornutum DOS/D6	3 x tgl. 5 Tropfen	
Crataegus DOS Urtinktur	3 x tgl. 10 Tropfen	
Prunus spinosa DOS Urtinktur	3 x tgl. 10 Tropfen	
Cactus DOS/D1	3 – 5 x tgl. 5 Tropfen	
Apocynum DOS Urtinktur	3 x tgl. 5 – 10 Tropfen	
Scilla maritima DOS Urtinktur	3 x tgl. 5 – 10 Tropfen	
Digitalis DOS/D6	3 x tgl. 5 Tropfen	
Rauwolfia DOS/D1 – DOS/D3	3 x tgl. 5 – 10 Tropfen	
Ammi visnaga DOS Urtinktur - DOS/D3	2 – 3 x tgl. 10 – 15 Tropfen	

Indikation, pers. Anmerkungen

Zusatztherapie:
Herz- u. Kreislauftropfen

Angina pectoris Tropfen

HYPOCHONDRIE ➡ siehe DEPRESSION

HYPOGALAKTIE ➡ siehe AGALAKTIE

HYPOGENITALISMUS ➡ siehe DYSTROPHIA ADIPOSO GENITALI

HYPOGLYKÄMIE ✱ VERMIND. DES BLUTZUCKER

Heißhunger vormittags

Hunger, Essen nachts

Schweißausbrüche, Hitze

Nervöse Schlaflosigkeit

HYPOMENORRHOE ➡ siehe AMENORRHOE

HYPOPHYSÄRE MAGERSUCHT ➡ siehe ANOREXI

HYPOTHYREOSE ✱ UNTERFUNKTION DER SCHILDDRÜSE ➡ siehe auch STRUMA

Organnosode

Substitutionsmittel

Ekzembereitschaft

Verzögerte Entwicklung

Verzögerte Regelblutung

Nervenschwäche

Neigung zu Adipositas

Begleitende Galle- u. Gelenk beschwerden

Lichtempfindlich, Photosensibilität

Zusatztherapie:

Arznei	Anwendung	
Magister Doskar Nr. 16	3 x tgl. 20 Tropfen
Magister Doskar Nr. 39	1/4 stdl. 20 Tropfen, vorbeugend 3 x tgl. 20 Tropfen
Magnesiumsubstitution	
Natrium chloratum DOS/D12	1 – 2 x tgl. 5 Tropfen
Phosphorus DOS/D12	1 – 2 x tgl. 5 Tropfen
Sulfur DOS/D12	3 x tgl. 5 Tropfen
Zincum metallicum DOS/D6	3 x tgl. 1 Messerspitze
Thyreoidinum D6	3 x tgl. 5 Tropfen
Kalium jodatum DOS/D1	jeden 2. Tag 1 Tropfen
Calcium carbonicum DOS/D6	3 x tgl. 1 Messerspitze
Barium carbonicum DOS/D6	3 x tgl. 1 Messerspitze
Graphites DOS/D6	3 x tgl. 5 Tropfen
Kalium carbonicum DOS/D6	3 x tgl. 1 Messerspitze
Fucus vesiculosus DOS/D1	3 x tgl. 5 Tropfen
Hedera helix DOS/D3	3 x tgl. 5 Tropfen
Fagopyrum DOS/D3	3 x tgl. 5 Tropfen
Jodhältige Speisen, Meeresfisch, Buchweizen, Weichselsaft, gewisse Mineralwasser	

Indikation, pers. Anmerkungen

HYPOTONIE ❋ BLUTDRUCKERNIEDRIGUNG

Konstitutionsbedingt
Blass, gedunsen

Lymphat. Ekzem

Asthenisch, nervös

Fröstelnd, ängstlich, Bindegewebe

Blass, Eisenmangel

Situationsbedingt
Gastrisch, Durchfall

Migräne, Fieber, Kongestion, r

Bronchitis, pneumonisch

Toxisch

Septisch, Hitze

Im Rahmen konsumierender Krankheiten

Akrozyanose

Kollaptisch, sterbenselend

Nahrungsmittelvergiftung

Kardial bedingt
Herzkräftigend

Anginöse Beschwerden

Extrasystolen

Drohender Kollaps

Zusatztherapie:
Herz- u. Kreislauftropfen, mil

Herz- u. Kreislauftropfen

HYSTERIE

Globus hystericus (Knödel im Hals)

Luftaufstoßen mit Globusgefühl

Prämenstruell

Psychische Abhängigkeit, besonders im Klimakterium

Arznei	Anwendung
Kalium carbonicum DOS/D6	3 x tgl. 1 Messerspitze
Calcium carbonicum DOS/D6	3 x tgl. 1 Messerspitze
Calcium phosphoricum DOS/D6	3 x tgl. 1 Tablette
Silicea DOS/D6	3 x tgl. 1 Tablette
Ferrum phosphoricum DOS/D6	3 x tgl. 1 Tablette
Veratrum album DOS/D3	häufig 5 Tropfen
Gelsemium DOS/D4	häufig 5 Tropfen
Antimonium arsenicosum DOS/D6	1 – 2 stdl. 5 Tropfen
Ammonium carbonicum DOS/D6	mehrmals 5 Tropfen
Lachesis DOS/D12	mehrmals 5 Tropfen
Chininum arsenicosum DOS/D4	3 x tgl. 1 Messerspitze
Carbo vegetabilis DOS/D6	3 x tgl. 1 Messerspitze
Tabacum DOS/D30	mehrmals 5 Globuli
Arsenicum album DOS/D6	mehrmals 5 Globuli
Crataegus DOS Urtinktur	3 x tgl. 5 – 10 Tropfen
Cactus DOS/D1	3 x tgl. 5 – 10 Tropfen
Spartium scoparium DOS/D1	3 x tgl. 5 – 10 Tropfen
Camphora DOS/D1	3 x tgl. 3 Tropfen
Magister Doskar Nr. 15	häufig 10 – 12 Tropfen
Magister Doskar Nr. 16	3 x tgl. 20 Tropfen
Ignatia DOS/D6	3 x tgl. 5 Tropfen
Asa foetida DOS/D4	3 x tgl. 5 Tropfen
Cimicifuga DOS/D3	3 x tgl. 5 Tropfen in der 2. Zyklushälfte
Platinum metallicum DOS/D6	3 x tgl. 5 Tropfen

Indikation, pers. Anmerkungen

	Schneller Stimmungswechsel, Klimakterium
	Klimakterium u. Eifersucht
	Eifersucht
	Dysmenorrhoe
	Metrorrhagie
	Schwache Regelblutung
	Gastrocardialer Symptomenkomplex
	Übersteigerte Zornausbrüche
	Schwindelgefühl
	Folge von Gehirnerschütterung, Schock
	Sexualneurose

ICHTHYOSIS ❁ FISCHSCHUPPENKRANKHEIT

	Bindegewebl. Schwäche
	Begleitende Obstipation
	Überschießende Narbenbildung
	Begleitende Warzen
	Schilddrüsenunterfunktion
	Kongestionstyp
	Heißhunger, gesteigertes Essverlangen, Ekzembereitschaft

IKTERUSGELBSUCHT ➡ siehe CHOLANGITIS, CHOLECYSTITIS, HEPATITIS, HEPATOPATHIE

ILEUS ❁ DARMVERSCHLUSS
SOFORTIGE KLINISCH/CHIRURGISCHE ABKLÄRUNG ERFORDERLICH!

	Paralytisch, postoperativ
	Spastisch (Zusammenkrümmen)
	Überempfindlichkeit auf Sinnesreize

Arznei	Anwendung
Sepia DOS/D6	3 x tgl. 5 Tropfen
Lachesis DOS/D12	3 x tgl. 5 Tropfen
Hyoscyamus DOS/D12	2 x tgl. 5 Tropfen
Castoreum DOS/D3	3 x tgl. 5 Tropfen
Crocus DOS/D3	3 x tgl. 5 Tropfen
Pulsatilla DOS/D3	3 x tgl. 5 Tropfen
Nux moschata DOS/D3	5 Tropfen vor dem Essen
Moschus DOS/D3	3 x tgl. 5 Tropfen
Cocculus DOS/D4	3 x tgl. 5 Tropfen
Hypericum DOS/D30	gelegentlich 5 Globuli
Staphisagria DOS/D30	gelegentlich 5 Globuli
Calcium fluoratum DOS/D6	3 x tgl. 1 Tablette
Antimonium crudum DOS/D4	3 x tgl. 1 Messerspitze
Acidum hydrofluoricum DOS/D12	3 x tgl. 5 Tropfen
Thuja DOS/D4	3 x tgl. 5 Tropfen
Spongia DOS/D3	3 x tgl. 5 Tropfen
Aurum colloidale DOS/D4	3 x tgl. 5 Tropfen
Graphites DOS/D6	3 x tgl. 5 Tropfen
Opium D200	5 Globuli, 1 – 2 Gaben
Colocynthis DOS/D200	5 Globuli, 1 – 2 Gaben
Belladonna DOS/D30	1/2 stdl. 5 Globuli, 3 – 4 Gaben

Indikation, pers. Anmerkungen

IMPETIGO ✣ EITERFLECHTE

Eiterungsneigung

Nässend, Juckreiz

Trockene Haut

Rezidivneigung

Frostige Konstitution, chron.

Lymphatische Konstitution

Begleitende Neuralgien

Zusatztherapie: Tropfen zur unspezifischen Abwehrsteigerung

IMPFUNG ✣ VACCINE

Allgemeine Begleittherapie:
Am Tag vor, Tag selbst
und am Tag danach

Spezielle Begleittherapie bei
FSME und/oder Allergieneigung
Am Tag vor der Impfung
Am Tag selbst
1 Woche danach

Zusatztherapie: Tropfen zur unspezifischen Abwehrsteigerung

IMPOTENZ

Folge von Erschöpfung

Erotismus

Depression

Allgemein stärkend

Morgendl. Kopfschmerz

Prostatismus

Aphrodisiakum

Bei älteren Patienten

Alkoholiker

Sexualneurose

Zusatztherapie:
Stärkungstropfen

Arznei	Anwendung	I

Arznei	Anwendung
Hepar sulfuris DOS/D6	3 x tgl. 5 Tropf. i. Wechsel
mit Cinnabaris DOS/D6	3 x tgl. 5 Tropfen
Rhus toxicodendron DOS/D4	3 x tgl. 5 Tropfen
Antimonium crudum DOS/D4	3 x tgl. 1 Messerspitze
Sulfur jodatum DOS/D4	3 x tgl. 1 Messerspitze
Silicea DOS/D6	3 x tgl. 1 Tablette
Calcium carbonicum DOS/D6	3 x tgl. 1 Messerspitze
Mezereum DOS/D4	3 x tgl. 5 Tropfen
Magister Doskar Nr. 9	3 x tgl. 15 Tropfen
Thuja DOS/D30	jeweils 1 x tgl. 5 Globuli
Ledum DOS/D2	3 x 5 Tropfen
Apis DOS/D3	stdl. 5 Tropfen
Lachesis DOS/D12	2 x 5 Tropfen
Magister Doskar Nr. 9	3 x tgl. 15 Tropfen
Acidum phosphoricum DOS/D3	3 x tgl. 5 Tropfen
Phosphorus DOS/D15	1 x tgl. 5 Globuli
Vitex agnus castus DOS/D6	3 x tgl. 5 Tropfen
Ginseng DOS Urtinktur	3 x tgl. 5 Tropfen
Nux vomica DOS/D12	2 x tgl. 5 Tropfen
Selenium DOS/D3	3 x tgl. 1 Messerspitze
Damiana DOS Urtinktur	3 x tgl. 5 Tropfen
Conium DOS/D4	3 x tgl. 5 Tropfen
Acidum sulfuricum DOS/D12	3 x tgl. 5 Tropfen
Staphisagria DOS/D12	2 x tgl. 5 Tropfen
Magister Doskar Nr. 34	3 – 5 x tgl. 20 – 25 Tropfen

Indikation, pers. Anmerkungen

INCONTINENTIA URINAE
BLASENSCHWÄCHE, BLASENLÄHMUNG

Harnabgang bei Lähmungen

Beim Husten
Bei nervöser Erregung
Folge von Narkosen
Mit Schwindelgefühlen
Mit Unruhe der Beine
Übereinanderschlagen der Beine, Senkungsbeschw.
Mit Neigung zu Krämpfen
Mit Altersherz
Allgem. Kreuzschwäche
Asthen. Konstitutionstyp
Allgemein tonisierend
Gleichzeitige Stuhlinkontinenz
Neigung zu Afterkrampf

Zusatztherapie:
Blasentropfen

INDURATIO PENIS

INFANTILISMUS ❋ STEHENBLEIBEN AUF KINDLICHER ENTWICKLUNGSSTUFE

Verzögerte geistige Entwicklung
Amenorrhoe, verspätete Menarche
Kryptorchismus
Frostige, magere Kinder
Mit Koordinationsstörungen
Legasthenisch
Zahlenschwäche

INFARKT ➡ siehe MYOCARDINFARKT

Arznei	Anwendung
Gelsemium DOS/D4 mit Oleander DOS/D4	je 5 Tropfen im Wechsel mehrmals tgl.
Causticum Hahnemanni DOS/D6	3 x tgl. 5 Tropfen
Argentum nitricum DOS/D12	2 x tgl. 5 Tropfen
Atropinum sulfuricum DOS/D6	3 x tgl. 5 Tropfen
Conium DOS/D6	3 x tgl. 5 Tropfen
Zincum metallicum DOS/D6	3 x tgl. 5 Tropfen
Sepia DOS/D6	3 x tgl. 5 Tropfen
Magnesium chloratum DOS/D4	3 x tgl. 5 Tropfen
Scilla DOS Urtinktur	3 x tgl. 5 Tropfen
Kalium carbonicum DOS/D4	3 x tgl. 1 Messerspitze
Phosphorus DOS/D12	3 x tgl. 5 Tropfen
Secale cornutum DOS/D3	3 x tgl. 5 Tropfen
Aloe DOS/D3	3 x tgl. 5 Tropfen
Plumbum aceticum DOS/D6	3 x tgl. 5 Tropfen
Magister Doskar Nr. 8	3 x tgl. 12 – 15 Tropfen
Acidum hydrofluoricum DOS/D6 und Silicea DOS/D30	2 x tgl. 5 Tropfen 5 Globuli, 1 x wöchentlich
Barium carbonicum DOS/D6	3 x tgl. 5 Tropfen
Aristolochia DOS/D3	3 x tgl. 5 Tropfen
Aurum colloidale DOS/D4	3 x tgl. 5 Tropfen
Silicea DOS/D6	3 x tgl. 1 Tablette
Agaricus DOS/D6	3 x tgl. 5 Tropfen
Tuberculinum D30	5 Globuli 1 x wöchentlich
Luesinum D30	5 Globuli 1 x wöchentlich

Indikation, pers. Anmerkungen

INSEKTENSTICH ➽ siehe auch ERYTHEMA CHRONICUM MIGRANS

- Nach dem Stich
- Allgem. Stichempfindlichkeit, vorbeugend
- Bläuliche Verfärbung

INSOLATIONSFOLGEN
FOLGEN VON ZU STARKER SONNENBESTRAHLUNG

- Klopfender Schmerz
- Nackenkopfschmerzen
- Benommenheit
- Augenliderschlaffung
- Erbrechen, Übelkeit
- Begleitende Hautrötung
- Brennende Hautrötung
- Hirnödem (bedrohlich)
- Spätfolgen

INSOMNIA ✦ SCHLAFLOSIGKEIT ➽ s. AGRYPNI[E]

INTERCOSTALNEURALGIE ➽ siehe NEURALGIE

INTERTRIGO ✦ WUNDSEIN

- Allg. Eiterungsneigung
- Schweißneigung
- Harnsaure Diathese, blasse Ha[ut]
- Bei Kindern
- Lymphat. Diathese
- Begleitende Blasen- und Harnröhrenentzündung

Zusatztherapie:
Stärkungstropfen für Kinder

IRITIS ✦ REGENBOGENHAUTENTZÜNDUNG

- Anfangsmittel
- Klopfende Schmerzen

Arznei	Anwendung	I
Apis DOS/D3	stdl. 5 Tropfen	
Ledum DOS/D2	3 x tgl. 5 Tropfen	
Lachesis DOS/D12	3 x tgl. 5 Tropfen	
Belladonna DOS/D4	stdl. 5 Tropfen	
Glonoinum DOS/D6	2 – 3 stdl. 5 Tropfen	
Opium D6	2 – 3 stdl. 5 Tropfen	
Gelsemium DOS/D6	3 – 5 tgl. 5 Tropfen	
Arsenicum album DOS/D6	2 – 3 stdl. 5 Tropfen	
Rhus toxicodendron DOS/D4	3 x tgl. 5 Tropfen	
Cantharis DOS/D6	3 x tgl. 5 Tropfen	
Apis DOS/D30	5 Globuli, 3 Gaben in 1 – 2 stdl. Abständen	
Lachesis DOS/D12	2 x tgl. 5 Tropfen	
Sulfur DOS/D12	2 x tgl. 5 Tropfen	
Mercurius solubilis DOS/D12	2 x tgl. 5 Tropfen	
Lycopodium DOS/D6	3 x tgl. 5 Tropfen	
Chamomilla DOS/D6	3 x tgl. 5 Tropfen	
Tuberculinum D30	5 Globuli, 1 x wöchentlich	
Medorrhinum D30	5 Globuli, 1 x wöchentlich	
Magister Doskar Nr. 22	3 x tgl. 10 – 20 Tropfen	
Aconitum DOS/D30	5 Globuli, 1 – 2 Gaben	
Belladonna DOS/D4	1/2 stdl. 5 Tropfen	

Indikation, pers. Anmerkungen

Stechende Schmerzen

Bewegungsschmerzen

Auch bewährt haben sich die drei letzteren Mittel zu Gaben

Resorptionsmittel

Schmerzen im Augenbrauenbereich

Eher mäßige Sekretion

Starkes Tränen

Brennschmerz, nächtl. Verschlimmerung

Schleichender Prozess

Hornhauttrübung

Verschwollene Lider

Vorwiegend linksseitige Iritis mit Migräneneigung

Im Rahmen von Darmtoxikose oder Herdgeschehen

Chron. rezidivierende Iritis

ISCHIALGIE

Begleitende Bauchschmerzen, Neuralgie

Mit Parästhesien

Bandscheibendegeneratio

Endokrin, begleitendes Cervicalsyndrom

Folge von Überanstrengung

Nach Verletzungen

Folge von Durchnässung der Beine

Folge von Stress und Ärger

Gehen verschlimmert

Sitzt auf der Kante, Setzen unerträglich

Im Rahmen von Vergiftunge

Arznei	Anwendung
Apis DOS/D3	stdl. 5 Tropfen
Bryonia DOS/D3	stdl. 5 Tropfen

von je 5 Tropfen im stündlichen Wechsel

Sulfur jodatum DOS/D4 mit Kalium jodatum DOS/D3	im tageweisen Wechsel je 3 x tgl. 5 Tropfen
Cinnabaris DOS/D6 und Hepar sulfuris DOS/D6	häufig 5 Tropfen häufig 5 Tropfen
Kalium bichromicum DOS/D4	3 x tgl. 1 Messerspitze
Euphrasia DOS/D2	häufig 5 Tropfen
Arsenicum album DOS/D6	3 x tgl. 5 Tropfen
Aurum colloidale DOS/D4	3 x tgl. 5 Tropfen
Aethiops antimonialis DOS/D6	3 x tgl. 5 Tropfen
Rhus toxicodendron DOS/D4	3 x tgl. 5 Tropfen
Spigelia DOS/D3	3 x tgl. 5 Tropfen
Phytolacca DOS/D3	3 x tgl. 5 Tropfen

Darmsymbioselenkung erforderlich, siehe SYMBIOSELENKUNG

Colocynthis DOS/D4	3 x tgl. 5 Tropfen
Gnaphalium DOS/D3	3 x tgl. 5 Tropfen
Silicea DOS/D6 mit Kalium jodatum DOS/D3	im Wechsel je 3 x tgl. 5 Tropfen
Cimicifuga DOS/D3	3 x tgl. 5 Tropfen
Rhus toxicodendron DOS/D4	3 x tgl. 5 Tropfen
Arnica DOS/D30	mehrmals 5 Globuli
Dulcamara DOS/D3	3 x tgl. 5 Tropfen
Nux vomica DOS/D12	2 x tgl. 5 Tropfen
Bryonia DOS/D4	2 – 3 stdl. 5 Tropfen
Ammonium chloratum DOS/D6	3 x tgl. 5 Tropfen
Arsenicum album DOS/D6	3 x tgl. 5 Tropfen

Indikation, pers. Anmerkungen

Fokus (z. B. Angina)

Im Rahmen von Gefäßsklerose

Begleitende Varizen

Venöse Stauungen

Krampfbereitschaft

Verkürzungsgefühl

Ileus sacral

Asthen. Zustandsbild

Zusatztherapie:
Wirbelsäule- u. Gelenkstropfen (besonders bewährt)

Bei Verkühlungen
Halstropfen
Nieren- u. Blasentropfen

JUCKREIZ ➡ siehe PRURITIS

KACHEXIE ✽ KRÄFTEVERFALL

Starkes Durstgefühl.

Brennschmerzen, Kälte, Blässe, kalte Nasenspitze

Begleitende Anämie

Todesangst, Unruhe

Völlige Appetitlosigkeit

Appetitanregend

Verwirrtheit, sklerotisch

Zusatztherapie:
Stärkungstropfen

KARBUNKEL ➡ siehe auch ABSZESS und FURUNKULOSE

Septisch, Zittern

Schüttelfrost, Kältegefühl

Septisch, Hitzegefühl

Gangränös, mit Brennschmer

Zusatztherapie: Tropfen zur
spez. Abwehrsteigerung

Arznei	Anwendung	
Phytolacca DOS/D4	3 x tgl. 5 Tropfen	
Plumbum metallicum DOS/D12	2 x tgl. 5 Tropfen	
Pulsatilla DOS/D4	3 x tgl. 5 Tropfen	
Aesculus DOS/D3	3 x tgl. 5 Tropfen	
Magnesium phosphoricum DOS/D6	3 x tgl. 1 Tablette	
Causticum DOS/D6	3 x tgl. 5 Tropfen	
Magnesium fluoratum DOS/D6	3 x tgl. 5 Tropfen	
Natrium chloratum DOS/D15	jeden 2. Tag 5 Tropfen	

Umfassende Vitamin- und Calciumsubstitution

Magister Doskar Nr. 2	3 – 5 x tgl. 20 Tropfen

Magister Doskar Nr. 21 und	
Magister Doskar Nr. 3	je 15 Tropfen im 1 – 2 stdl. Wechsel

Arsenicum album DOS/D30	1 x tgl. 5 Tropfen
Carbo vegetabilis DOS/D6	3 – 5 x tgl. 1 Messerspitze
Chininum arsenicosum DOS/D4	3 x tgl. 5 Tropfen
Tarantula cubensis DOS/D30	1 – 2 x tgl. 5 Tropfen
Acidum hydrochloricum DOS/D30	1 – 2 x tgl. 5 Globuli
Menyanthes trifoliatum DOS Urtinktur	mehrmals tgl. 5 – 10 Tr.
Hyoscyamus DOS/D30	1 – 2 x tgl. 5 Tropfen

Magister Doskar Nr. 34	3 – 5 x tgl. 20 – 25 Tropfen

Tarantula cubensis DOS/D10	3 x tgl. 5 Tropfen
Pyrogenium D30	5 Globuli, 1 – 2 Gaben
Lachesis DOS/D12	1 – 2 stdl. 5 Tropfen
Anthracinum D15	1 x tgl. 5 Tropfen

Magister Doskar Nr. 9	3 x tgl. 15 Tropfen

Indikation, pers. Anmerkungen

KARDIALE INSUFFIENZ ▶ siehe CARDIALE INSUFFIENZ

KATARAKT ● LINSENTRÜBUNG, GRAUER STAR

Frühstadium

Diabetisch

Mit Bindegewebsschwäche

Traumatisch bedingt

Begleitende Leberschwäche

Allgem. Entgiftungsmaßnahme

Nach konstitut. Veranlagung
Trockener Typ

Asthenisch, erethisch

Pastös

Kurweise:
dann

Nosode

Zusatztherapie:
Stoffwechseltropfen

KARPALTUNNELSYNDROM

Wechsel- oder Folgemittel:

Überanstrengung, Verletzung

Sehnenüberlastung

Nervenkompression

Knöcherner Reizzustand

Zusatztherapie:
Wirbelsäule- u. Gelenkstropfen

Äußerlich:

KELOID ● NARBENWUCHERUNG

Hauptmittel

Konstitutionelle Unterstützung

| Arznei | Anwendung | |

Causticum Hahnemanni DOS/D6	3 x tgl. 5 Tropfen
Secale cornutum DOS/D4	3 x tgl. 5 Tropfen
Calcium fluoratum DOS/D6	im tageweisen Wechsel
mit Silicea DOS/D6	je 3 x tgl. 1 Tablette
und Kalium jodatum DOS/D3	3 x tgl. 1 Messerspitze
Arnica DOS/D4	3 x tgl. 5 Tropfen
Euphrasia DOS/D2	3 x tgl. 5 Tropfen
Calcium sulfuricum DOS/D6	2 x tgl. 2 Tabletten
Natrium chloratum DOS/D15	1 x tgl. 5 Tropfen
Phosphorus DOS/D15	1 x tgl. 5 Tropfen
Calcium carbonicum DOS/D15	1 x tgl. 5 Tropfen
Magnesium fluoratum DOS/D6	3 x tgl. 1 Tabl. (3 Wochen)
Magnesium carbonicum DOS/D6	3 x tgl. 1 Messersp. (4 Wo.)
und Substitutien: Magnesium, Kieselsäure, Vitamine A, E, D	
Medorrhinum D30	5 Globuli 1 x pro Woche
Magister Doskar Nr. 27	3 x tgl. 20 Tropfen

Arnica DOS/D4	3 x tgl. 5 Tropfen
Ruta graveolens DOS/D4	3 x tgl. 5 Tropfen
Hypericum DOS/D4	3 x tgl. 5 Tropfen
Hekla lava DOS/D4	3 x tgl. 1 Messerspitze
Magister Doskar Nr. 2	3 – 5 x tgl. 20 Tropfen
Umschläge mit Symphytum DOS/D4 u. Arnica ad usum externum	
zu gleichen Teilen, mit Wasser verdünnt. Verhältnis: 1 : 2 oder 1 : 4	

Acidum hydrofluoricum DOS/D12	3 x tgl. 5 Tropfen
Calcium fluoratum DOS/D6	im tageweisen Wechsel
mit Silicea DOS/D6	je 3 x tgl. 1 Tablette

Indikation, pers. Anmerkungen

	Trockene, rissige Haut
	Neigung zu Warzenbildung
KERATITIS ❋ HORNHAUTENTZÜNDUNG	
	Folge von Erkältung
	Traumatisch
	Starke Lichtempfindlichkeit
	Hypopyon (Eiteransamml.)
	Beginnende Hornhautulcera
	Tiefe Geschwüre, Perforationsneigung
	Geschwollene Lider, verklebt
	Kollaterales Ödem
	Hornhauttrübung
	Keratitis dendritica
	Starke Vascularisation, interstitielle Keratitis
	Verdacht auf begleitende Leberschwäche
	Lymphatische Diathese
	Ausheilungsphase
	Prophylaktisches Intervall mit Tropfen zur unspezifischen Abwehrsteigerung
KLIMAKTERIUM ❋ WECHSELJAHRE	
	Verbesserung der Östrogenproduktion u. Ovarialfunktion (allgemeine Venösität)
	Apathisch, depressiv
	Nervös, erregt
	Heftige Schweiße
	Begleitende Senkungsbeschw. brünetter Typ
	Gelenksbeschwerden

Arznei	Anwendung
Graphites DOS/D6	3 x tgl. 1 Messerspitze
Thuja DOS/D30	5 Tropfen 1 x pro Woche
Aconitum DOS/D4	1/2 – 1 stdl. 5 Tropfen
Arnica DOS/D4	1/2 – 1 stdl. 5 Tropfen
Belladonna DOS/D4	stdl. 5 Tropfen
Hepar sulfuris DOS/D6	1 – 2 stdl. 5 Tropfen
Mercurius sublimatus corrosivus DOS/D6	3 x tgl. 5 Tropfen
Kalium bichromicum DOS/D4	3 x tgl. 1 Messerspitze
Rhus toxicodendron DOS/D4	2 stdl. 5 Tropfen
Apis DOS/D3 im Wechsel mit Rhus toxicodendron DOS/D4	2 stdl. 5 Tropfen, auch
Aethiops antimonialis DOS/D6	3 x tgl. 5 Tropfen
Mezereum DOS/D4	3 x tgl. 5 Tropfen
Aurum metallicum DOS/D6	3 x tgl. 5 Tropfen
Euphrasia DOS/D2	3 x tgl. 5 Tropfen
Tuberculinum D30	5 Globuli 1 x pro Woche
Silicea DOS/D6 weisen Wechsel mit Calcium fluoratum DOS/D6, 3 x 1 Tablette	3 x tgl. 1 Tabl. im tage-
Magister Doskar Nr. 9	1 – 2 x tgl. 15 Tropfen. Kurweise, 2 – 3 Wochen
Pulsatilla DOS/D3	3 x tgl. 5 Tropfen
Cimicifuga DOS/D3	3 x tgl. 5 Tropfen
Cimicifuga DOS/D12	3 x tgl. 5 Tropfen
Vitex agnus castus DOS/D1	3 x tgl. 5 Tropfen
Sepia DOS/D6	3 x tgl. 5 Tropfen
Aristolochia DOS/D4	3 x tgl. 5 Tropfen

Indikation, pers. Anmerkungen

Depressiv, Überlegenheitsgefühl
Hitzewallungen
Mit nervösen Herzbeschw.
Pruritus vulvae et vaginae
Starke Gesichtsrötung

Zusatztherapie:
Frauentropfen

KOLIK

Mit Zusammenkrümmen, Durchfallneigung

Besserung durch Druck
Obstipation

Besserung durch Rückwärtsbeugen, druckempfindlich

Blähungskolik

Entzündungskolik, begl. Nierenschmerzen, Obstipation

Begl. Rückenmarksleiden, system. Erkrankungen

Stress, vegetative Dysregulation, spast. Obstipation

Mit Schwindel
Mit Kollaps u. Durchfall
Mit Elendigkeit u. kaltem Schweiß
Nabelkolik
Nabelkolik bei Kindern
Geruchsempfindlich
Im Rahmen v. Gärungsdyspe
Mit Erbrechen

Zusatztherapie:
Magen- u. Verdauungsstörungstropfen

Arznei	Anwendung
Platinum metallicum DOS/D6	3 x tgl. 1 Messerspitze
Lachesis DOS/D12	3 x tgl. 5 Tropfen
Lilium tigrinum DOS/D3	3 x tgl. 5 Tropfen
Caladium seguinum DOS/D2	3 x tgl. 5 Tropfen
Sanguinaria DOS/D6	3 x tgl. 5 Tropfen
Magister Doskar Nr. 18	3 – 5 x tgl. 15 – 20 Tropfen
Colocynthis DOS/D4	1/4 – 1/2 stdl. 5 Tropfen
auch Colocynthis DOS/D200	5 Globuli im Abstand von 20 Min.
Magnesium phosphoricum DOS/D6	1/4 stdl. 1 Tablette
Belladonna DOS/D4	1/2 stdl. 5 Tropfen
Chamomilla DOS/D6	1/2 stdl. 5 Tropfen
auch Chamomilla DOS/D30	5 Globuli, einige Gaben
Cuprum arsenicosum DOS/D6	1 – 2 stdl. 5 Tropfen
auch Cuprum arsenicosum DOS/D30	5 Globuli, einzelne Gaben
Plumbum metallicum DOS/D6	3 – 5 x tgl. 5 Tropfen
Nux vomica DOS/D6	3 – 5 x tgl. 5 Tropfen
Cocculus DOS/D4	3 – 5 x tgl. 5 Tropfen
Veratrum album DOS/D4	3 – 5 x tgl. 5 Tropfen
Tabacum DOS/D12	3 – 5 x tgl. 5 Tropfen
Dioscorea villosa DOS/D4	3 – 5 x tgl. 5 Tropfen
Cina DOS/D4	3 x tgl. 5 Tropfen
Stannum metallicum DOS/D6	3 x tgl. 1 Messerspitze
Carbo vegetabilis DOS/D3	3 – 5 x tgl. 1 Messerspitze
Tartarus emeticus DOS/D6	1 – 2 stdl. 1 Messerspitze
Magister Doskar Nr. 37	3 – 5 x tgl. 15 Tropfen

Indikation, pers. Anmerkungen

KOLLAPS

	Mit Sterbenselendigkeit u. Bläs...
	Kreislaufanalepticum
	Ohnmachtsneigung im Rahmen cardialer Insuffienz
	Bei Intoxikationen und Lebensmittelvergiftungen
	Mit Durchfall
	Bei Blässe
	Bei Zyanose

Zusatztherapie:
Herz- u. Kreislauftropfen, mit...

KOPFSCHMERZ ➭ siehe CEPHALGIE

KORONARERKRANKUNGEN
➭ siehe CORONARERKRAKUNGEN

KRÄMPFE ➭ siehe CRAMPI

KREUZSCHMERZEN ➭ siehe LUMBAGO u. ISCHIA...

KRYPTORCHISMUS

Dickliches Kind
Drahtiges Kind
Eretisches Kind
Zorniges Kind
Schlaffes Kind
Hormonell wirksam:

LARYNGITIS ➭ siehe auch APHONIE u. PHARYNGI...

Anfangs, Erkältung
Folgemittel, Kitzelhusten
Brennender Schmerz, Kalttrinken bessert

Arznei	Anwendung	
Tabacum DOS/D30	5 Globuli, 2 – 3 Gaben	
Camphora DOS Urtinktur	1 – 2 Tropfen	
Ammonium carbonicum DOS/D4	mehrmals 5 Tropfen	
Arsenicum album DOS/D6	1 – 2 stdl. 5 Tropfen	
Veratrum album DOS/D4	3 – 5 x tgl. 5 Tropfen	
Carbo vegetablis DOS/D6	mehrmals 5 Tropfen	
Laurocerasus DOS/D4	mehrmals 5 Tropfen	
Magister Doskar Nr. 15	häufig 10 – 12 Tropfen	
Aurum metallicum DOS/D6	3 x tgl. 5 Tropfen	
Calcium fluoratum DOS/D6	3 x tgl. 1 Tablette	
Calcium phosphoricum DOS/D6	3 x tgl. 1 Tablette	
Magnesium phosphoricum DOS/D6	3 x tgl. 1 Tablette	
Calcium carbonicum DOS/D6	3 x tgl. 1 Messerspitze	
Pulsatilla DOS/D4 Aristolochia DOS/D4 Cimicifuga DOS/D4 Sepia DOS/D4	im monatlichen Wechsel tgl. 3 x 5 Tropfen	
Aconitum DOS/D4	1/4 – 1/2 stdl. 5 Tropfen	
Belladonna DOS/D4	1/2 – 1 stdl. 5 Tropfen	
Causticum DOS/D6	1 – 2 stdl. 5 Tropfen	

Indikation, pers. Anmerkungen

Mit Atembeschwerden

Mit Frösteln

Stechende Schmerzen

Wundheitsgefühl, zähe Sekrete, schmerzhaft, trocken

Eitrige Sekrete

Blutiger Auswurf

Verschlimmerung abends und nachts, Bellhusten

Hustenreiz bei kalter Luft

Reizhusten allgemein

Hustenreiz nötigt zum Aufsitz

Tiefer, hohler Husten

Heiserkeit nach stimmlicher Überanstrengung

Heiserkeit der Redner

Heiserkeit zu Beginn d. Sprech

Chronische Heiserkeit älterer Menschen

Rezidivierende Heiserkeiten, Anfälligkeit

Zusatztherapie: Halstropfen
Hustentropfen

LARYNGOSPASMUS ➡ siehe auch CROUP

Mit allgem. Krampfneigung

Cyanotisch und kollaptisch

Mit starkem Hustenreiz

Schmerzhaft, entzündlich

Mit begleitendem Schnupfen und Bronchitis

Mit begleitender Nebenhöhlenentzündung

Nervöse Ursachen

Mit zähem Schleim

Arznei	Anwendung	**L**
Apis DOS/D4	1/2 stdl. 5 Tropfen	
Mercurius solubilis DOS/D6	1 – 2 stdl. 5 Tropfen	
Hepar sulfuris DOS/D12	1 – 2 stdl. 5 Tropfen	
Senega DOS/D4	3 x tgl. 5 Tropfen	
Hydrastis DOS/D3 und Kalium bichromicum DOS/D4	je 5 Tr. i. stdl. Wechsel	
Phosphorus DOS/D12	3 x tgl. 5 Tropfen	
Spongia DOS/D3	1 – 2 stdl. 5 Tropfen	
Rumex crispus DOS/D2	1 – 2 stdl. 5 Tropfen	
Ammonium bromatum DOS/D3	1 – 2 stdl. 5 Tropfen	
Drosera DOS/D3 auch Drosera DOS/D200	häufig 1 Messerspitze 5 Globuli, einzelne Gaben	
Verbascum DOS/D3	1 – 2 stdl. 5 Tropfen	
Arum triphyllum DOS/D4	mehrmals 5 Tropfen	
Argentum nitricum DOS/D6	3 – 5 x tgl. 5 Tropfen	
Selenium DOS/D6	3 x tgl. 1 Messerspitze	
Carbo vegetabilis DOS/D6	3 x tgl. 1 Messerspitze	
Kalium jodatum DOS/D3	3 x tgl. 5 Tropfen	
Magister Doskar Nr. 21	1/4 – 1/2 stdl. 15 Tr.	
Magister Doskar Nr. 24	3 – 5 x tgl. 20 Tropfen	
Magnesium phosphoricum DOS/D6	1/2 – 1 stdl. 1 Tablette	
Cuprum aceticum DOS/D4	1 – 2 stdl. 5 Tropfen	
Ipecacuanha DOS/D4	3 x tgl. 5 Tropfen	
Belladonna DOS/D4	3 x tgl. 5 Tropfen	
Sambucus nigra DOS/D3	3 x tgl. 5 Tropfen	
Corallium rubrum DOS/D6	3 – 5 x tgl. 5 Tropfen	
Ignatia DOS/D12	3 – 5 x tgl. 5 Tropfen	
Mephitis putorius DOS/D6	3 – 5 x tgl. 5 Tropfen	

Indikation, pers. Anmerkungen

LÄUSE ➼ siehe PEDICULOSIS

LEBER ➼ siehe HEPATITIS, CIRRHOSIS HEPATITIS, auch DYSPEPSIE

LEGASTHENIE
LESE- und RECHTSCHREIBSCHWÄCHE
➼ siehe auch SCHULSCHWIERIGKEITEN

Sprach- u. Schreibschwierigke
Flüchtigkeitsfehler
Konzentrationsschwäche
Mit begleitender Zahlenschwäche
Zusatztherapie:
Schultropfen für Kinder
Stärkungstropfen für Kinder

LEUKÄMIE ➼ siehe auch CARCINOM

Bei starker Zellvermehrungstendenz, akut
Mit Milzschwellung
Chron. toxische Schädigung des lymphat. Systems
Suspekte Strahlenbelastung

LICHEN RUBER PLANUS

Allgemein entgiftende Maßnahmen:
Hylaktropfen
Verdauungs-, Galle- u. Lebe tropfen
Nieren- und Blasentropfen
Tinctura centauri
Bei allg. trockener Haut, Schuppung
Bei zusätzl. Warzenbildung

Arznei	Anwendung	

Tuberculinum D200	5 Globuli 1 – 2x im Monat
Medorrhinum D200	5 Globuli 1 – 2 x im Monat
Agaricus muscarius DOS/D6	3 x tgl. 5 Tropfen
Phosphorus DOS/D30	in einz. Gaben, je 5 Globuli
Magister Doskar Nr. 17	5 x tgl. 8 – 10 Tropfen
Magister Doskar Nr. 22	3 x tgl. 10 – 20 Tropfen
Aristolochia DOS/D200 und Echinacea DOS/D200	5 Globuli im wöchentl. Wechsel
Ceanothus americanus DOS/D4	3 x tgl. 5 Tropfen
Phytolacca DOS/D4	3 x tgl. 5 Tropfen
Uranum nitricum D30 und/oder Radium bromatum D30	vereinzelte Gaben, je 5 Globuli
Calcium sulfuricum DOS/D6	3 x tgl. 2 Tabletten
Carbo animalis DOS/D6	2 x tgl. 5 Tropfen
10 Tropfen in ein Glas Wasser zu den Mahlzeiten	
Magister Doskar Nr. 1	15 Min. vor den Mahlzeiten 10 – 12 Tropfen
Magister Doskar Nr. 3	3 x tgl. 10 – 12 Tropfen
morgens 1/2 Teelöffel mit Wasser	
Antimonium crudum DOS/D4	3 x tgl. 1 Messerspitze
Thuja DOS/D4	3 x tgl. 5 Tropfen

Indikation, pers. Anmerkungen

LICHTDERMATOSE

Mit bindegewebl. Schwäche, chronischer Zustand

Akut, mit Blasen

Allgemeine Lichtempfindlichkeit

Zusatztherapie:

LIPOM

LUMBAGO ➟ siehe auch ISCHIAS

Überanstrengung oder traumatisch

Folge von Stress

Nächtl. Verschlimmerung

Verschlimmerung bei Bewegung

Folge von Ärger, Aufregung

Familiäre Überbelastung

Mit begl. Blasenbeschwerden

Mit kaltem Schweiß, kollaptisch

LUNGENTUBERKULOSE ➟ siehe PHTISIS

LUPUS ERYTHEMATODES

Teleangiektasien, Aktvierung des RES

Bei Lösungsmittel und/oder Abgasbelastungen

Zusatztherapie:
Allgemeine Entgiftungsmaßnahmen, einzeln oder kombi unter anderem:

Arznei	Anwendung
Acidum hydrofluoricum DOS/D12	2 x tgl. 5 Tropfen
Heraculeum DOS/D4 und Rhus toxicodendron DOS/D4 und Apis DOS/D4	je 5 Tropfen im häufigen Wechsel 3 x tgl. 5 Tropfen
Hypericum DOS/D30	einzelne Gaben
Fagopyrum DOS/D4	3 x tgl. 5 Tropfen

Spurenelemente, Selen, Vitamin A + D

Barium jodatum DOS/D4	im täglichen Wechsel
mit Silicea DOS/D6	3 x tgl. 1 Tablette und 3 x tgl. 1 Messerspitze

Arnica DOS/D30	mehrmals 5 Globuli
Nux vomica DOS/D30	5 Globuli, einzelne Gaben
Rhus toxicodendron DOS/D30	5 Globuli, einzelne Gaben
Bryonia DOS/D30	5 Globuli, einzelne Gaben
Aconitum DOS/D30	5 Globuli, einzelne Gaben
Sepia DOS/D30	5 Globuli, einzelne Gaben
Dulcamara DOS/D3	3 – 5 x tgl. 5 Tropfen
Tartarus emeticus DOS/D4	häufig 5 Tropfen

Aurum jodatum DOS/D6	3 x tgl. 5 Tropfen.
Cresolum DOS/D12	2 x tgl. 5 Tropfen
Phytolacca DOS/D3	3 x tgl. 5 Tropfen
Echinacea D2	3 x tgl. 5 Tropfen

Indikation, pers. Anmerkungen

Verdauungs-, Galle- und Lebertropfen

Nieren- und Blasentropfen

Hylaktropfen

Nosoden:

LUPUS VULGARIS ❂ HAUTTUBERKULOSE

Pastöse Haut

Mit Warzen

Ekzembereitschaft

Kongestionstyp

Entgiftend

Geschwürsbildend

LYMPHADENITIS UND LYMPHANGITIS

Nach Verletzung

Klopfende Schmerzen

Stechende Schmerzen, Neigung zu Eiter

Fröstln, Eiterungsneigung

Zur Beschleunigung der Reifung

Starke begleitende Schwellung

Bläuliche Verfärbung, septischer Verlauf

Fokusbildung

Nach Entleerung des Abszesses

Resorptionsmittel

Zusätzliche Abwehrkraftsteigerung

Neigung zu Drüsenverhärtung

Arznei	Anwendung
Magister Doskar Nr. 1	10 – 12 Tr. vor dem Essen
Magister Doskar Nr. 3	3 x tgl. 10 – 12 Tropfen
Tuberculinum D200	5 Globuli, einzelne Gaben
Medorrhinum D200	5 Globuli, einzelne Gaben
Luesinum D200	5 Globuli, einzelne Gaben, auch im Wechsel
Tuberculinum D30	5 Globuli, 1x wöchentlich
Ledum DOS/D2	3 x tgl. 5 Tropfen
Thuja DOS/D6	3 x tgl. 5 Tropfen
Calcium carbonicum DOS/D15	1 x tgl. 5 Globuli
Aurum colloidale DOS/D4	3 x tgl. 5 Tropfen
Calcium sulfuricum DOS/D6	3 x tgl. 1 Tablette
Kalium bichromicum DOS/D6 im Wechsel mit Hydrastis DOS/D3	3 x tgl. 1 Messerspitze 3 x tgl. 5 Tropfen
Arnica DOS/D4	1/2 stdl. 5 Tropfen
Belladonna DOS/D4	3 x tgl. 5 Tropfen
Hepar sulfuris DOS/D6	3 x tgl. 5 Tropfen
Mercurius solubilis DOS/D6	mehrmals 5 Tropfen
Myristica sebifera DOS/D2	mehrmals 5 Tropfen
Apis DOS/D3	stündlich 5 Tropfen
Lachesis DOS/D12	stündlich 5 Tropfen
Phytolacca DOS/D4	3 x tgl. 5 Tropfen
Silicea DOS/D6 mit Calcium fluoratum DOS/D6	3 x tgl. 1 Tabl. im Wechsel 3 x tgl. 1 Tabl.
Sulfur jodatum DOS/D4	3 x tgl. 1 Messerspitze
Echinacea DOS Urtinktur	3 x tgl. 5 Tropfen
Conium DOS/D6	3 x tgl. 5 Tropfen

Indikation, pers. Anmerkungen

| | Rezidivneigung |
| | Bei allgemeinem Kräfteverlust |

MAKULADEGENERATION
➽ siehe RETINITIS, RETINOPATHIA

MALARIA CHRONICA

	Bewährt
	Abmagerung
	Heißhunger u. Völlegefühl
	Reaktionsmittel

MASERN ➽ siehe MORBILI

MASTITIS ➽ BRUSTDRÜSENENTZÜNDUNG

Bei Brustverhärtung rechtzeitig mit feuchtwarmen Umschlägen beginnen!

	Brust hart geschwollen, drohende Mastitis
	Drüse hart, blass, erschütterungsempfindlich
	Schmerzen beim Stillen
	Ausstrahlende Schmerzen in den Rücken, Durchfälle
	Galaktorrhoe
	Klopfender Schmerz, berührungsempfindlich,
	Stechender Schmerz, drohende Eiterung
	Eiterung
	Bläulich, septisch
	Folgemittel nach Eiterung
	Folge chron. Drüsenentzündung, Schrumpfung, Verhärtung
	Bewährte Folgemittel:

Neben regelmäßiger Entleerung der Brust (eventuell abpumpen) i Brustwarzenpflege angezeigt.

Arznei	Anwendung
Kalium jodatum DOS/D3	3 x tgl. 1 Messerspitze
Arsenicum jodatum DOS/D4	3 x tgl. 5 Tropfen
China DOS/D4	3 x tgl. 5 Tropfen
Arsenicum album DOS/D6	3 x tgl. 5 Tropfen
Lycopodium DOS/D6	3 x tgl. 5 Tropfen
Sulfur DOS/D30	5 Globuli, selten
Phytolacca DOS/D3	2 – 3 stdl. 5 Tropfen
Bryonia DOS/D3	häufig 5 Tropfen
Phellandrium DOS/D3	3 x tgl. 5 Tropfen
Croton DOS/D4	3 x tgl. 5 Tropfen
Borax DOS/D4	3 x tgl. 5 Tropfen
Belladonna DOS/D4	1/4 – 1/2 stdl. 1 Messerspitze
Hepar sulfuris DOS/D6	1 – 2 stdl. 5 Tropfen
Mercurius solubilis DOS/D12	1 – 2 stdl. 5 Tropfen
Lachesis DOS/D12	1 – 2 stdl. 5 Tropfen
Silicea DOS/D6	3 x tgl. 1 Tablette
Conium DOS/D4	3 x tgl. 5 Tropfen
Mercurius solubilis DOS/D12	
Lachesis DOS/D12	
Bryonia DOS/D3	je 5 Tr. im stdl. Wechsel

Indikation, pers. Anmerkungen

MASTOPATHIE, MASTODYNIE

Weinerliche Stimmung, Verdacht auf Östrogenmangel

Prämenstruelles Syndrom

Corpus luteum Insuffizienz

Cystisch, fibrös

Folge chronischer Drüsenentzündung, Schrumpfung

Allgemeines Drüsenmittel

Zusatztherapie:
Frauentropfen

MELANCHOLIE ➭ siehe DEPRESSION

MELANOM ➭ siehe CARCINOM

MENIÈRE-KRANKHEIT ❀ DREHSCHWINDEL

Bewährt

Nach Schädel/Hirntrauma

Mit Ohrenklingeln

Geräuschüberempfindlich

Allgemeine Gefäßtonusschwäche

Folge von Stress

Erwartungsängste

Neigung zu Reisekrankheit

Neigung zu Kopfschmerzen mit Nasenbluten

Bei harnsaurer Diathese

MENINGEOM ❀ HIRNHAUTTUMOR

Bewährt

Folge von Verletzungen

Allgem. Fibromneigung

Begleitende Nervenstrang Kompression

Begleitender Kopfschmerz

Arznei	Anwendung	
Pulsatilla DOS/D3	3 x tgl. 5 Tropfen	
Cimicifuga DOS/D3	ab Zyklusmitte 3 x tgl. 5 Tropfen	
Vitex agnus castus DOS/D1	3 x tgl. 5 Tropfen	
Acidum hydrofluoricum DOS/D12	2 x tgl. 5 Tropfen	
Conium DOS/D4	3 x tgl. 5 Tropfen	
Phytolacca DOS/D4	3 x tgl. 5 Tropfen	
Magister Doskar Nr. 18	3 – 5 x tgl. 15 – 20 Tr.	
Tabacum DOS/D12	1/2 – 1 stdl. 5 Tropfen	
Arnica DOS/D30	5 Globuli, einzelne Gaben	
Chininum sulfuricum DOS/D3	3 x tgl. 5 Tropfen	
Theridion curassavicum D12	3 x tgl. 5 Tropfen	
Secale cornutum DOS/D3	3 x tgl. 5 Tropfen	
Nux vomica DOS/D12	stdl. 5 Tropfen	
Argentum nitricum DOS/D12	2 – 3 x 5 Tropfen	
Cocculus DOS/D4	3 x tgl. 5 Tropfen	
Melilotus DOS/D3	3 x tgl. 5 Tropfen	
Acidum benzoicum DOS/D3	3 x tgl. 5 Tropfen	
Natrium chloratum DOS/D200	5 Globuli, vereinzelte Gaben	
Natrium fluoratum DOS/D6	3 x tgl. 1 Tablette	
Acidum hydrofluoricum DOS/C30	5 Glob., 2 – 3 x wöchentl.	
Hypericum DOS/D4	3 x tgl. 5 Tropfen	
Helleborus niger DOS/D3	3 x tgl. 5 Tropfen	

Indikation, pers. Anmerkungen

MENINGITIS (MENINGISMUS)
HIRNHAUTENTZÜNDUNG

Begleitende Maßnahmen:

	Mit Krampfneigung
	Folgeerscheinungen: Konzentrationsschwäche
	Kreislaufschwäche

MENORRHAGIE
METHORRHAGIE ✣ VERLÄNGERTE REGEL

	Kongestion mit krampfartigen Beschwerden
	Dünne Sickerblutung
	Bei Versagen von Secale c.
	Hellrot u. gussweise
	Myomblutung
	Blutungen in der Schwangerschaft
	Begleitende Übelkeit
	Neigung zu Abortus, hormonell
	Neigung zu Blutungen, allgemein
	Wirkung auf Kapillarsystem
	Im Rahmen allgemeiner Erschöpfung, Hyperthyreose, Anämie
	Begleitende Kreuzschmerzen, konstitunionell

Arznei	Anwendung	

im stdl. Wechsel je 5 Globuli
Apis DOS/D30
Bryonia DOS/D30
Mercurius solubilis DOS/D30
Hypericum DOS/D30
Lachesis DOS/D30
zusätzlich 2 – 3 stdl. 5 – 10 Tropfen
Helleborus niger DOS/D3

Arznei	Anwendung
Cicuta virosa DOS/D12	1 - 2 stdl. 5 Tropfen
Zincum metallicum DOS/D6	3 x tgl. 1 Messerspitze
Herz-u. Kreislauftropfen mild, Magister Doskar Nr.15	häufig 10 – 12 Tropfen
Belladonna DOS/D4	1/2 – 1 stdl. 5 Tropfen
Secale cornutum DOS/D3	1/2 – 1 stdl. 5 Tropfen
Ustilago DOS/D3	1/2 – 1 stdl. 5 Tropfen
Sabina DOS/D12	1 – 2 stdl. 5 Tropfen
Hamamelis DOS Urtinktur mit Hydrastis DOS/D1	im stdl. Wechsel 5 Tropfen
Trillium pendulum DOS/D1 – DOS/D3	3 x tgl. 5 Tropfen
Ipecacuanha DOS/D4	1 – 2 stdl. 5 Tropfen
Crocus DOS/D3	3 x tgl. 5 Tropfen
Erigeron canadensis DOS/D3	3 x tgl. 5 Tropfen
und/oder Millefolium DOS/D2	3 x tgl. 5 Tropfen
Bovista DOS/D3	3 x tgl. 5 Tropfen
Chininum arsenicosum DOS/D4	3 x tgl. 5 Tropfen
Kalium carbonicum DOS/D6	3 x tgl. 1 Messerspitze

Indikation, pers. Anmerkungen

METEORISMUS ▶ siehe auch HEPATOPATHIE beim Säugling CRUSTA LACTEA

Süßigkeitsverlangen, satt nach wenigen Bissen
Mit Aufstoßen
Mit begleit. Herzbeschw.
Mit starker Geruchsbildung
Fäulnisdyspepsie
Vegetative Störung, Stress
Lampenfieber
Grünliche Durchfälle, besonders Säuglinge
Wechsel Durchfall, Verstopfung
Mit krampfartigen Beschwerd[en]
Folge von Krankheiten, Operationen
Zusatztherapie: Verdauungs-, Galle- und Lebertropfen
Symbioselenkung Diätische Beeinflussung durc[h] salzig, sauer, pikant, bitter.

METRITIS ▶ siehe ENDOMETRITIS

MIGRÄNE

Beachte: Wenn nicht anders vermerkt, sind alle folgenden Mittel regelmäßig zur Vorbeugung zu nehmen.

Wochenendmigräne
prophylaktisch
Kaffeeunverträglichkeit Frauenmittel
Bei Anfall
Folge von gestresster, ungeordneter Lage – Männermittel
Blasses Gesicht

Arznei	Anwendung
Lycopodium DOS/D3	3 x tgl. 5 Tr. vor dem Essen
Asa foetida DOS/D4	3 x tgl. 5 Tropfen
Nux moschata DOS/D3	3 x tgl. 5 Tropfen
Colchicum DOS/D4	3 x tgl. 5 Tropfen
Carbo vegetabilis DOS/D6	3 x tgl. 1 Messerspitze
Nux vomica DOS/D6	3 x tgl. 5 Tropfen
Argentum nitricum DOS/D12	3 x tgl. 5 Tropfen
Chamomilla DOS/D30	5 Globuli, vereinzelte Gaben
Magnesium carbonicum DOS/D6	3 x tgl. 1 Messerspitze
Mandragora e radice siccato DOS/D4	3 x tgl. 5 Tropfen
China DOS/D4	3 x tgl. 5 Tropfen
Magister Doskar Nr. 1	10 – 12 Tropfen 1/4 Stunde vor dem Essen

Iris DOS/D6	häufig 5 Tropfen..
Iris DOS/D3	3 x tgl. 5 Tropfen
Ignatia DOS/D4	3 x tgl. 5 Tropfen
Ignatia DOS/D12	häufig 5 Tropfen
Nux vomica DOS/D12	3 x tgl. 5 Tropfen, auch häufiger
Spigelia DOS/D3	3 x tgl. 5 Tropfen
oder Secale cornutum DOS/D3	3 x tgl. 5 Tropfen

Indikation, pers. Anmerkungen

Rotes Gesicht, Blutandrang

Blutandrang, klopfend

Blutandrang mit reichlich Harnabgang

Chron., tagelang anhaltend

Mit Übelkeit, Erbrechen

Prophylaktisch

Mit Schwindelgefühl

Regelmigräne

Klimakterium, prämenstruelles Syndrom

Mit Durchfällen

Zusatztherapie:
Migränetropfen für Frauen, prophylaktisch

Migränetropfen für Männer, prophylaktisch

MILCHMANGEL ➽ siehe AGALAKTIE

MILCHSCHORF ➽ siehe CRUSTA LACTEA

MIKTIONSSTÖRUNG ➽ siehe CYSTITIS, ENURESIS, HYPERTROPHIE, NEURASTHENIE, PROSTATA

MORBILI ✺ MASERN

Beginn mit hohem Fieber

Folgemittel

Bellender Husten, Bindehautkatarrh, Ohrenkomplikation

Husten mit Auswurf

Husten, gereizt

Husten nachts

Bei Ausbruch d. Exanthems

Ausschlag kommt nicht heraus

Gleichzeitig als Reaktionsmittel

Arznei	Anwendung	M
Sanguinaria DOS/D6	3 x tgl. 5 Tropfen	
Glonoinum DOS/D6	1 – 2 stdl. 5 Tropfen	
Gelsemium DOS/D4	1 – 2 stdl. 5 Tropfen	
Cyclamen DOS/D12	3 x tgl. 5 Tropfen	
Ipecacuanha DOS/D4	häufig 5 Tropfen	
Ipecacuanha DOS/D4	3 x tgl. 5 Tropfen	
Cocculus DOS/D4	3 x tgl. 5 Tropfen	
Sepia DOS/D6	3 x tgl. 5 Tropfen	
Cimicifuga DOS/D3	3 x tgl. 5 Tropfen	
Podophyllum DOS/D6	3 x tgl. 5 Tropfen	
Magister Doskar Nr. 11	1/4 stdl. 15 Tropfen 3 x tgl. 20 Tropfen	
Magister Doskar Nr. 12	1/4 stdl. 15 Tropfen 3 x tgl. 20 Tropfen	
Aconitum DOS/D30	5 Globuli, 2 – 3 Gaben	
Ferrum phosphoricum DOS/D12	stdl. 5 Tropfen	
Belladonna DOS/D4	1/2 – 1 stdl. 5 Tropfen	
Hepar sulfuris DOS/D6	1 – 2 stdl. 5 Tropfen	
Bryonia DOS/D3	häufig 5 Tropfen	
Kalium bichromicum DOS/D4	häufig 5 Tropfen	
Pulsatilla DOS/D4 mit Mercurius solubilis DOS/D6	1 – 2 stdl. 5 Tropfen im Wechsel	
Zincum metallicum DOS/D6	3 x tgl. 1 Messerspitze	
Sulfur DOS/D30	5 Globuli, einzelne Gaben	

Indikation, pers. Anmerkungen

Benommenheit

Nervöse Agitation

Schwerer Verlauf

Meningeal

Generelles Begleitmittel (Masernanergie):

MOUCHES VOLANTES
GLASKÖRPERTRÜBUNGEN

Bindegewebsmittel

Störung des Wasserhaushalte‹

Neigung zu Glaukom und Blutungen

MUKOVISZIDOSE ➡ siehe auch BRONCHITIS, PANKREATITIS CHRONICA, PANKREASINSUFFIZIE›

Bindegewebsmittel

Schleimverflüssigend, die folgenden Mittel werden ein‹ oder kombiniert verordnet:
  Mit Würgen, Erbrechen

  Mit Rasseln

  Erstickend, zäh

Zusatztherapie:
Tropfen zur unspez. Abwehrsteigerung

MULTIPLE SKLEROSE

Unbedingt erforderlich ist Darmsanierung, siehe Symbiose

Nosode

Focusmittel

Akuter Schub

Organotrope Wirkung auf Z‹

Wirkung auf Neuroglia

Parästhesien

Arznei	Anwendung	M
Gelsemium DOS/D6	mehrmals 5 Tropfen	
Stramonium DOS/D12	mehrmals 5 Tropfen	
Arsenicum album DOS/D6	3 x tgl. 5 Tropfen	
Lachesis DOS/D12	stdl. 5 Tropfen	
Echinacea DOS Urtinktur		
Silicea DOS/D6 mit Calcium fluoratum DOS/D6	im tageweisen Wechsel je 2 x 1 Tablette	
Kalium carbonicum DOS/D6	2 x tgl. 1 Messerspitze	
Phosphorus DOS/D12	1 – 2 x tgl. 5 Tropfen	
Silicea DOS/D6 mit Calcium fluoratum DOS/D6	im tageweisen Wechsel je 2 x tgl. 1 Tablette	
Ipecacuanha DOS/D4	3 x tgl. 5 Tropfen	
Tartarus emeticus DOS/D4	3 x tgl. 5 Tropfen	
Coccus cacti DOS/D4	3 x tgl. 5 Tropfen	
Magister Doskar Nr. 9	3 x tgl. 15 Tropfen	
Medorrhinum D200	5 Globuli, 2 x im Monat	
Phytolacca DOS/D4	3 x tgl. 5 Tropfen	
Apis DOS/D3 Wechsel mit Colchicum DOS/D4	5 Tropfen im häufigen	
Acidum picrinicum DOS/D6	3 x tgl. 5 Tropfen	
Silicea DOS/D6	3 x tgl. 1 Tablette	
Secale cornutum DOS/D4	3 x tgl. 5 Tropfen	

Indikation, pers. Anmerkungen

Starkes Kältegefühl
Zuckungen
Verkürzungsgefühle
Krämpfe
Schwermetallbelastung
Verdacht auf Quecksilber-
vergiftung (Amalgan)
Verdacht auf Lösungs-
mittelintoxikation
Begleitende Durchfälle
Extremer Vitalitätsverlust

MYALGIE ✱ MUSKELRHEUMATISMUS
➡ siehe auch ARTHRITIS, LUMBAGO, PERIARTHRITIS HUMERO-SCAPULARIS

Fokusmittel
Folge von Erkältung
Folge von feuchter Kälte
Jede Bewegung schmerzt
Bewegung bessert
Nächtliche Schweiße
Klimakterium
Schulterlokalisation

Zusatztherapie:
Wirbelsäule- und Gelenks-
tropfen
Gelenks-Entzündungstropfen

MYASTHENIE ✱ MUSKELSCHWÄCHE

Symbioselenkung erforderlich
siehe dort.
Fokusmittel
Schwermetallbelastung
Belastung durch Amalgam
Verkrampfungsbereitschaft
Verkürzungsgefühl
Lähmungen

Arznei	Anwendung	M
Agaricus DOS/D6	3 x tgl. 5 Tropfen	
Zincum metallicum DOS/D6	3 x tgl. 1 Messerspitze	
Causticum Hahnemanni DOS/D12	2 x tgl. 5 Tropfen	
Cuprum DOS/D30	5 Globuli, einzelne Gaben	
Plumbum metallicum DOS/D12	1 – 2 x tgl. 5 Tropfen	
Mercurius solubilis DOS/D15	jeden 2. Tag 5 Tropfen	
Cresolum DOS/D15	jeden 2. Tag 5 Tropfen	
Argentum nitricum DOS/D12	2 x tgl. 5 Tropfen	
Alumina DOS/D12	2 x tgl. 5 Tropfen	

Arznei	Anwendung
Phytolacca DOS/D4	3 x tgl. 5 Tropfen
Aconitum DOS/D30	5 Globuli, einzelne Gaben
Dulcamara DOS/D3	1 – 2 stdl. 5 Tropfen
Bryonia DOS/D30	5 Globuli, einzelne Gaben
Rhus toxicodendron DOS/D30	5 Globuli, einzelne Gaben
Mercurius solubilis DOS/D6	3 x tgl. 5 Tropfen
Cimicifuga DOS/D3	3 x tgl. 5 Tropfen
Ferrum phosphoricum DOS/D6	3 x tgl. 5 Tropfen

Arznei	Anwendung
Magister Doskar Nr. 2	3 – 5 x tgl. 20 Tropfen
Magister Doskar Nr. 40	stdl. 20 Tropfen

Arznei	Anwendung
Phytolacca DOS/D4	3 x tgl. 5 Tropfen
Plumbum metallicum DOS/D12	2 x tgl. 5 Tropfen
Mercurius solubilis DOS/D15	5 Globuli jeden 2. Tag
Cuprum DOS/D12	1 x tgl. 5 Globuli
Causticum Hahnemanni DOS/D12	2 x tgl. 5 Tropfen
Curare D12	2 x tgl. 5 Tropfen

Indikation, pers. Anmerkungen

Mit ohnmachtsähnlicher Schwäche

Mit Zittrigkeit, Nervosität Schwäche beim Abwärtsgehen

Parästhesien

Tremor und klopfende Krämpfe

MYKOSEN ❊ PILZERKRANKUNGEN

Haut- und Nagelmykose
Ringförmig

Nässend, juckend

Nägel + Zehen

Zusatztherapie:
Stoffwechseltropfen

Äußerlich:

Lungenmykose

Darmmykose
Symbioselenkung, siehe dort
CAVE: Verdauungsinsuffizien

Obstipationsneigung

Begleitende Harnwegsinfekte

Zusatztherapie:

Vaginalmykose
1. Zyklushälfte

2. Zyklushälfte

begleitende Harnwegsinfekte

Döderleinsche Vaginalsuppositorien

MYOKARDINFARKT

Angst, Erregung

Plethorischer Gefäßtyp

Embolie, Thrombose

Kollapt. Zustandsbild

Arznei	Anwendung	
Gelsemium DOS/D12	2 x tgl. 5 Tropfen	
Argentum metallicum DOS/D12	2 x tgl. 5 Messerspitzen	
Stannum metallicum DOS/D12	2 x tgl. 1 Messerspitze	
Secale cornutum DOS/D6	3 x tgl. 5 Tropfen	
Conium DOS/D12	2 x tgl. 5 Tropfen	
Sepia DOS/D6	3 x tgl. 5 Tropfen	
Rhus toxicodendron DOS/D4	3 x tgl. 5 Tropfen	
Silicea DOS/D6	3 x tgl. 1 Tablette	
Zincum metallicum DOS/D6	3 x tgl. 1 Messerspitze	
Magister Doskar Nr. 27	3 x tgl. 20 Tropfen	
Umschläge: 3% Borsäure + 3 % Essigbäder		
Essigwasserinhalationen		
Calcium fluoratum DOS/D6	3 x tgl. 1 Tablette	
Podophyllum DOS/D3	3 x tgl. 5 Tropfen	
Copaiva DOS/D3	3 x tgl. 5 Tropfen	
Propolis	15 Tr. mit Wasser, 1 x tgl.	
Pulsatilla DOS/D3	3 x tgl. 5 Tropfen	
Cimicifuga DOS/D3	3 x tgl. 5 Tropfen	
Aristolochia DOS/D4	3 x tgl. 5 Tropfen	
	jed. 2. Tag 1 Suppositorium	
Aconitum DOS/D30	5 Globuli, 1 – 2 Gaben	
Arnica DOS/D30	5 Globuli, 1 – 2 Gaben	
Lachesis DOS/D12	stdl. 5 Tropfen	
Naja tripudians DOS/D10	stdl. 5 Tropfen	

Indikation, pers. Anmerkungen

Nachbehandlung:
Herz- u. Kreislauftropfen

Bei anginösen Beschwerden
Angina pectoris-Tropfen

MYOKARDITIS ❁ HERZMUSKELENTZÜNDUNG

Infektiös, toxisch

Septisch

Kollaptisch

Präinsuffizienzzeichen

Ödemneigung

Anginöse Beschwerden

Fokusverdacht

Begleitende Darmbeschw.

Hypotonie

Rechtsherzschwäche

Bigeminie

Zusatztherapie:
Herz- u. Kreislauftropfen, mi

Herz- u. Kreislaufropfen

Angina pectoris-Tropfen

MYOMATOSIS UTERI

Kongestionstyp

Reizbarer Typ

Mit begleit. Hypochondrie

Derbe, kleine Myome

Männlicher Behaarungstyp

Starke Blutungen

Blutungen

Arznei	Anwendung
Magister Doskar Nr. 16	3 x tgl. 20 Tropfen
Magister Doskar Nr. 39	akut 1/4 stdl. 20 Tropfen vorbeugend 3 x tgl. 20 Tr.
Kalmia DOS/D3	3 x tgl. 5 Tropfen
Lachesis DOS/D12	3 x tgl. 5 Tropfen
Naja tripudians DOS/D10	3 x tgl. 5 Tropfen
Convallaria DOS/D2	3 x tgl. 5 Tropfen
Scilla DOS Urtinktur	3 x tgl. 5 Tropfen, langsam steigern auf 3 x tgl. 20 Tr.
Cactus DOS Urtinktur	3 x tgl. 5 Tropfen
Phytolacca DOS/D4	3 x tgl. 5 Tropfen
Oleander DOS/D4	3 x tgl. 5 Tropfen
Kalium carbonicum DOS/D12	3 x tgl. 5 Tropfen
Strophanthus DOS/D2	3 x tgl. 5 Tropfen
Digitalis DOS/D4	3 x tgl. 5 Tropfen
Magister Doskar Nr. 15	häufig 10 – 12 Tropfen
Magister Doskar Nr. 16	3 x tgl. 20 Tropfen
Magister Doskar Nr. 39	akut 1/4 stdl. 20 Tropfen vorbeugend 3 x tgl. 20 Tr.
Aurum colloidale DOS/D4	3 x tgl. 5 Tropfen
Platinum metallicum DOS/D6	3 x tgl. 5 Tropfen
Conium DOS/D4	3 x tgl. 5 Tropfen
Acidum hydrofluoricum DOS/D12	2 – 3 x tgl. 5 Tropfen
Sepia DOS/D6	3 x tgl. 5 Tropfen
Trillium pendulum DOS/D1 – DOS/D3	3 x tgl. 5 Tropfen
Secale cornutum DOS/D3 Hamamelis DOS Urtinktur	im stdl. Wechsel mit 3 – 10 Tropfen

Falls die letztgenannten Medikamente keine Wirkung zeigen, ist eine Operation fast immer unumgänglich.

Indikation, pers. Anmerkungen

NABELKOLIK ➧ siehe KOLIK

NAEVUS ✸ MUTTERMAL

> In Verbindung m. Warzen
> Anämisches Zustandsbild
> Mit begleitenden Pigmentflecken
> Mit Bereitschaft zu Kelloidbildung
> Im Rahmen bindegeweblicher Schwäche
> Begleitende Leberschwäche

NAGELWACHSTUMSSTÖRUNGEN

> Brüchige Nägel
>
> Wachstumsstörung
>
> Nagelbettentzündung
> Nagelpilz

NARBENWUCHERUNGEN ➧ siehe KELOID

NASENBLUTEN ➧ siehe EPISTAXIS

NASENNEBENHÖHLENENTZÜNDUNG ➧ siehe SINUSITIS

NARKOSE

> Vorbereitung
> am Tag vor Operation
> am Operationstag
> am Tag danach
>
> Folgen
> Konzentrations- u. Gedächtnisschwäche
>
> Kopfschmerzen, Schwäche

NAUSEA ➧ siehe HYPEREMESIS

Arznei	Anwendung	
Thuja DOS/D4	3 x tgl. 5 Tropfen
Ferrum phosphoricum DOS/D6	3 x tgl. 5 Tropfen
Sepia DOS/D6	3 x tgl. 5 Tropfen
Acidum hydrofluoricum DOS/D12	2 x tgl. 5 Tropfen
Calcium fluoratum DOS/D6	3 x tgl. 1 Tablette
Lycopodium DOS/D6	3 x tgl. 5 Tropfen
Silicea DOS/D6	3 x tgl. 1 Tabl., Wechsel mit
Acidum hydrofluoricum DOS/D6	3 x tgl. 5 Tropfen
Selenium DOS/D3	3 x tgl. 1 Messerspitze
und Antimonium crudum DOS/D4	3 x tgl. 1 Messerspitze
und Thuja DOS/D4	3 x tgl. 5 Tropfen
Hepar sulfuris DOS/D6	3 x tgl. 1 Messerspitze
siehe Mykose	
Arnica DOS/D30	5 Globuli,
	1 Gabe
	5 Globuli, 1 Gabe
	5 Globuli, 1 Gabe
Hypericum DOS/D30	5 Globuli, einzelne Gaben
Zincum valerianicum DOS/D12	2 x tgl. 5 Tropfen
Acidum picrinicum DOS/D12	2 x tgl. 5 Tropfen

Indikation, pers. Anmerkungen

NEPHRITIS UND NEPHROSE ❀ NIERENENTZÜNDUNG, NIERENSCHRUMPFUNG ➡ s. auch HÄMATURIE

	In jedem Fall, Hauptmittel Nieren- u. Blasentropfen
	Erhöhte Harnstoffwerte
	Im Rahmen harnsaurer Diathese
	Nach Erkältung
	Akute Brennschmerzen
	Toxisch, allergisch, im Rahmen von Infekten
	Toxisch, rheumatisch
	Primär chronisch, im Rahmen v. Vergiftungen
	Septisch
	Nephrit./Nephrotische Mischform
	»Schwangerschaftsniere«
	Blasser Hochdruck
	Organotrop
	Begleitende Ödeme
	Zähe Sekrete

NEPHROLITHIASIS ❀ NIERENSTEINE, NIERENGRIESS

	Hauptmittel Nieren- u. Blasentropfen
	Bei harnsaurer Diathese
	Bei Hepatopathie
	Ammoniakalischer Harn
	Hochkonzentrierter, saurer Harn, schleimig
	Nierensenkungen
	Starke Kolikneigung
	Vorbeugend

Arznei	Anwendung	
Magister Doskar Nr. 3	3 x tgl. 10 – 12 Tropfen	
Lespedeza capitata DOS/D4	3 x tgl. 5 Tropfen	
Sarsaparilla DOS/D6	3 x tgl. 5 Tropfen	
Dulcamara DOS/D3	3 x tgl. 5 Tropfen	
Cantharis DOS/D6	3 x tgl. 5 Tropfen	
Apis DOS/D3	3 – 4 x tgl. 5 Tropfen	
Colchicum DOS/D4	3 x tgl. 5 Tropfen	
Arsenicum album DOS/D6	3 x tgl. 5 Tropfen	
Lachesis DOS/D12	3 x tgl. 5 Tropfen	
Kalium bichromicum DOS/D4	3 x tgl. 1 Messerspitze	
Kalium chloratum DOS/D6	3 x tgl. 5 Tropfen	
Mercurius sublimatus corrosivus DOS/D6	3 x tgl. 5 Tropfen	
Phosphorus DOS/D12	1 – 3 x tgl. 5 Tropfen	
Plumbum metallicum DOS/D12	1 – 3x tgl. 5 Tropfen	
Coccus cacti DOS/D3	3 x tgl. 5 Tropfen	
Serum anguillae D6	3 x tgl. 5 Tropfen	
Helleborus DOS Urtinktur	3 x tgl. 5 Tropfen	
und Betula alba DOS Urtinktur	3 x tgl. 5 Tropfen	
Coccus cacti DOS/D3	3 x tgl. 5 Tropfen	
Magister Doskar Nr. 3	3 x tgl. 10 – 12 Tropfen	
Sarsaparilla DOS/D4	3 x tgl. 5 Tropfen	
Lycopodium DOS/D6	3 x tgl. 5 Tropfen	
Acidum benzoicum DOS/D3	3 x tgl. 5 Tropfen	
Coccus cacti DOS/D3	3 x tgl. 5 Tropfen	
Sepia DOS/D6	3 x tgl. 5 Tropfen	
Magnesium phosphoricum DOS/D6	3 x tgl. 1 Tablette	
Saxifraga DOS Urtinktur	3 x tgl. 5 Tropfen	

Indikation, pers. Anmerkungen

Schmerzen nach Steinabgang

Nierengrieß

Prophylaxe, besonders bei Oxalatsteinen:

Unterstützend bei akuter Kolik

NEPHROSKLEROSE

Blasser Hochdruck

Trophische Störungen

Ödeme, Stauungen

Roter Hockdruck

Mit begleitender Hämaturie

Begleitende Stauung, auch kardial bedingt

Entwässerung

Gefäßpulsationen

NEURALGIEN ❀ PERIODISCH AUFTRETENDE SCHMERZANFÄLLE IM BEREICH DER PERIPHEREN NERVEN

Erkältungsäthiologie, akut

Klopfende Schmerzen, berührungsempfindlich

Brennschmerz, besonders nach Mitternacht

Plötzlich einschießender Schmerz

1. u. 2. Trigeminusast

Trigeminus links

Im Rahmen von Sinusitis

Von den Zähnen ausgehend

An der Nasenwurzel

Cervikalsyndrom

Intercostalneuralgie

Vom Knochen ausgehend

Infektiös, tox. Ursachen

Arznei	Anwendung
Arnica DOS/D4	3 x tgl. 5 Tropfen
Pareira brava DOS/D4	3 x tgl. 5 Tropfen
Magnesiumsubstitution	
Rowatinex	
Plumbum metallicum DOS/D12	2 x tgl. 5 Tropfen
Secale cornutum DOS/D4	3 x tgl. 5 Tropfen
Kalium arsenicosum DOS/D4	3 x tgl. 5 Tropfen
Aurum colloidale DOS/D4	3 x tgl. 5 Tropfen
Phosphorus DOS/D12	2 x tgl. 5 Tropfen
Scilla DOS Urtinktur steigern bis	3 x tgl. 3 Tropfen, langsam 3 x tgl. 10 Tropfen
Apocynum DOS Urtinktur langsam steigern bis	3 x tgl. 3 Tropfen 3 x tgl. 10 Tropfen
Glonoinum DOS/D4	3 x tgl. 5 Tropfen
Aconitum DOS/D30	2 – 3 Gaben, je 5 Globuli
Belladonna DOS/D4	1/2 – 1 stdl. 5 Tropfen
Arsenicum album DOS/D30	2 – 3 Gaben, 5 Tropfen
Colocynthis DOS/D4	3 – 5 x tgl. 5 Tropfen
Verbascum DOS/D2	3 – 5 x tgl. 5 Tropfen
Spigelia DOS/D4	3 x tgl. 5 Tropfen
Stannum metallicum DOS/D6	3 x tgl. 5 Tropfen
Plantago major DOS/D2	3 x tgl. 5 Tropfen
Zincum metallicum DOS/D6	3 x tgl. 5 Tropfen
Cimicifuga DOS/D6	3 x tgl. 5 Tropfen
Ranunculus bulbosus DOS/D3	3 x tgl. 5 Tropfen
Strontium carbonicum DOS/D6	3 x tgl. 5 Tropfen
Kalmia DOS/D3	3 x tgl. 5 Tropfen

Indikation, pers. Anmerkungen

Im Rahmen chron. Eiterung
Verkrampfungstyp
Stundengenaue, regelmäßige Wiederkehr
Nach Nervenverletzung
Witterungsbedingt
Bewegung bessert, nach Überanstrengung
Rheumatisch, Bewegung verschlimmert
Nach Herpes Zoster
Mit Kälteempfindung
Zusatztherapie: Neuralgietropfen

NEURASTHENIE

Nervöse Erschöpfung
Neigung zu Extrasystolen
Folge von Stress
Kaffeeunverträglichkeit
Begleitende Magen/Darm-symptome
Zuckungen beim Schlafen oder Einschlafen
Unbeherrschbare Gedankenzuläufe
Ängstlich, hypochondrisch
Nach Krankheit, Operation
Lampenfieber
Sexuelle Exzesse
Chronische Schwäche
Allgemein beruhigend
Zusatztherapie: Nerventropfen f. Männer
Nerven- u. Examenstropfen
Schultropfen für Kinder

Arznei	Anwendung
Silicea DOS/D6	3 x tgl. 1 Tablette
Magnesium phosphoricum DOS/D6	nach Bedarf, häufig 1 Tabl.
Cedron DOS/D3	3 x tgl. 5 Tropfen
Hypericum DOS/D4	3 x tgl. 5 Tropfen
Gelsemium DOS/D30	5 Globuli, 2 – 3 Gaben
Rhus toxicodendron DOS/D4	3 x tgl. 5 Tropfen
Bryonia DOS/D3	3 – 5 x tgl. 5 Tropfen
Mezereum DOS/D4	3 x tgl. 5 Tropfen
Platinum metallicum DOS/D6	3 x tgl. 5 Tropfen
Magister Doskar Nr. 29	akut 1/4 – 1 stdl. 20 Tropfen
	dann 3 x tgl. 20 Tropfen
Acidum phosphoricum DOS/D3	3 x tgl. 5 Tropfen
Kalium phosphoricum DOS/D6	3 x tgl. 1 Tablette
Nux vomica DOS/D12	2 x tgl. 5 Tropfen
Ignatia DOS/D12	2 x tgl. 5 Tropfen
Anacardium orientale DOS/D12	2 x tgl. 5 Tropfen
Zincum valerianicum DOS/D3	3 x tgl. 5 Tropfen
Ambra DOS/D3	3 x tgl. 5 Tropfen
Phosphorus DOS/D12	1 x tgl. 5 Tropfen
China DOS/D3	3 x tgl. 5 Tropfen
Strophanthus DOS/D2	häufig 5 Tropfen
Staphisagria DOS/D6	2 x tgl. 5 Tropfen
Stannum metallicum DOS/D6	2 x tgl. 5 Tropfen
Passiflora DOS Urtinktur	häufig 5 – 10 Tropfen
Magister Doskar Nr. 13	3 x tgl. 15 Tropfen
Magister Doskar Nr. 14	5 x tgl. 15 – 20 Tropfen
Magister Doskar Nr. 17	5 x tgl. 8 – 10 Tropfen

Indikation, pers. Anmerkungen	
	Stärkungstropfen f. Kinder
	Neurasthenietropfen
	Stärkungstropfen

NEURITIS ✹ NERVENENTZÜNDUNG

- Klopfende Schmerzen
- Brennende Schmerzen
- Folge von Erkältung
- Folge von Zugluft, Autofenster
- Folge von Medikamenten- u. Alkoholmissbrauch
- Folge von Verletzung

- Folge von Überanstrengung
- Schwermetallintoxikation
- Begleitende Magen/Darmstörungen
- Ausgesprochener Bewegungsschmerz
- Infektbegleiterscheinung

NEURODERMITIS

Eine angeborene Verdauungsschwäche, in erster Linie Milcheiweißunverträglichkeit.
Daher ist eine **Aktivierung von Magen- und Pankreasfunktion** erforderlich.

Substitution

Arznei	Anwendung
Magister Doskar Nr. 22	3 x tgl. 10 – 20 Tropfen
Magister Doskar Nr. 32	3 – 5 x tgl. 20 Tropfen
Magister Doskar Nr. 34	3 x tgl. 20 Tropfen
Belladonna DOS/D4	1/2stdl. 5 Tropfen
Arsenicum album DOS/D6	3 x tgl. 5 Tropfen
Aconitum DOS/D4	3 – 5 x tgl. 5 Tropfen
Zincum metallicum DOS/D6	3 x tgl. 5 Tropfen
Nux vomica DOS/D6	3 x tgl. 5 Tropfen
Arnica DOS/D4 und Hypericum DOS/D3	je 5 Tropfen im häufigen Wechsel
Rhus toxicodendron DOS/D4	3 x tgl. 5 Tropfen
Plumbum metallicum DOS/D12	1 x tgl. 5 Tropfen
Colocynthis DOS/D4	3 x tgl. 5 Tropfen
Bryonia DOS/D30	5 Globuli, einzelne Gaben
Halstropfen Magister Doskar Nr. 21	häufig 12 – 15 Tropfen
Acidum hydrochloricum DOS/D3	1 – 10 Tropfen, je nach Alter
und Viola tricolor DOS/D1	1 – 10 Tropfen, je nach Alter
und Menyanthes DOS/D1	1 – 5 Tropfen, je nach Alter
und Hylaktropfen	3 – 15 Tropfen, je nach Alter

alle oben genannten Medikamente werden mit etwas Wasser oder Tee vor jedem Essen eingenommen,
gleichzeitig

Arznei	Anwendung
Tinctura ferri pomati oder Solutio ferri aromatici	3 – 10 Tropfen tgl.
Kalium jodatum DOS/D1	jeden 2. Tag 1 Tropfen
Oleovit A + D	1 Tropfen jeden 2. Tag
Calcisan B + C	1 x tgl. 1 Tablette
Calcipot C	1 x tgl. 1 Tablette

Indikation, pers. Anmerkungen

Konstitutionell
Dickliches Kind

Nervöses Kind

Bindegewebsschwäche, Neigung zu Brüchen

Neigung zu Verstopfung

Neigung zu Vereiterung

Greisenhafter Ausdruck

Zorniges Kind

Introvertiert, zurückgezogen

Akut

Nächtl. Verschlimmerung

Lymphatische Diathese

Bei chronischen, hartnäckiger Fällen auch

NEUROFIBROMATOSE RECKLINGHAUSEN

Kurweise, längere Zeit

Zusätzliche Nosoden:

NYMPHOMANIE

Stolz und kühl

Eifersüchtig

Zornig, erregbar

Halluzinationen

Puerperalpsychose

Neigung zu brennend. Schmer

Gefühl des Deszensus

Depressive Stimmung

NYSTAGMUS ❉ LINSENSCHLOTTERN

Neigung zu Reisekrankh.

Agitiertes Wesen

Arznei	Anwendung	
Calcium carbonicum DOS/D6	3 x tgl. 5 Tropfen	
Calcium phosphoricum DOS/D6	3 x tgl. 1 Tablette	
Calcium fluoratum DOS/D6	3 x tgl. 1 Tablette	
Antimonium crudum DOS/D6	3 x tgl. 1 Messerspitze	
Calcium sulfuricum DOS/D6	3 x tgl. 5 Tropfen	
Lycopodium DOS/D6	3 x tgl. 5 Tropfen	
Magnesium carbonicum DOS/D6	3 x tgl. 5 Tropfen	
Natrium chloratum DOS/D6	3 x tgl. 5 Tropfen	
Apis DOS/D3 und Rhus toxicodendron DOS/D4	3 x tgl. 5 Tropfen im häufigen Wechsel	
Arsenicum album DOS/D30	bei Bedarf 5 Globuli	
Tuberculinum D30	5 Globuli, 1 x wöchentlich	
Medorrhinum D30	5 Globuli, 1 x wöchentlich	
Acidum hydrofluoricum DOS/C30	5 Globuli, 1 x wöchentlich	
und Barium jodatum DOS/D4	3 x tgl. 5 Tropfen	
und Calcium fluoratum DOS/D6	3 x tgl. 1 Tablette im tage-	
weisen Wechsel mit Silicea DOS/D6	3 x tgl. 1 Tablette	
Medorrhinum D30	5 Globuli alle 14 Tage im	
Wechsel mit Luesinum D30	5 Globuli alle 14 Tage	
Platinum metallicum DOS/D30	5 Globuli, einzelne Gaben	
Lachesis DOS/D30	5 Globuli, einzelne Gaben	
Stramonium DOS/D30	5 Globuli, einzelne Gaben	
Hyoscyamus DOS/D30	5 Globuli, einzelne Gaben	
Veratrum album DOS/D30	5 Globuli, einzelne Gaben	
Cantharis DOS/D30	5 Globuli, einzelne Gaben	
Murex purpureus D6	3 x tgl. 5 Tropfen	
Vitex agnus castus DOS/D12	2 x tgl. 5 Tropfen	
Cocculus DOS/D12	1 – 2 x tgl. 5 Tropfen	
Agaricus DOS/D12	2 x tgl. 5 Tropfen	

Indikation, pers. Anmerkungen

Krampfbereitschaft der unwillk. Muskulatur

Mit Schwindel

OBSTIPATION ❋ VERSTOPFUNG

Spastisch (Hämorrhoiden)

Begleitende Leber und Gallebeschwerden

Gallefunktionsschwäche, Cholelithiasis

Rez. Ulcus duodeni

Bei akuter Erkrankung

Bettlägrigkeit

Nach Operation

Folge von allgemeinem Kräfteverfall

Im Rahmen gyn. Leiden

Schilddrüsenunterfunktion

Süßigkeitsverlangen, Meteorismus

Krampfbereitschaft

Atonisch

Trockene Haut und Schleimhaut

Gedunsenheit, Blähsucht

Trockener Bröckelstuhl

Nach Abführmittelmissbrauch

Intoxikation (Schwermetall)

Zusatztherapie:
Bitter- oder Glaubersalz,

Symbioselenkung! (siehe do

ÖDEME ➨ siehe auch ASCITES

Behandlung des Grundleidens, siehe cardiale und renale Insuffizienzen, Nephritis, Nephrose

Allgem. entwässernd

Arznei	Anwendung	
Hyoscyamus DOS/D6	3 x tgl. 5 Tropfen	
Conium DOS/D4	3 x tgl. 4 Tropfen	
Nux vomica DOS/D12	2 – 3 x tgl. 5 Tropfen	
Magnesium phosphoricum DOS/D12	2 – 3 x tgl. 1 Tablette	
Podophyllum DOS/D3	3 x tgl. 5 Tropfen	
Anacardium DOS/D12	1 x tgl. 5 Tropfen	
Bryonia DOS/D3	3 – 5 x tgl. 5 Tropfen	
Opium D12	2 x tgl. 5 Tropfen	
Staphisagria DOS/D6	2 x tgl. 5 Tropfen	
Arsenicum album DOS/D6	3 x tgl. 5 Tropfen	
Sepia DOS/D6	3 x tgl. 5 Tropfen	
Graphites DOS/D12	2 x tgl. 5 Tropfen	
Lycopodium DOS/D3	3 x tgl. 5 Tropfen	
Cuprum DOS/D12	2 x tgl. 5 Tropfen	
Alumina DOS/D6	3 x tgl. 5 Tropfen	
Silicea DOS/D6	3 x tgl. 1 Tablette	
Kalium carbonicum DOS/D12	2 x tgl. 5 Tropfen	
Natrium chloratum DOS/D12	2 x tgl. 1 Tablette	
Hydrastis DOS/D1	3 x tgl. 5 Tropfen	
Plumbum aceticum DOS/D12	2 x tgl. 5 Tropfen	
2 – 3 Teelöffel auf 1/4 – 1/2 Liter Wasser, morgens, nüchtern		
Apocynum DOS Urtinktur	3 x tgl. 5 – 15 Tropfen (langsamer Wirkungseintritt)	

Indikation, pers. Anmerkungen

Cardial bedingt

Toxisch, allergisch

Ekzematös

Oberlid

Unterlid

Mit nächtl. Angstzuständen

Mit Durst auf kaltes Wasser und Erbrechen

Diureseverbesserung

Zusatztherapie:
Nieren- u. Blasentropfen

Blasentropfen

Herz- u. Kreislauftropfen

Venentropfen

OESOPHAGUSERKRANKUNGEN
➼ siehe auch GASTRITIS

Beengungsgefühl

Globusgefühl

Aufstoßen von Luft

Sofortiges Erbrechen nach dem Essen

Trockenheitsgefühl

Brennen, kalt trinken besser

Verschlucken bei Flüssigkeit

Koliken, Oesophagus, Darm,

Lähmungsartiger Zustand

Schlundkrampf, Kiefersperre (Epilepsie)

Blutungsneigung

Arznei	Anwendung
Convallaria DOS/D3	3 x tgl. 5 Tropfen
Oleander DOS/D3	3 x tgl. 5 Tropfen
Scilla DOS/D3	3 x tgl. 5 Tropfen
Apis DOS/D3	3 – 5 x tgl. 5 Tropfen
Rhus toxicodendron DOS/D4	3 – 5 x Tgl. 5 Tropfen
Kalium carbonicum DOS/D6	3 x tgl. 5 Tropfen
Aesculus DOS/D3	im Wechsel mit
Secale cornutum DOS/D3	je 5 Tropfen
Arsenicum album DOS/D6	3 x tgl. 5 Tropfen
Phosphorus DOS/D12	3 x tgl. 5 Tropfen
Solidago virgaurea DOS/D2	3 x tgl. 5 – 10 Tropfen
oder Phaseolus DOS/D2	3 x tgl. 5 – 10 Tropfen
oder Blatta orientalis D2	3 x tgl. 5 – 10 Tropfen
oder Betula alba DOS Urtinktur	3 x tgl. 5 – 10 Tropfen
oder Ononis spinosa DOS Urtinktur	3 x tgl. 5 – 10 Tropfen
Magister Doskar Nr. 3	3 x tgl. 10 – 12 Tropfen
Magister Doskar Nr. 8	akut 15 Tropfen 1 – 2 stdl.
Magister Doskar Nr. 16	3 x tgl. 20 Tropfen
Magister Doskar Nr. 28	3 x tgl. 20 Tropfen
Lachesis DOS/D12	2 x tgl. 5 Tropfen
Ignatia DOS/D4	3 x tgl. 5 Tropfen
Asa foetida DOS/D4	3 x tgl. 5 Tropfen
Baptisia DOS/D3	3 x tgl. 5 Tropfen
Alumina DOS/D6	3 x tgl. 5 Tropfen
Causticum Hahnemanni DOS/D6	3 x tgl. 5 Tropfen
Hyoscyamus DOS/D4	3 x tgl. 5 Tropfen
Cumbum metallicum DOS/D12	2 x tgl. 5 Tropfen
Gelsemium DOS/D6	3 x tgl. 5 Tropfen
Cicuta virosa DOS/D4	akut mehrmals tgl. 5 Tropfen, vorbeugend 3 x tgl. 5 Tropfen
Phosphorus DOS/D12	2 x tgl. 5 Tropfen

Indikation, pers. Anmerkungen

OHRGERÄUSCHE ➽ siehe TINNITUS

OMARTHRITIS ➽ siehe PERIARTHRITIS HUMEROSCAPULARIS

ONANIE

	Hauptmittel bei Kindern
	Gesteigertes sexuelles Verlangen
	Witzelsucht
	Sexualneurasthenie
	Depressive Stimmungslage
	Sexualneurose, hysteriform
	Folge von geistiger Überforderung
	Epileptische Begleitersch.
	Allgemeine Schwäche

ONYCHOLYSIS ➽ siehe NAGELWACHSTUMS-STÖRUNGEN

OOPHORITIS ➽ siehe ADNEXITIS

OPERATION

Präoperativ

Postoperativ

Allgemeine Wundheilung
 Verletzungstropfen
 Wundschmerzen
 Ausstrahlende Nervensch.
 Verzögerte Rekovaleszenz

Narkosefolgen:
 Wahnvorstellungen
 Bewußtseinstrübungen
 Schlaflosigkeit

Arznei	Anwendung
Phosphorus DOS/D15	jeden 2. Tag 5 Tropfen
Staphisagria DOS/D30	gelegentl. 5 Globuli
Staphisagria DOS/D12	3 x tgl. 5 Tropfen
Selenicum DOS/D6	3 x tgl. 5 Tropfen
Vitex agnus castus DOS/D3	3 x tgl. 5 Tropfen
Platinum metallicum DOS/D12	3 x tgl. 5 Tropfen
Nux vomica DOS/D12	1 x tgl. 5 Tropfen
Bufo rana D3	3 x tgl. 5 Tropfen
Acidum phosphoricum DOS/D30	vereinz. Gaben, je 5 Globuli
Arnica DOS/D30	5 Globuli, je eine Gabe am Tag vor der Operation am Operationstag selbst
Arnica DOS/D30	5 Globuli 1Gabe am Tag nach der Operation
Magister Doskar Nr. 25	3 x tgl. 15 – 20 Tropfen
Staphisagria DOS/D4	3 x tgl. 5 Tropfen
Hypericum DOS/D3	3 x tgl. 5 Tropen
China DOS/D4	3 x tgl. 5 Tropfen
Hyoscyamus DOS/D30	5 Globuli, vereinzelte Gaben
Opium D200	5 Globuli, vereinzelte Gaben
Lachesis DOS/D12	3 x tgl. 5 Tropfen

Indikation, pers. Anmerkungen

Atonische oder spastische Obstipation

Drohender Ileus

Blasenlähmung

Harnschwierigkeiten

Harnausscheideschwierigkeiten

Erbrechen

OPTIKUSATROPHIE ✷ SCHWUND DES SEHNERV

Mit Schwindelanfällen

Mit Blutungsneigung

Allgem. Krampfbereitschaft

Intoxikationen

ORCHITIS ✷ HODENENTZÜNDUNG
➧ siehe auch EPIDIDYMITIS

Folge von Verletzung

Folge von Erkältung

Folge von Infektionskrankheiten, akut

Kongestionstyp

Im Rahmen von Mumps

Folge von chron. Infektionen

Drohende Eiterung

Klopfender Schmerz

Im Rahmen von Harnröhrenverengung

Folge von Wetterwechsel

Resorptive Wirkung

OSTEOGENESIS IMPERFECTA
KNOCHENWACHSTUMSSTÖRUNG

Siehe Konstitutionsmittel

Nosode

OSTEOMALACIE ➧ siehe CARIES OSSIUM

Arznei	Anwendung
Nux vomica DOS/D12	3 x tgl. 5 Tropfen
Opium D200	5 Globuli
Causticum Hahnemanni DOS/D6	3 x tgl. 5 Tropfen
Conium DOS/D4	3 x tgl. 5 Tropfen
oder Sabal serrulatum DOS/D1	3 x tgl. 5 Tropfen
Berberis DOS/D3	3 x tgl. 5 Tropfen
Hyoscyamus DOS/D30	5 Globuli, vereinz. Gaben
Tabacum DOS/D12	2 x tgl. 5 Tropfen
Phosphorus DOS/D12	2 x tgl. 5 Tropfen
Strychninum nitricum D12	2 x tgl. 5 Tropfen
Arsenicum DOS/D12	2 x tgl. 5 Tropfen
Arnica DOS/D4	stdl. 5 Tropfen
Pulsatilla DOS/D4	3 x tgl. 5 Tropfen
Phytolacca DOS/D4	3 x tgl. 5 Tropfen
Aurum metallicum DOS/D6	1 – 2 stdl. 5 Tropfen
Plumbum metallicum DOS/D12	3 x tgl. 5 Tropfen
Thuja DOS/D4	3 x tgl. 5 Tropfen
Mercurius bijodatus DOS/D4	3 x tgl. 5 Tropfen
Belladonna DOS/D4	stdl. 5 Tropfen
Clematis DOS/D4	3 x tgl. 5 Tropfen
Rhododendron DOS/D4	3 x tgl. 5 Tropfen
Spongia DOS/D3	3 x tgl. 5 Tropfen
uesinum D30	1 x wöchentl. 5 Globuli

Indikation, pers. Anmerkungen

OSTEOMYELITIS ✱ KNOCHENEITERUNG

Abwehrkraftsteigernd

Knochenregenerativ

Allgemeine Intoxikation
mit Hitzegefühl

mit Frösteln

Starke Eiterung

Stinkender Eiter

Chronisch fistulierend

Allgemeine Entkräftung nach
langdauernden Eiterungen

Starke Vernarbungs- und
Rezidivneigung

Verknöcherungsschwäche

Blutungsneigung, schwäch-
liche Konstitution

OSTEOPOROSE

Bei nachgewiesener
Hormonschwäche

Mit klimakt. Beschwerden

Knochenschmerzen

Mit Haarausfall

Konstitutionell

Zusatztherapie:

OTITIS MEDIA ✱ MITTELOHRENTZÜNDUNG

Nach akuter Erkältung
Anfangs

Folgemittel

Arznei	Anwendung

Echinacea DOS Urtinktur	3 x tgl. 5 Tr. im Wechsel
mit Abrotanum DOS Urtinktur	3 x tgl. 5 Tropfen
Symphytum DOS/D6	3 x tgl. 5 Tropfen
Lachesis DOS/D12	akut stdl. 5 Tropfen
Pyrogenium D30	akut 2 – 3 x tgl. 5 Globuli
Cinnabaris DOS/D6	3 x tgl. 5 Tropfen
im Wechsel m. Hepar sulfuris DOS/D6	3 x tgl. 5 Tropfen
Asa foetida DOS/D4	3 x tgl. 5 Tropfen
Silicea DOS/D6	3 x tgl. 1 Tablette
im tageweisen Wechsel mit	
Calcium phosphoricum DOS/D6	3 x tgl. 1 Tablette
Chininum arsenicosum DOS/D4	3 x tgl. 5 Tropfen
Acidum hydrofluoricum DOS/D12	2 x tgl. 5 Tropfen
Mater perlarum D1	3 x tgl. 1 Messerspitze
Phosphorus DOS/D12	2 x tgl. 5 Tropfen
Pulsatilla DOS/D3	3 x tgl. 5 Tropfen
und Aristolochia DOS/D2	3 x tgl. 5 Tropfen
Sepia DOS/D6	3 x tgl. 5 Tropfen
Strontium carbonicum DOS/D6	3 x tgl. 5 Tropfen
Thallium metallicum DOS/D6	3 x tgl. 5 Tropfen
Calcium carbonicum DOS/D12	
Calcium fluoratum DOS/D12	
Calcium phosphoricum DOS/D12	
Luesinum D30	5 Globuli 1 x wöchentlich
kurweise Gaben von Vitamin A + D, Vitamin C und Kalk,	
Vitamin B	
Aconitum DOS/D30	5 Globuli, 1 – 2 Gaben
Ferrum metallicum DOS/D6	1/4 – 1/2 stdl. 1 Messersp.

Indikation, pers. Anmerkungen

Klopfender Schmerz

Stechender Schmerz

Drohende Eiterung, Fieber Schweiße

Hohe Berührungsempfindlichkeit

Mastoidschmerzen

Milde, dickflüssige Sekrete

Chronisch fließendes Ohr

Zur Resorption

Folge von verstopfter Nase

Im Rahmen von Infektionskrankheiten, Scharlach, Grippe

Zusatztherapie:
Halstropfen

OTOSKLEROSE ❀ HÖRSTURZ

Mit Schwindelgefühl, Übelke

Infektiös, toxisch

Folge v. Schädel-Hirntrauma

Nachfolgende Ohrgeräusche siehe dort

Zusatztherapie:
Venentropfen

OVARIALZYSTEN

Chronische Verwachsungen

Organotropie

Neigung zu Teleangiektasie

Arznei	Anwendung
Belladonna DOS/D4	1/4 – 1/2 stdl. 5 Tropfen
Bryonia DOS/D3	1/2 – 1 stdl. 5 Tropfen
Mercurius solubilis DOS/D6	2 – 3 stdl. 5 Tropfen
Hepar sulfuris DOS/D12	1 – 2 stdl. 5 Tropfen
Capsicum DOS/D4	1 – 2 stdl. 5 Tropfen
Pulsatilla DOS/D4	2 – 3 stdl. 5 Tropfen
Silicea DOS/D6	3 x tgl. 1 Tablette
bewährt im Wechsel mit	
Acidum hydrofluoricum DOS/D6	3 x tgl. 5 Tropfen
Kalium jodatum DOS/D3	3 x tgl. 5 Tropfen
Kalium bichromicum DOS/D4	3 x tgl. 5 Tropfen
Apis DOS/D3	3 x tgl. 5 Tropfen
Magister Doskar Nr. 21	häufig 12 – 15 Tropfen
Tabacum DOS/D12	5 Tropfen, alle 10 Min.
Lachesis DOS/D12	Stündlich 5 Tropfen
Arnica DOS/D30	5 Globuli, mehrere Gaben
Magister Doskar Nr. 28	3 x tgl. 20 Tropfen
Apis DOS/D4	3 x tgl. 5 Tr.opfen
im tageweisen Wechsel mit	
Cimicifuga DOS/D3	3 x tgl. 5 Tropfen
zusätzlich Kalium jodatum DOS/D3	3 x tgl. 3 Tropfen
Acidum hydrofluoricum DOS/D12	3 x tgl. 5 Tropfen
Aurum jodatum DOS/D4	3 x tgl. 5 Tropfen
Abrotanum DOS Urtinktur	1 x tgl. 10 Tropfen

Indikation, pers. Anmerkungen

OXALURIE ❂ OXALATAUSSCHEIDUNGEN
▶ siehe auch NEPHROLITHIASIS

Simile

Stoffwechselmittel

Zusatztherapie:
Nieren- u. Blasentropfen

OXYURIASIS ▶ siehe ASCARIDEN

PÄDATROPHIE ❂ ERNÄHRUNGSSTÖRUNG DES KINDES

Appetitlos, hohläugig. periphere Akrozyanose

Verlangen nach Süßem, altes Aussehen

Appetit auf Salz und Scharfes

Infektanfällig

Allg. Kräftigungsmittel

Konstitutionell Ekzemanfällig

Erethisch, nervös

Neigung zu Drüsenschwellung

Nosode

Zusatztherapie:
Stärkungstropfen für Kinder

PANARITIUM ❂ NAGELGESCHWÜR
▶ siehe auch ABSZESS

Beeinträchtigung des Allgemeinbefindens, Frösteln

Starke ödematose Schwellung

Chronisch, rezidivierend

Abwehrsteigernd

Zusatztherapie:
Heiße Bäder, Seifenwasser

Arznei	Anwendung	P
Acidum oxalicum DOS/D12	1 x tgl. 5 Tropfen	
Magnesium phosphoricum DOS/D6	2 x tgl. 2 Tabletten, langfristig	
Magister Doskar Nr. 3	3 x tgl. 10 – 12 Tropfen	
Abrotanum DOS Urtinktur	3 x tgl. 5 Tropfen	
Lycopodium DOS/D4	3 x tgl. 5 Tropfen	
Natrium chloratum DOS/D12	2 x tgl. 5 Tropfen	
Silicea DOS/D6	3 x tgl. 5 Tropfen	
Chininum arsenicosum DOS/D4	3 x tgl. 5 Tropfen	
Calcium carbonicum DOS/D12	1 x tgl. 5 Tropfen	
Calcium phosphoricum DOS/D12	1 x tgl. 5 Tropfen	
Kalium jodatum DOS/D4	3 x tgl. 5 Tropfen	
Tuberculinum D30	5 Globuli. 1 x wöchentlich	
Magister Doskar Nr. 22	3 x tgl. 10 – 20 Tropfen	
Pyrogenium D12	3 x tgl. 5 Tropfen	
Rhus toxicodendron DOS/D4	3 – 5 x tgl. 5 Tropfen	
Silicea DOS/D6	3 x tgl. 1 Tablette	
Echinacea DOS Urtinktur	3 – 5 x tgl. 5 Tropfen	

Indikation, pers. Anmerkungen

PANKREASINSUFFIZIENZ

Mit Hautausschlägen

Mit Fettunverträglichkeit

Durchfall durch Fettessen

Obstipation/Diarrhoe im Wechsel

Aufstoßen, Meteorismus

Organotrop

Konstitutionelle Bindegewebsschwäche

PANKREATITIS ❈ ENTZÜNDUNG DER BAUCHSPEICHELDRÜSE

Starker Druckschmerz

Großes Durstgefühl

Neigung zu Durchfällen

Besserung durch Essen

Besserung durch Zusammenkrümmen

Besserung durch Rückwärtsbeugen

Gürtelförmiger Schmerz

Kollaptisch

Organotrop

Zusatztherapie:
Magen- und Verdauungsstörungs-Tropfen

PARADENTOSE ❈ auch PARODONTOSE

Alveolenschwund

Zahnfleischbluten

Starker Speichelfluss, Übersäuerung

Eiterungsneigung

Verdacht auf Intoxikation

Zusatztherapie:

Arznei	Anwendung
Viola tricolor DOS/D1	3 x tgl. 5 Tropfen
Iris DOS/D3	3 x tgl. 5 Tropfen
Mandragora e radice siccato DOS/D6	3 x tgl. 5 Tropfen
Magnesium carbonicum DOS/D6	3 x tgl. 1 Tablette
China DOS/D3	3 x tgl. 5 Tropfen
Phosphorus DOS/D12	1 – 2 x tgl. 5 Tropfen
Calcium fluoratum DOS/D6	3 x tgl. 1 Tablette
Lachesis DOS/D12	1 – 2 stdl. 5 Tropfen
Arsenicum album DOS/D6	3 x tgl. 5 Tropfen
Iris DOS/D6	3 x tgl. 5 Tropfen
Mandragora e radice siccato DOS/D4	3 x tgl. 5 Tropfen
Colocynthis DOS/D6	3 x tgl. 5 Tropfen
Belladonna DOS/D30	5 Globuli, einzelne Gaben
Dioscorea villosa DOS/D4	3 x tgl. 5 Tropfen
Veratrum album DOS/D4	3 x tgl. 5 Tropfen
Phosphorus DOS/D12	2 x tgl. 5 Tropfen
Magister Doskar Nr. 37	3 – 5 tgl. 15 – 20 Tropfen
Symphytum DOS/D6	3 x tgl. 5 Tropfen
Phosphorus DOS/D12	2 x tgl. 5 Tropfen
Natrium phosphoricum DOS/D6	2 – 3 x tgl. 1 Tablette
Echinacea DOS Urtinktur	3 x tgl. 5 Tropfen
und Mercurius solubilis DOS/D6	3 x tgl. 5 Tropfen
Cresolum DOS/D12	1 x tgl. 5 Tropfen

Gezielt Magen- und Verdauungstörungen behandeln!
(siehe Pankreasinsuffizienz, Hepatopathie, Dyspepsie)

Indikation, pers. Anmerkungen

Verdauungs-, Galle- und Lebertropfen

Nieren- und Blasentropfen

Magen- und Verdauungsstörungstropfen

PARAESTHESIE ❋ SENSIBILITÄTSSTÖRUNGEN
siehe auch BRACHIALGIA PARAESTHETICA NOCTURN

Im Rahmen von Durchblutungsstörungen

Mit Kältegefühl

Nach Erkältung

Nach Neuritis (auch Herpes zoster)

Mit ischialgieartigen Beschwerden

Mit Seitenwechsel

Im Rahmen von Stauungen

Klimakterisch

Verschied. Intoxikationen

Nach Suchtgiftmissbrauch

PARESEN ❋ LÄHMUNGEN

Postinfektiös

Folge von Erkältung

Mit Schwindel bei Lageänderung

Toxisch bedingte Atrophie

Allgemeine Erschlaffung

MORBUS PARKINSON

Schmerzhafte Berührungsempfindlichkeit

Koordinationsstörungen

Konzentrations- und Gedächtnisstörungen

Periodische, neuralgische Beschwerden

Arznei	Anwendung
Magister Doskar Nr. 1	10 – 12 Tr. vor dem Essen
Magister Doskar Nr. 3	10 – 12 Tropfen, 3 x tgl.
Magister Doskar Nr. 37	3 – 5 x tgl. 15 – 20 Tropfen
Secale cornutum DOS/D3	3 x tgl. 5 Tropfen
Agaricus DOS/D6	3 x tgl. 5 Tropfen
Aconitum DOS/D6	3 x tgl. 5 Tropfen
Mezereum DOS/D4	3 x tgl. 5 Tropfen
Gnaphalium DOS/D3	3 x tgl. 5 Tropfen
Cocculus DOS/D4	3 x tgl. 5 Tropfen
Aesculus DOS/D3	3 x tgl. 5 Tropfen
Platinum metallicum DOS/D6	3 x tgl. 5 Tropfen
Plumbum metallicum DOS/D12	2 x tgl. 5 Tropfen
Anhalonium lewinii D6	3 x tgl. 5 Tropfen
Gelsemium DOS/D6	3 x tgl. 5 Tropfen
Aconitum DOS/D30	5 Globuli, einzelne Gaben
Conium DOS/D4	3 x tgl. 5 Tropfen
Plumbum metallicum DOS/D12	2 x tgl. 5 Tropfen
Alumina DOS/D12	2 x tgl. 5 Tropfen
Manganum metallicum DOS/D6	3 x tgl. 5 Tropfen
Agaricus DOS/D12	2 x tgl. 5 Tropfen
Zincum metallicum DOS/D6	3 x tgl. 5 Tropfen
Uraninum D12	2 x tgl. 5 Tropfen

Indikation, pers. Anmerkungen

Organotropie

Mit Ataxie

Erethismus

Verdacht auf Lösungs-
mittelintoxikation

Krampfbereitschaft

Zusatztherapie:
Sklerosetropfen

PAROTITIS ❋ OHRSPEICHEL-DRÜSENENTZÜNDUNG

Akutes Stadium, Rötung, Schwellung

Blasse Schwellung, Wärme-
unverträglichkeit

Perifokale lymphatische Schwellung

Stechende Schmerzen

Hauptmittel (Keimdrüsen-
komplex)

Organotropie, Bauchkoliken

Resorptionsmittel

Zusatztherapie: Halstropfen

PAROXYSMALE TACHYKARDIE
ANFALLSARTIGES HERZJAGEN

Mit Angst

Mit Benommenheit und Harndrang

Mit Übelkeit und Kollaps

Mit Herzschmerzen

Neigung zu Extrasystolen

Vorbeugend

Herzkräftigung

Zusatztherapie:
Angina pectoris-Tropfen

Arznei	Anwendung
Acidum picrinicum DOS/D12	3 x tgl. 5 Tropfen
Heloderma DOS/D12	2 x tgl. 5 Tropfen
Mercurius solubilis DOS/D12	2 x tgl. 5 Tropfen
Kreosotum DOS/D15	jeden 2. Tag 5 Tropfen
Plumbum metallicum DOS/D12	2 x tgl. 5 Tropfen
Magister Doskar Nr. 10	3 x tgl. 25 Tropfen über lange Zeit
Belladonna DOS/D4 im stdl. Wechsel mit Apis DOS/D3	je 5 Tropfen
Mercurius solubilis DOS/D6	2 – 3stdl. 5 Tropfen
Phytolacca DOS/D4	3 x tgl. 5 Tropfen
Hepar sulfuris DOS/D12	1 – 2 stdl. 5 Tropfen
Pulsatilla DOS/D4	2 – 3 stdl. 5 Tropfen
Plumbum metallicum DOS/D6	2 – 3 stdl. 5 Tropfen
Sulfur jodatum DOS/D4	3 x tgl. 1 Messerspitze
Magister Doskar Nr. 21	1/4 – 1/2 stdl. 12 – 15 Tr.
Aconitum DOS/D30	5 Globuli, 2 – 3 Gaben
Gelsemium DOS/D30	5 Globuli, einzelne Gaben
Tabacum DOS/D30	5 Globuli, einzelne Gaben
Cactus grandiflorus DOS/D1	3 x tgl. 5 Tropfen
Spartium scoparium DOS/D3	3 x tgl. 5 Tropfen
Crataegus DOS Urtinktur	3 x tgl. 5 Tropfen
Oleander DOS/D3	3 x tgl. 5 Tropfen
Magister Doskar Nr. 39	akut 1/4 stdl. 20 Tropfen, vorbeugend 3 x tgl. 20 Tr.

Indikation, pers. Anmerkungen

PARTUS ❋ **SIEHE GEBURT**

PAVOR NOCTURNUS ❋ NÄCHTLICHE ANGST

Angst vor der Dunkelheit

Nächtliches Aufschreien

Mit Bettflucht

Allgem. Nerventonikum

Zusatztherapie:
Beruhigungs- und Schlaftropfen für Kinder

PEDICULOSIS ❋ BEFALLENSEIN VON LÄUSEN

Innerlich

Äußerlich

PEMPHIGUS ❋ BLASENSUCHT

Jucken und Brennen

In Gruppen stehend, starker Juckreiz

Mit begleitenden Nasen- und Rachenentzündungen

Mit begleitenden Blasenentzündungen

Wärme verschlimmert

Nächtl. Verschlimmerung

Mit Nachtschweißen

Mit bläulicher Umgebung,

Mit heftigem Schmerzcharakt starke Ödemneigung

Abheilung- und Rezidivvorbeugung

Abheilungsmittel

Arznei	Anwendung
Stramonium DOS/D30	5 Globuli vor dem Schlafengehen
Belladonna DOS/D30	5 Globuli vor dem Schlafengehen
Hyoscyamus DOS/D30	5 Globuli vor dem Schlafengehen
Kalium bromatum DOS/D12	2 x tgl. 5 Tropfen
Magister Doskar Nr. 4	1 – 2 x tgl. und vor dem Schlafengehen 10 – 12 Tropfen
Petroleum rectificatum DOS/D4	3 x tgl. 5 Tropfen
Spezielle Haarshampoos	
Rhus toxicodendron DOS/D4	3 x tgl. 5 Tropfen
Ranunculus bulbosus DOS/D4	3 x tgl. 5 Tropfen
Euphorbium DOS/D6	3 x tgl. 5 Tropfen
Cantharis DOS/D6	3 x tgl. 5 Tropfen
Mezereum DOS/D4	3 x tgl. 5 Tropfen
Arsenicum album DOS/D6	3 x tgl. 5 Tropfen
Mercurius bijodatus DOS/D4	3 x tgl. 5 Tropfen
Lachesis DOS/D12	3 x tgl. 5 Tropfen
Apis DOS/D4	3 x tgl. 5 Tropfen
Acidum hydrofluoricum DOS/D12	2 x tgl. 5 Tropfen
Silicea DOS/D6	3 x tgl. 1 Tablette

Indikation, pers. Anmerkungen

PERIARTHRITIS HUMEROSCAPULARIS
SCHULTERGELENKSKAPSELENTZÜNDUNG

	Überanstrengung, Bewegung bessert
	Nach schwerer Muskelarbeit
	Verkrampfungsbereitschaft
	Chronische Beschwerden
	Suspekte Eisenstoffwechselstörung
	Schlimmer in Ruhe
	Äußerster Bewegungsschmerz

Zusatztherapie:

Wirbelsäule- und Gelenkstropfen

Gelenks-Entzündungstropfen

PERICARDITIS ❋ HERZBEUTELENTZÜNDUNG

Bei eindeutiger Diagnose können folgende Mittel zur Anwendung kommen:

	Im Anfangsstadium
	Folgemittel Beginnende Exudation, Druck bessert
	Schwere Verlaufsform, auch rheumatoid
	Zusätzliche Körperintoxikation (periphere Zyanose)
	Komplikation mit Myocarditis
	Bewährtes Resorptionsmittel

Zusatztherapie:
Herz- u. Kreislaufmittel, mild

Angina pectoris-Tropfen

Arznei	Anwendung	
Rhus toxicocodendron DOS/D4	3 x tgl. 5 Tropfen	
Arnica DOS/D4	3 x tgl. 5 Tropfen	
Magnesium carbonicum DOS/D6	3 x tgl. 5 Tropfen	
Bellis perennis DOS/D3 und Bellis perennis Tinktur	3 x tgl. 5 Tropfen äußerlich	
Ferrum metallicum DOS/D6	3 x tgl. 5 Tropfen	
Mandragora DOS/D12	3 x tgl. 5 Tropfen	
Bryonia DOS/D30	5 Globuli, mehrere Gaben	
Quaddeln mit Formidium D6 oder Acidum formicicum D6		
Magister Doskar Nr. 2	3 – 5 x tgl. 20 Tropfen	
Magister Doskar Nr. 40	stdl. bis 3 x tgl. 20 Tropfen	
Aconitum DOS/D30	5 Globuli, mehrmals 1/2 – 1 stdl.	
Bryonia DOS/D30	5 Globuli, mehrmals, 1/2 – 1 stdl.	
Apis DOS/D3 und Colchicum DOS/D4	je 5 Tr. im stdl. Wechsel	
Lachesis DOS/D12	1 – 2 stdl. 5 Tropfen	
Naja tripudians DOS/D10	3 x tgl. 5 Tropfen	
Kalium jodatum DOS/D3	3 x tgl. 5 Tropfen	
Magister Doskar Nr. 15	häufig 10 – 12 Tropfen	
Magister Doskar Nr. 39	akut 1/4 stdl. 20 Tropfen vorbeugend 3 x tgl. 20 Tr	

Indikation, pers. Anmerkungen

PERIODONTITIS ➡ siehe GINGIVITIS

PERNIONES ❁ FROSTBEULEN
➡ siehe CONGELATIO

PERIOSTITIS ❁ BEINHAUTENTZÜNDUNG
➡ siehe auch OSTEOMYELITIS

Traumatisch

PERITONITIS ❁ BAUCHFELLENTZÜNDUNG

Zusätzlich zu schulmedizinischen Maßnahmen:

Berührungsempfindlichkeit
Hitzeunverträglichkeit
Stechende Schmerzen, beginnende Exsudation
Fortschreitender Prozess mit reichlich Schweiß
Hartnäckige Eiterungen
Frösteln, Schüttelfrost
Zur Resorption
Allgemeiner Kräfteverfall
Zusätzl. abwehrsteigernd
Kreislaufunterstützend

PERNIZIÖSE ANÄMIE ➡ siehe ANÄMIE

PERTUSSIS ❁ KEUCHHUSTEN

Abwehrkräftesteigerung
Zäher Schleim, Husten bis zum Erbrechen
Mit typischem Stridor
Husten besonders nach Mitternacht

Arznei	Anwendung	
Arnica DOS/D4 und Symphytum DOS/D6	je 5 Tropfen im stdl. Wechsel	
Belladonna DOS/D4	häufig 5 Tropfen	
Lachesis DOS/D12	2 – 3 stdl. 5 Tropfen	
Bryonia DOS/D3	stdl. 5 Tropfen	
Mercurius solubilis DOS/D6	2 – 3 stdl. 5 Tropfen	
Hepar sulfuris DOS/D12	3 x tgl. 5 Tropfen	
Pyrogenium D30	mehrmals 5 Tropfen	
Kalium jodatum DOS/D3	3 x tgl. 5 Tropfen	
Chininum arsenicosum DOS/D4	3 – 5 x tgl. 5 Tropfen	
Ferrum phosphoricum DOS/D6 Echinacea DOS Urtinktur	2 – 3 stdl. 1 Tablette und 1 – 2 stdl. 5 Tropfen	
Herz- u. Kreislauftropfen, Magister Doskar Nr. 15	häufig 10 – 12 Tropfen	
Echinacea DOS Urtinktur und Ferrum phosphoricum DOS/D6 und Cuprum aceticum DOS/D4	5 x tgl. 5 Tropfen 3 x tgl. 1 Tablette 3 x tgl. 5 Tropfen	
Ipecacuanha DOS/D12 im Wechsel mit Coccus cacti DOS/D4	je 3 x tgl. 5 Tropfen	
Mephitis putorius DOS/D6	3 – 5 x tgl. 5 Tropfen	
Kalium bichromicum DOS/D4	1 Messerspitze bei Bedarf	

Indikation, pers. Anmerkungen

Erschütterungsbrustschmerzen

Allgemeine Reizmilderung

Schleimhautregulierend

Allgemeine Unruhe

Ausheilungsstadium

Zusatztherapie:
Tropfen zur unspez. Abwehrsteigerung

Hustentropfen

PETECHIEN ❋ HAUTBLUTUNGEN
➡ siehe auch PURPURA HÄMORRHAGICA

Konstitutionell

Infektiös, toxisch

Folge von Verletzungen

Jede Ursache

PHANTOMSCHMERZ

Wundschmerz

Nervenschmerzen

Periostschmerz

Schabender Schmerz

Neuralgischer Schmerz, Verkürzungsgefühl

Vernarbungsmittel

Zusatztherapie:
Neuralgietropfen

PHARYNGITIS ❋ RACHENENTZÜNDUNG

Trockener, rauher Hals

Schluckbeschwerden

Stechende Schmerzen

Brennende Schmerzen

Mit Fieber

Kalt trinken bessert

Begleitender Husten

Arznei	Anwendung
Drosera DOS/D4	3 x tgl. 5 Tropfen
Magnesium phosphoricum DOS/D6	5 x tgl. 1 Tablette
Kalium jodatum DOS/D3	3 x tgl. 5 Tropfen
Cina DOS/D4	3 x tgl. 5 Tropfen
China DOS/D4	3 x tgl. 5 Tropfen
Magister Doskar Nr. 9	3 x tgl. 15 Tropfen
Magister Doskar Nr. 24	3 – 5 x tgl. 20 Tropfen
Phosphorus DOS/D12	2 x tgl. 5 Tropfen
Lachesis DOS/D12	2 x tgl. 5 Tropfen
Arnica DOS/D4	2 – 3 stdl. 5 Tropfen
Hamamelis DOS Urtinktur	3 – 5 x tgl. 5 – 10 Tropfen
Arnica DOS/D4	2 – 3 stdl. 5 Tropfen
Hypericum DOS/D4	2 – 3 stdl. 5 Tropfen
Symphytum DOS/D6	3 x tgl. 5 – 10 Tropfen
Acidum phosphoricum DOS/D3	3 x tgl. 5 Tropfen
Ammonium causticum DOS/D6	3 x tgl. 5 Tropfen
Acidum hydrofluoricum DOS/D12	2 x tgl. 5 Tropfen
Magister Doskar Nr. 29	akut 1/2 – 1 stdl. 20 Tropfen
Aconitum DOS/D30	mehrmals 5 Globuli
Belladonna DOS/D4	1/2 – 1 stdl. 5 Tropfen
Iris DOS/D3	1 – 2 stdl. 5 Tropfen
Capsicum DOS/D6	3 x tgl. 5 Tropfen
Ferrum phosphoricum DOS/D12	stündlich 5 Tropfen
Causticum Hahnemanni DOS/D6	3 – 5 x tgl. 5 Tropfen
Ammonium bromatum DOS/D3	1 – 2 stdl. 5 Tropfen

Indikation, pers. Anmerkungen

Eitrige Beläge

Zäher Schleim, gelbgrün

Reichlich gelbl. Auswurf

Begleitende Lymphknotenschwellung

Begleitende gastrohepatogene Dyspepsie

Chronische Heiserkeit

Chronischer Verlauf

Rezidivneigung

Neigung zu Polypenbildung

Im Rahmen chron. Schwächzustände

Nosode:
Lymphatische Diathese

Zusatztherapie:
Halstropfen

Tropfen zur unspezifischen Abwehrsteigerung

PHLEBITIS ❀ VENENENTZÜNDUNG

Im Rahmen von Verletzung

Ödematöse Schwellung, stechend

Thromboseanzeichen

Rezidiv bei venöser Stase

Resorptionsmittel

Ähnlich wie Lachesis

Zusatztherapie:
Venentropfen

PHLEGMONE

Klopfender Schmerz

Arznei	Anwendung	P
Mercurius sublimatus corrosivus DOS/D6	2 – 3 stdl. 5 Tropfen	
Kalium bichromicum DOS/D4 Wechsel mit Hydrastis DOS/D3	je 5 Tropfen im stdl.	
Hepar sulfuris DOS/D6 Wechsel mit Cinnabaris DOS/D6	je 5 Tropfen im stdl.	
Phytolacca DOS/D4	2 – 3 stdl. 5 Tropfen	
Lycopodium DOS/D6	3 x tgl. 5 Tropfen	
Arum triphyllum DOS/D3	3 x tgl. 5 Tropfen	
Guajacum DOS/D3	3 x tgl. 5 Tropfen	
Kalium jodatum DOS/D3	3 – 5 x tgl. 5 Tropfen	
Marum verum DOS/D3	3 x tgl. 5 Tropfen	
Alumina DOS/D4	3 x tgl. 1 Messerspitze	
Tuberculinum D30	1 x wöchentl., 5 Globuli	
Magister Doskar Nr. 21	1/4 – 1/2 stdl. 12 – 15 Tr.	
Magister Doskar Nr. 9	regelm. 3 x tgl. 15 Tropfen	
Arnica DOS/D4	1 – 2 stdl. 5 Tropfen	
Apis DOS/D3	1 – 2 stdl. 5 Tropfen	
Lachesis DOS/D12	1 – 2 stdl. 5 Tropfen	
Pulsatilla DOS/D4	3 x tgl. 5 Tropfen	
Kalium jodatum DOS/D3	3 x tgl. 5 Tropfen	
Crotalus DOS/D12	1 – 2 stdl. 5 Tropfen	
Vipera berus DOS/D12	1 – 2 stdl. 5 Tropfen	
Magister Doskar Nr. 28	3 x tgl. 20 Tropfen	
Belladonna DOS/D4	1/4 stdl. 5 Tropfen	

Indikation, pers. Anmerkungen

Ausweitung, perifokales Ödem

Stechender Schmerz

Drohende Eiterung

Lokale Zyanose, Gefahr der Sepsis

Frieren und Frösteln

Geschwüriger Zerfall

Chron. fistulierend

Rezidivneigung

PHTHISIS PULMONUM
➡ siehe TUBERCULOSIS PULMONUM

PLATZANGST ➡ siehe AKAROPHOBIE

PLEURITIS ✤ RIPPENFELLENTZÜNDUNG

Stechender, schmerzhafter Husten, Fieber, Unruhe

Stechen beim Atmen

Wärmeunverträglichkeit

Starke Schweiße

Erguss- u. Exsudationsmittel (besonders bei TB)

Gefahr der Vereiterung

Septische Tendenz

Schlechter Allgemeinzust.

Prophylaxe für Vernarbung und Schwielenbildung

Abwehrkraftstärkend

PNEUMONIE ➡ siehe BRONCHOPNEUMONIE

Bösartige Verlaufsform

POLIOMYELITIS ✤ KINDERLÄHMUNG

Fieberhafter Beginn

Spastisches Zustandsbild

Arznei	Anwendung
Apis DOS/D3	1/2 – 1 stdl. 5 Tropfen
Hepar sulfuris DOS/D6	1 – 2 stdl. 5 Tropfen
Mercurius solubilis DOS/D6	2 – 3 stdl. 5 Tropfen
Lachesis DOS/D12	stdl. 5 Tropfen
Pyrogenium D30	mehrmals 5 Tropfen
Crotalus DOS/D12	2 – 3 stdl. 5 Tropfen
Anthracinum D12	2 x tgl. 5 Tropfen
Sulfur DOS/D30	1 x wöchentl. 5 Globuli
Aconitum DOS/D30	mehrmals 5 Globuli
Bryonia DOS/D3	1/2 – 1 stdl. 5 Tropfen
Apis DOS/D3	1 – 2 stdl. 5 Tropfen
Mercurius solubilis DOS/D6	3 – 5 x tgl. 5 Tropfen
Abrotanum DOS/D1	3 x tgl. 5 Tropfen
Hepar sulfuris DOS/D30	mehrmals tgl. 5 Tropfen
Lachesis DOS/D12	1 – 2 stdl. 1 Messerspitze
Chininum arsenicosum DOS/D4	3 – 5 x tgl. 5 Tropfen
Acidum hydrofluoricum DOS/D12	3 x tgl. 5 Tropfen
Echinacea DOS Urtinktur	3 – 5 x tgl. 5 Tropfen
Anthracinum D12	3 x tgl. 5 Tropfen
Ferrum phosphoricum DOS/D6	1 – 2 stdl. 5 Tropfen
Lathyrus sativus DOS/D4	3 x tgl. 5 Tropfen

Indikation, pers. Anmerkungen

Benommenheit, paretisch

Organotrop, Vorderhorn

Verkürzungsgefühl

Unruhe in den Beinen

Sehr bewährt in jedem Fall: Erwachsene und Kinder über 5 Jahre

Kinder mit 4 Jahren

Kinder mit 3 Jahren

Kinder mit 2 Jahren

Säuglinge

POLLAKISURIE ❋ GEHÄUFTER HARNDRANG
➼ siehe auch CYSTITIS, PROSTATAHYPERTROPHIE

Kälteschädigung

Reizblase, rezid. Cystitis

Neurasthenie

Zusatztherapie:
Blasentropfen

POLYZYTHAEMIE ❋ VERMEHRUNG DER ROTE BLUTKÖRPERCHEN

Kraftmensch

Kongestionstyp

Schwermetallintoxikation

Zahnplomben

Weitere Schwermetallintoxikationen

Arznei	Anwendung	P
Gelsemium DOS/D12	3 x tgl. 5 Tropfen	
Plumbum metallicum DOS/D6	3 x tgl. 1 Messerspitze	
Causticum Hahnemanni DOS/D12	3 x tgl. 5 Tropfen	
Zincum metallicum DOS/D12	3 x tgl. 5 Tropfen	
Magnesium chloratum	20 g auf 1 Liter Wasser 1/8 l alle 6 Stunden, ganz akut auch 2 – 3 stdl.	
	100 ml alle 6 Stunden	
	80 ml alle 6 Stunden	
	60 ml alle 6 Stunden	
	1 – 4 Kaffeelöffel alle 3 Stunden	

In jedem Fall nach 48 Stunden Abstände zwischen den einzelnen Gaben verringern!

Arznei	Anwendung
Dulcamara DOS/D3	3 – 5 x tgl. 5 Tropfen
Aristolochia DOS/D4	3 – 5 x tgl. 5 Tropfen
Petroselinum DOS/D1	2 – 3 stdl. 5 Tropfen
Magister Doskar Nr. 8	1 – 2 stdl., später 3 x tgl. 12 – 15 Tropfen

Arznei	Anwendung
Arnica DOS/D12	2 x tgl. 5 Tropfen
Aurum metallicum DOS/D12	2 x tgl. 5 Tropfen
Mercurius vivus DOS/D15 Asterias rubens DOS/D15	entweder jeden 2. Tag oder im tageweisen Wechsel, je 5 Tr.
Cadmium metallicum DOS/D15	1 x tgl. 5 Tropfen oder im tageweisen Wechsel mit Argentum metallicum DOS/D15
Plumbum metallicum DOS/D15 Palladium metallicum DOS/D15 Platinum metallicum DOS/D15 Chromium metallicum DOS/D15 Niccolum metallicum DOS/D15 Titanium metallicum DOS/D15	1 x tgl. 5 Tropfen, oder entsprechend jeden 2. Tag

Indikation, pers. Anmerkungen

POLYPOSIS

Bewährte Indikation
Leicht blutend
Nasenpolypen
Bei hypertropher Nasenschleimhaut
Folge chron. Entzündungen
Magen- Darmpolypen
Nosode:

PORTIOEROSION ✲ (ZELL-ATYPIE)
➡ siehe auch FLUOR VAGINALIS

Blutend
Mit wundmachendem Fluor
Nosode

PROLAPSUS ANI ➡ siehe HÄMORRHOIDEN, OBSTIPATION

PROLAPSUS UTERI

Senkung nach Geburten
Myom

Inkontinenz
Im Rahmen fieberh. Infekte
Durchfallneigung
Krampf nach dem Stuhl
Bei spast. Obstipation
Hämorrhoiden
Fluor albus
Bindegewebskräftigend

PROKTITIS ➡ siehe FISTULA ANI

Arznei	Anwendung
Thuja DOS/D4	3 x tgl. 5 Tropfen
Phosphorus DOS/D12	2 x tgl. 5 Tropfen
Sanguinaria DOS/D4	3 x tgl. 5 Tropfen
Kalium bichromicum DOS/D6	3 x tgl. 5 Tropfen
Hydrastis DOS/D1	3 x tgl. 10 Tropfen
Medorrhinum D30	1 x wöchentl. 5 Tropfen
Acidum nitricum DOS/D12	1 x tgl. 5 Tropfen
und Acidum hydrofluoricum DOS/D12	3 x tgl. 5 Tropfen
und Hydrastis DOS/D4	3 x tgl. 5 Tropfen
Kreosotum DOS/D12	2 x tgl. 5 Tropfen
Luesinum D30	5 Tropfen, 1 x pro Woche
Sepia DOS/D6	3 x tgl. 5 Tropfen
Platinum metallicum DOS/D6	3 x tgl. 5 Tropfen
und Aurum metallicum DOS/D6	3 x tgl. 5 Tropfen
Aloe DOS/D3	3 x tgl. 5 Tropfen
Ferrum phosphoricum DOS/D6	2 – 3 stdl. 5 Tropfen
Podophyllum DOS/D6	3 x tgl. 5 Tropfen
Ignatia DOS/D6	3 x tgl. 5 Tropfen
Nux vomica DOS/D12	2 x tgl. 5 Tropfen
Collinsonia canadensis DOS/D1	3 x tgl. 5 Tropfen
Aletris farinosa DOS/D3	3 x tgl. 5 Tropfen
Silicea DOS/D6 mit Calcium fluoratum DOS/D6	im tageweisen Wechsel je 3 x 1 Tablette

Indikation, pers. Anmerkungen

PROSTATAHYPERTROPHIE

Urina Spastica

Schmerzen beim Urinieren

Begleitende Cystitis

Neurasthenie

Nervöse Erschöpfung

Allgem. Drüsenmittel

Im Rahmen cardialer Frühinsuffienz

Sexuelle Hypochondrie

Prostatorrhoe

Zusatztherapie:
Prostatatropfen

PROSTATITIS

Akut, klopfend

Mit Schweißausbrüchen

Stechende Schmerzen

Mit Reizblase

Nass, kalt, feucht, Ätiologie chronisch

Neigung zu Harnröhrenverengung

Neigung zu Verhärtung

Mit Gynäkomastie

Reaktionsmittel

Nosode

PRURITUS

Differentialdiagnosen:

Würmer, Diabetes, Konstitution, Lymphogranulom, Magensäure Vaginalflora, Darmflora, Eisenstoffwechselstörung u. a.

Pruritus ani et vulvae
Allgem. Stoffwechselmittel

Arznei	Anwendung
Sabal serrulata DOS/D3	3 x tgl. 5 – 10 Tropfen
Chimaphila umbellata DOS/D1	3 x tgl. 5 Tropfen
Populus tremuloides DOS/D2	2 x tgl. 5 Tropfen
Petroselinum DOS/D2	3 x tgl. 5 Tropfen
Ferrum picrinicum DOS/D6	3 x tgl. 5 Tropfen
Barium jodatum DOS/D4	3 x tgl. 5 Tropfen
oder Aurum jodatum DOS/D4	3 x tgl. 1 Messerspitze
oder Conium DOS/D4	3 x tgl. 5 Tropfen
Digitalis DOS/D4	3 x tgl. 5 Tropfen
Staphisagria DOS/D12	2 x tgl. 5 Tropfen
Selenium DOS/D3	3 x tgl. 1 Messerspitze
Magister Doskar Nr. 23	3 x tgl. 15 Tropfen
Belladonna DOS/D4	1 – 2 stdl. 5 Tropfen
Mercurius solubilis DOS/D6	2 – 3 stdl. 5 Tropfen
Hepar sulfuris DOS/D12	3 x tgl. 5 Tropfen
Aristolochia DOS/D4	3 x tgl. 5 Tropfen
Thuja DOS/D4	3 x tgl. 5 Tropfen
Clematis DOS/D6	3 x tgl. 5 Tropfen
Conium DOS/D6 mit Barium jodatum DOS/D4	im tageweisen Wechsel je 3 x tgl. 5 Tropfen
Sepia DOS/D6	3 x tgl. 5 Tropfen
Sulfur DOS/D30	5 Globuli, 1 x pro Woche, mehrmals
Medorrhinum D30	5 Globuli, 1 x pro Woche
Sulfur DOS/D6	3 x tgl. 5 Tropfen

Indikation, pers. Anmerkungen

Splitterschmerz

Brennen im Vordergrund

Juckreiz stärker als Brennen

Nächtl. Verschlimmerung

Ekzembereitschaft

Verwurmung

Folge von Stress

Nervös

Koffeinempfindlichkeit

Im Zusammenhang mit Venenerweiterungen

Mit Kältegefühl

Schilddrüsenunterfunktion

Sexuelle Reizbarkeit

Sexualneurasthenie

Senkungsbeschwerden

Prolapsneigung

Vaginalflorasanierung

Eisenstoffwechsel

PRURITUS CUTANEUS ET SENILIS
➡ siehe URTICARIA, NEURODERMITIS, PSORIASIS

Mit Parästhesie

Mit Gelenksbeschwerden

Nächtl. Verschlimmerung

Mit Leberbeschwerden

Harnsaure Diathese

Neurasthen. obstipiert

Nach Gürtelrose

Nach Bestrahlung

Bei Alkoholabusus

Allergisch bedingt

Juckende Bläschen, Gesicht, Scrotum

Abends beim Auskleiden

Arznei	Anwendung
Acidum nitricum DOS/D6	3 x tgl. 5 Tropfen
Capsicum DOS/D6	3 x tgl. 5 Tropfen
Rhus toxicodendron DOS/D6	3 x tgl. 5 Tropfen
Arsenicum album DOS/D6	3 x tgl. 5 Tropfen
Mercurius solubilis DOS/D6	3 x tgl. 5 Tropfen
Cina DOS/D4	3 x tgl. 5 Tropfen
Nux vomica DOS/D12	2 x tgl. 5 Tropfen
Kalium phosphoricum DOS/D6	3 x tgl. 1 Tablette
Ignatia DOS/D12	2 x tgl. 5 Tropfen
Acidum hydrofluoricum DOS/D12	2 x tgl. 5 Tropfen
Agaricus DOS/D12	2 x tgl. 5 Tropfen
Graphites DOS/D6	3 x tgl. 5 Tropfen
Platinum metallicum DOS/D12	2 x tgl. 5 Tropfen
Caladium seguinum DOS/D6	3 x tgl. 5 Tropfen
Sepia DOS/D6	3 x tgl. 5 Tropfen
Collinsonia DOS/D4	3 x tgl. 5 Tropfen
siehe Fluor vaginalis	
siehe Anämie	
Agaricus DOS/D12	2 x tgl. 5 Tropfen
Acidum benzoicum DOS/D3	3 x tgl. 5 Tropfen
Arsenicum album DOS/D12	2 x tgl. 5 Tropfen
Dolichos pruriens DOS/D3	mehrmals tgl. 5 Tropfen
Sarsaparilla DOS/D4	3 x tgl. 5 Tropfen
Anacardium orientale DOS/D12	2 x tgl. 5 Tropfen
Mezereum DOS/D6	3 x tgl. 5 Tropfen
Radium bromatum D15	jeden 2. Tag
Acidum sulfuricum DOS/D6	3 x tgl. 5 Tropfen
Apis DOS/D3	3 x tgl. 5 Tropfen
Croton DOS/D6	3 x tgl. 5 Tropfen
Magnesium chloratum DOS/D6	3 x tgl. 5 Tropfen

Indikation, pers. Anmerkungen

Nach dem Waschen

Erhöhte Reizbarkeit

Senile Abstumpfung

Stärkster Vitalitätsverlust, welke Haut

Bindegewebszerfall

Zusatztherapie: Stoffwechseltropfen

PSEUDOKRUPP

Am Beginn

In der Folge

PSORIASIS ❀ SCHUPPENFLECHTE

Grundprinzip der therapeutischen Maßnahmen ist die Verbesserung der Entgiftung über Leber, Darm und Niere.

Bewährte Mittel

Nosode

Reaktionsmittel, Vorsicht anfangs Verschlimmerung

Konstitutionell – siehe auch Konstitutionsmittel

Schmutziggrauer Gesichtsausdruck

Plethorisch roter Typus

Asthenischer Typ

Gewebswässrig, Seborrhoe

Hormonell dominierter Typ (femininer Mann, maskuline Frau)

Mit Hypothyreose

Arznei	Anwendung
Sulfur DOS/D12 und Lachesis DOS/D12	je 2 – 3 tgl. 5 Tropfen im tageweisen Wechsel
Staphisagria DOS/D12	2 x tgl. 5 Tropfen
Barium aceticum DOS/D6	3 x tgl. 5 Tropfen
Alumina DOS/D12	2 x tgl. 5 Tropfen
Acidum hydrofluoricum DOS/D12	3 x tgl. 5 Tropfen
Magister Doskar Nr. 27	3 x tgl. 20 Tropfen
Aconitum DOS/D30	5 Globuli
Spongia DOS/D3	1/4 stdl. 5 Tropfen
Sarsaparilla DOS/D6 und Hedera helix DOS/D4 und Harpagophytum DOS Urtinktur	3 x tgl. 5 Tropfen 3 x tgl. 5 Tropfen 2 x tgl. 10 Tropfen
Medorrhinum D30	1 x wöchentl. 5 Tropfen
Sulfur DOS/D12	2 x tgl. 5 Tropfen
Calcium fluoratum Silicea Natrium chloratum Magnesium phosphoricum Magnesium fluoratum	
Lycopodium DOS/D3	3 x tgl. 5 Tropfen
Aurum metallicum DOS/D6	3 x tgl. 5 Tropfen
Arsenicum DOS/D6	3 x tgl. 5 Tropfen
Thuja DOS/D4	3 x tgl. 5 Tropfen
Sepia DOS/D6	3 x tgl. 5 Tropfen
Thyreoidinum D3 oder Graphites DOS/D6	3 x tgl. 5 Tropfen 3 x tgl. 5 Tropfen

Indikation, pers. Anmerkungen

Mit harnsaurer Diathese

Übersäuerung allgemein

Galllefluss aktivierend

Winterverschlimmerung

Zusatztherapie:

Verdauungs-, Leber- und Galletropfen

Nieren- u. Blasentropfen

Stoffwechseltropfen

PSYCHOSE

Stillpsychose
(Puerperalpsychose)
Hauptmittel

Hysterisch, überheblich

Wütend

Gesteigerte Unruhe, Magen-Darmsyndrom

Eifersucht
Verfolgung
Halluzinationen

Rauschzustand

PTOSIS ❋ HERABHÄNGEN DES OBERLIDS

Nach Erkältung

Im Rahmen grippaler Infekte

Mit Schwindelgefühl

Folge von Überanstrengung

Im Rahmen von Lähmungen

PTYALISMUS ➤ siehe SALIVATIO

Arznei	Anwendung
Berberis DOS/D3	3 x tgl. 5 Tropfen
Acidum benzoicum DOS/D3	3 x tgl. 5 Tropfen
Acidum sarcolacticum DOS/D3	3 x tgl. 5 Tropfen
Harpagophytum DOS Urtinktur	3 x tgl. 5 – 10 Tropfen
Cynara scolymus DOS Urtinktur	3 x tgl. 10 – 15 Tropfen
Petroleum DOS/D6	3 x tgl. 5 Tropfen
Vitaminsubstitution: A + D, B + C, E, Kalium jodatum DOS/D1	(1 x tgl. 1 Tropfen)
Diät: Sauer, salzig, pikant, bitter, siehe Darmsymbiose	
Magister Doskar Nr. 1	10 – 12 Tr. vor dem Essen
Magister Doskar Nr. 3	3 x tgl. 10 – 12 Tropfen
Magister Doskar Nr. 27	3 x tgl. 20 Tropfen
Cimicifuga DOS/D12	3 x tgl. 5 Tropfen
Platinum metallicum DOS/D12	3 x tgl. 5 Tropfen
Stramonium DOS/D30	5 Globuli vereinzelte Gaben
Veratrum album DOS/D30	5 Globuli, vereinzelte Gaben
Hyoscyamus DOS/D30	5 Tropfen, vereinzelte Gaben
Anhalonium lewinii DOS/D12	2 – 3x tgl. 5 Tropfen
Cannabis indica D30	5 Tropfen, vereinzelte Gaben
Aconitum DOS/D30	5 Globuli, vereinzelte Gaben
Gelsemium DOS/D12	3 x tgl. 5 Tropfen
Conium DOS/D6	3 x tgl. 5 Tropfen
Rhus toxicodendron DOS/D30	5 Globuli, vereinzelte Gaben
Causticum Hahnemanni DOS/D30	5 Globuli, vereinzelte Gaben

Indikation, pers. Anmerkungen

PUERPERALFIEBER ❋ KINDBETTFIEBER

Neben Antibiotikagaben
Nach jeder Geburt vorbeugend

Infektionsgefahr

Hohes Fieber, typhös

Kollaptisch

Starker Kräfteverfall

Zusatztherapie:
Verletzungstropfen

PURPURA HÄMORRHAGICA
FLOHSTICHARTIGE HAUTBLUTUNGEN

Bewährte Mittel

Infektiös, toxisch

Nervöse, erethische Menschen

Bei Erschöpfung

Alkoholbelastung, Belastung mit Umweltgiften

Vaskulärer Typ, Congestion

Konstitutionell

Zusatztherapie:
Leber- und Darmtherapie

Vitaminsubstitution
(Vitamin K-Mangelzustand)

PYELITIS ❋ NIERENBECKENENTZÜNDUNG
➡ siehe auch CYSTITIS CHRONICA

Abwehrsteigernd

Antibakteriell

Brennende Schmerzen

Blutiger Harn

Konzentrierter Harn

Arznei	Anwendung
Arnica DOS/D4	1 – 2 stdl. 5 Tropfen
Lachesis DOS/D12 Pyrogenium DOS/D15 zusätzlich Echinacea DOS Urtinktur	5 Tropfen wechselnd mit in 1 – 2 stdl. Abständen stündlich 5 Tropfen
Baptisia DOS/D3	3 x tgl. 5 Tropfen
Veratrum viride DOS/D4	3 x tgl. 5 Tropfen
Arsenicum album DOS/D6	2 – 3 stdl. 5 Tropfen
Magister Doskar Nr. 25	3 x tgl. 15 – 20 Tropfen

Arnica, Phosphorus, auch in Hochpotenzen
DOS/D30, DOS/D200, DOS/D1000

Lachesis DOS/D12	3 x tgl. 5 Tropfen
ähnlich Naja tripudians DOS/D12	3 x tgl. 5 Tropfen
ähnlich Crotalus DOS/D12	3 x tgl. 5 Tropfen
Phosphorus DOS/D12	2 – 3 x tgl. 5 Tropfen
Acidum phosphoricum DOS/D12	3 x tgl. 5 Tropfen
Acidum sulfuricum DOS/D12	2 – 3 x tgl. 5 Tropfen
Arnica DOS/D4	3 x tgl. 5 Tropfen
Calcium phosphoricum DOS/D6	3 x tgl. 1 Tablette
Echinacea DOS Urtinktur	5 Tropfen, 1 – 2 stdl.
Pichi Pichi DOS/D1	5 Tropfen, mehrmals
Cantharis DOS/D6	5 Tropfen, mehrmals
Acidum nitricum DOS/D6	5 Tropfen, mehrmals
Coccus cacti DOS/D3	5 Tropfen, mehrmals

Indikation, pers. Anmerkungen

Coli Bazillose, Ammoniakgeruch

Mögl. Nierenbeteiligung

Im Rahmen von Prostatabeschwerden

Mit Gesichtsekzemen

Kälteschaden

Alkalisierend

Allgem. desinfizierend

Rezidivierende Pyelitis

Nosode bei Rezidivformen

Bei sehr chron. Verlaufsform

Zusatztherapie:
Tropfen zur unspezifischen Abwehrsteigerung

Nieren- u. Blasentropfen

Reizblasentropfen

PYLEROSPASMUS ❋ MAGENPFÖRTNERKRAMP

Starkes Aufstoßen

Entkrampfungsmittel

Magensaftstimulation

Vagolytisch

PYODERMIE ➟ siehe ABSZESS, FURUNKULOSE, IMPETIGO

QUINCKE – ÖDEM

Kühl bessert

Juckend, brennend

Stark brennend

Leicht bläulich

Bewährte Anwendung

Arznei	Anwendung	

Arznei	Anwendung
Ammonium benzoicum DOS/D3	5 Tropfen, mehrmals
Helleborus niger DOS/D1	3 x tgl. 10 Tropfen
Sabal serrulata DOS/D1	3 x tgl. 5 Tropfen
Sarsaparilla DOS/D3	3 x tgl. 5 Tropfen
Dulcamara DOS/D3	1 – 2 stdl. 5 Tropfen
Magnesium borocitricum DOS/D1	3 x tgl. 1 Messerspitze
Terebinthina DOS/D3	5 Tropfen, 2 – 3 stdl.
Balsamum peruvianum DOS/D2	5 Tropfen, 2 – 3 stdl.
und Chimaphila DOS/D2	5 Tropfen, 2 – 3 stdl.
Tuberculinum D30	5 Globuli, vereinzelte Gaben
Natrium chloratum DOS/D200	5 Globuli, vereinzelte Gaben
Magister Doskar Nr. 9	3 x tgl. 15 Tropfen
Magister Doskar Nr. 3	3 x tgl. 10 – 12 Tropfen
Magister Doskar Nr. 35	akut stdl. 10 – 20 Tropfen chron. 3 x tgl. 15 Tropfen
Aethusa DOS/D3	5 Tr. vor den Mahlzeiten
Magnesium phosphoricum DOS/D6	sehr häufig 1 Tablette
Acidum hydrochloricum DOS/D3	1 – 5 Tr. vor den Mahlzeiten bzw. dem Stillen
Ipecacuanha DOS/D12	5 Tr. vor den Mahlzeiten
auch Nux vomica DOS/D12	5 Tr. vor den Mahlzeiten
auch Belladonna DOS/D4	3 x tgl. 5 Tropfen
Apis DOS/D3	stdl. 5 Tropfen
Rhus toxicodendron DOS/D4	häufig 5 Tropfen
Cantharis DOS/D6	häufig 5 Tropfen
Lachesis DOS/D12	3 x tgl. 5 Tropfen

oben genannte Mittel im stdl. Wechsel

Indikation, pers. Anmerkungen

RACHITIS ▸ siehe KONSTITUTIONSMITTEL

Calcium carbonicum, Calcium phosphoricum, Calcium fluoratum, Silicea, Sulfur, Natrium chloratum, Barium carbonicum, Lycopodium, Graphites, zusätzlich Vitaminsubstitution, Vitamin A + D, Vitamin C

RADIATIO ▸ siehe CARCINOM

RAYNAUD-SYNDROM
GEFÄSSKRÄMPFE, speziell der Finger

Anfallsmittel
Handvenenruptur und allgem. Entkrampfungsmittel
Trophische Störungen

REKONVALESZENZ

Nach Operation oder schwerer Erkrankung
Nervliche und körperliche Erschöpfung
Abgezehrter Gesichtsausdruck, dünne Gliedmaßen
Reaktionsmittel
Zusatztherapie: Stärkungstropfen für Kinder
Stärkungstropfen

REISEKRANKHEIT

Erwartungsangst
Erbrechen, Übelkeit
Schwindel
Kollaptisch, sterbenselend
Neigung zu Schnackerl

REIZBLASE ▸ siehe CYSTITIS

REIZHUSTEN ▸ siehe APHONIE, BRONCHITIS

Arznei	Anwendung
Cuprum arsenicosum DOS/D4	häufig 1 Messerspitze
Magnesium phosphoricum DOS/D6	1/4 stdl. 1 Tablette
Secale cornutum DOS/D3	3 x tgl. 5 Tropfen als Dauertherapie
Chininum arsenicosum DOS/D4	3 x tgl. 5 Tropfen
Acidum phosphoricum DOS/D3	3 x tgl. 5 Tropfen
Abrotanum DOS/D1	3 x tgl. 5 Tropfen
Sulfur DOS/D30	gelegentlich 5 Globuli
Magister Doskar Nr. 22	3 x tgl. 10 – 20 Tropfen
Magister Doskar Nr. 34	3 – 5 x tgl. 20 – 25 Tropfen
Argentum nitricum DOS/D12	häufig 5 Tropfen
Ipecacuanha DOS/D12	häufig 5 Tropfen
Cocculus DOS/D4	häufig 5 Tropfen
Tabacum DOS/D12	häufig 5 Tropfen
Hyoscyamus DOS/D4	häufig 5 Tropfen

Indikation, pers. Anmerkungen

RETINITIS ❋ NETZHAUTENTZÜNDUNG

	Starke Lichtempfindlichkeit
	Allgemeine Benommenheit, Liderschlaffung
	Im Rahmen von infektiösem Geschehen
	Bei Verdacht auf Herdgeschehen
	Embolisch, hämorrhagisch
	Folge von Alkohol, Nikotin
	Retinopathie
	Im Rahmen von Hypertonie, roter Hochdruck
	blasser Hochdruck
	Folge v. langjähr. Hypotonie, Übergang zu Hypertonie
	Folgemittel

RHAGADEN

	Mundwinkel
	Rissige Fersen, Finger
	Gemeinsam mit Finger- und Zehennägelsymptomen
	Allgemein trockene Haut, konstitutionell
	Schmerzhaft, Haut/Schleimhautübergang
	Hypothyreose
	Winterverschlimmerung
	Sommerverschlimmerung

RHEUMATISMUS

Therapeutische Maßnahmen in Hinblick auf chronische Bronchi, chronische Nasen- und Racheninfektionen (Angina, Sinusitis, et chronische Magen- und Darmstörungen (Dyspepsie) unbedingt erforderlich. Siehe dort.

	Autonosodentherapie

Arznei	Anwendung	R
Belladonna DOS/D4 im Wechsel mit Apis DOS/D3	1/2 – 1 stdl. 5 Tropfen	
Gelsemium DOS/D12	3 x tgl. 5 Tropfen	
Mercurius solubilis DOS/D6	3 x tgl. 5 Tropfen	
Phytolacca DOS/D4	3 x tgl. 5 Tropfen	
Lachesis DOS/D12	1 – 2 stdl. 5 Tropfen	
Nux vomica DOS/D12	2 – 3 x tgl. 5 Tropfen	
siehe Diabetes		
Aurum jodatum DOS/D4	3 x tgl. 1 Messerspitze	
Plumbum metallicum DOS/D12		
Phosphorus DOS/D12	2 x tgl. 5 Tropfen	
Arsenicum album DOS/D12	2 x tgl. 5 Tropfen	
in erster Linie Eisenmangel mit Magensaftschwäche, siehe auch Hypacidität		
Antimonium crudum DOS/D4	3 x tgl. 1 Messerspitze	
Selenium DOS/D6	3 x tgl. 1 Messerspitze	
Natrium chloratum DOS/D6	3 x tgl. 5 Tropfen	
Acidum nitricum DOS/D6	3 x tgl. 5 Tropfen	
Graphites DOS/D6	3 x tgl. 5 Tropfen	
Petroleum DOS/D4	3 x tgl. 5 Tropfen	
Acidum hydrofluoricum DOS/D12	2 x tgl. 5 Tropfen	

empfehlenswert

Indikation, pers. Anmerkungen

Zusatztherapie: Gelenks-Entzündungstropfen

RHINITIS

Erkältung

Anfangsmittel

Schleimhautkräftigung

Grippeschnupfen

Verstopfte Nase, Gefahr von Nebenhöhlenentzündung

Folge von nassen Füßen

Säuglingsschnupfen

Mildes Sekret, Ohrenschmerzen, Kleinkinder

Fließschnupfen mit wunden Nasenlöchern

Mit Augenentzündung, scharfe Tränen

Mit Niesreiz

Verkrustet mit Blutbeimengung

Eitriges Sekret

Vasomotorisch

Polypenneigung

Chronisch

Zusatztherapie: Sinusitistropfen

RHINITIS ALLERGICA

Bewährt

Arznei	Anwendung	
Magister Doskar Nr. 40	stdl. – 3 x tgl. 20 Tropfen	
Aconitum DOS/D30	5 Globuli, 2 – 3 Gaben	
Kalium jodatum DOS/D3	häufig 5 Tropfen	
Eupatorium perfoliatum DOS/D3	2 – 3 stdl. 5 Tropfen	
Luffa operculata DOS/D6	2 – 3 stdl. 5 Tropfen	
Dulcamara DOS/D3	2 – 3 stdl. 5 Tropfen	
Sambucus nigra DOS/D2	2 – 3 stdl. 5 Tropfen	
Pulsatilla DOS/D4	3 x tgl. 5 Tropfen	
Cepa DOS/D12	stdl. 5 Tropfen	
Euphrasia DOS/D3	2 – 3 stdl. 5 Tropfen	
Euphorbium DOS/D6	2 – 3 stdl. 5 Tropfen	
Kalium bichromicum DOS/D4 Hydrastis DOS/D3	im stdl. Wechsel mit je 5 Tropfen	
Cinnabaris DOS/D4 Hepar sulfuris DOS/D3	im stdl. Wechsel mit je 1 Messerspitze	
Cyclamen DOS/D12	3 x tgl. 5 Tropfen	
Sanguinaria DOS/D3	3 x tgl. 5 Tropfen	
Silicea DOS/D6	3 x tgl. 1 Tablette	
Magister Doskar Nr. 26	akut stdl. 20 Tropfen chron. 3 – 5 x tgl. 20 Tr.	
Urtica DOS/D12	5 Tropfen, häufig	
Apis DOS/D3 Urtica DOS/D4 und Heuschnupfentropfen Magister Doskar Nr. 6	im stdl. Wechsel mit je 5 Tropfen 10 – 12 Tr. vor d. Essen	

Indikation, pers. Anmerkungen

RHINITIS ATROPHICANS

	Allgemeine Trockenheit von Haut und Schleimhaut
	Verstopfungsneigung
	Leber-Gallestörung
	Neigung zu Rhinophym

RUCTUS ❊ AUFSTOSSEN

	Saures Aufstoßen
	Bitteres Aufstoßen
	Unverdautes Aufstoßen
	Fauliges Aufstoßen
	Morgendliches Aufstoßen
	Mit weißer Zunge
	Mit Süßigkeitsverlangen
	Mit lautem Knall
	Mit Fettunverdaulichkeit
	Mit Verstopfung
	Mit Durchfall
	Schwäche, Anämie

Zusatztherapie:
Verdauungs-. Galle- und Lebertropfen

Magen- und Verdauungsstörungstropfen

SALIVATIO ❊ SPEICHELFLUSS

Überschuss
Offene Mundwinkel

Scharfer Speichel

Begleitende Zahnfleischentzündung

Mit Migräne u. Gastritis

Stomatitis dermatosa

Arznei	Anwendung
...lumina DOS/D6	3 x tgl. 5 Tropfen
...atrium chloratum DOS/D12	3 x tgl. 1 Tablette
...ycopodium DOS/D6	3 x tgl. 5 Tropfen
...brotanum DOS/D1	3 x tgl. 5 Tropfen
...atrium phosphoricum DOS/D6 und Magentee	3 x tgl. 1 Tablette
...atrium sulfuricum DOS/D6 und Leber- u. Galletee	3 x tgl. 1 Tablette
...errum phosphoricum DOS/D6	3 x tgl. 5 Tropfen
...arbo vegetabilis DOS/D6	3 x tgl. 5 Tropfen
...ux vomica DOS/D12	2 x tgl. 5 Tropfen
...ntimonium crudum DOS/D4	3 x tgl. 1 Messerspitze
...rgentum nitricum DOS/D12	3 x tgl. 5 Tropfen
...sa foetida DOS/D4	3 x tgl. 5 Tropfen
...lsatilla DOS/D4	3 x tgl. 5 Tropfen
...odophyllum DOS/D3	3 x tgl. 5 Tropfen
...odophyllum DOS/D6	3 x tgl. 5 Tropfen
...nina DOS/D3	3 x tgl. 5 Tropfen
...agister Doskar Nr. 1	10 – 12 Tropfen 15 Min. vor den Mahlzeiten
...agister Doskar Nr. 37	3 – 5 x tgl. 15 – 20 Tropfen
...cidum nitricum DOS/D4	3 x tgl. 5 Tropfen
...eosotum DOS/D6	3 x tgl. 5 Tropfen
...ercurius solubilis DOS/D6	3 x tgl. 5 Tropfen
...s DOS/D6	3 x tgl. 5 Tropfen
...lium chloratum DOS/D4	3 x tgl. 5 Tropfen

Indikation, pers. Anmerkungen

Bei Intoxikationen
Bestrahlungsfolge
Parasympathikus-Wirkung

Mangel

SARKOM ➡ siehe CARCINOM

SARKOIDOSE

SCARLATINA ❋ SCHARLACH

Am Beginn
Zunahme der Schwellung

In weiterer Folge

Schwere Verlaufsform, Zya*
Kollapsneigung

Zusatztherapie:
Tropfen zur unspezifischen Abwehrsteigerung
Halstropfen
Herz- u. Kreislauftropfen m*
Nieren- und Blasentropfen

SCHIELEN ➡ siehe STRABISMUS

SCHLAFLOSIGKEIT ➡ siehe AGRYPNIE

SCHLUCKAUF ➡ siehe SINGULTUS

SCHWANGERSCHAFT ➡ siehe GRAVIDITAS

Arznei	Anwendung
Plumbum metallicum DOS/D12	3 x tgl. 5 Tropfen
Prionurus australis DOS/D12	3 x tgl. 5 Tropfen
Jaborandi DOS/D3	3 x tgl. 5 Tropfen
Natrium chloratum DOS/D12	3 x tgl. 5 Tropfen
und Belladonna DOS/D30	5 Globuli, einzelne Gaben
Abrotanum DOS/D1	3 x tgl. 5 – 10 Tropfen
u. Acidum hydrofluoricum DOS/D12	3 x tgl. 5 Tropfen
Belladonna DOS/D4	1/2 stdl. 5 Tropfen
Apis DOS/D3	1 – 2 stdl. 5 Tropfen
und Ferrum phosphoricum DOS/D12	2 – 3 stdl. 5 Globuli (abwehrkraftsteigernd)
Cinnabaris DOS/D6	
und Hepar sulfuris DOS/D6	je 5 Tr. im stdl. Wechsel
und Echinacea DOS Urtinktur	5 x tgl. 5 Tropfen
und Phytolacca DOS/D4	3 x tgl. 5 Tropfen
Lachesis DOS/D12	1 – 2 stdl. 5 Tropfen
Veratrum album DOS/D3	3 x tgl. 5 Tropfen
Magister Doskar Nr. 9	3 x tgl. 15 Tropfen
Magister Doskar Nr. 21	1/4 – 1/2 stdl. 12 – 15 Tr.
Magister Doskar Nr. 15	häufig 10 – 12 Tropfen
Magister Doskar Nr. 3	3 x tgl. 10 – 12 Tropfen

Indikation, pers. Anmerkungen

SCHWERMETALLBELASTUNG
Ausleitung je nach Belastungs

Zusätzlich Gaben von

SCHWEISS, ABNORM ➧ siehe Hyperhidrose

SCHWERHÖRIGKEIT ➧ siehe HYPACUSIS

SCHWINDEL ➧ siehe siehe VERTIGO

SCHULSCHWIERIGKEITEN
➧ siehe auch LEGASTHENIE und HYPERKINESIE

Beim Rechtschreiben
Schlampigkeit, Fremdsprache
Rechnen, Zahlen
Schulkopfschmerz
Faul und vif
Schwach und willig
Erschwerte Auffassung
Mangelndes Selbstvertrauen
Nervös, hyperkinetisch
Konzentrationsschwäche
Pubertät
Überforderung, Erschöpfung

Zusatztherapie:
Schultropfen für Kinder
Stärkungstropfen f. Kinder
Nerven- u. Examenstropfen

SCHULTER- ARMSYNDROM
➧ siehe PERIARTHRITIS

Arznei	Anwendung
in DOS/D15, Plumbum, Cadmium, Platinum, Aurum, Argentum, Zincum, Mercurius vivus, Cuprum, etc.	jeden 2. Tag 5 Globuli
Vitamin C	ca. 1 g/Tag
Vitamin E	ca. 300mg/Tag
Vitamin B6	ca. 200 mg/Tag
Calcium	ca. 500 – 1000 mg/Tag
Selen	2 x tgl. 100 microgr.
Tuberculinum D200	fallweise 5 Globuli
Medorrhinum D200	fallweise 5 Globuli
Luesinum D200	fallweise 5 Globuli
Calcium phosphoricum DOS/D12	2 – 3 x tgl. 1 Tablette
Calcium fluoratum DOS/D12	2 – 3 x tgl. 1 Tablette
Calcium carbonicum DOS/D12	2 – 3 x tgl. 5 Tropfen
Barium carbonicum DOS/D6	2 – 3 x tgl. 5 Tropfen
Silicea DOS/D12	2 – 3 x tgl. 1 Tablette
Agaricus DOS/D12	2 – 3 x tgl. 5 Tropfen
Helleborus niger DOS/D4 und Zincum valerianum DOS/D12	3 x tgl. 5 Tropfen abends 12 Tropfen
Magnesium carbonicum DOS/D6	3 x tgl. 5 Tropfen
Phosphorus DOS/D30	fallweise 5 Globuli
Magister Doskar Nr. 17	5 x tgl. 8 – 10 Tropfen
Magister Doskar Nr. 22	3 x tgl. 10 – 20 Tropfen
Magister Doskar Nr. 14	5 x tgl. 15 – 20 Tropfen

Indikation, pers. Anmerkungen

SEBORRHOE ❋ TALGDRÜSENÜBERPRODUKTION

Meist im Zusammenhang mit Hepatopathie

	Allgemein stoffwechselaktivierend
	Neigung zu Warzen und Papillomen
	Neigung zu Atheromen
	Schweißneigung
	Schwielenbildung
	Neigung zu Prostataerkrankung
	Trockene Schuppen, besonders Haaransatz

Zusatztherapie: Stoffwechseltropfen

SEPSIS

Zur zusätzlichen Behandlung
- Mit Abkühlungsverlangen
- Frieren, Frösteln
- Kreislaufunterstützend
- Blässe

SINGULTUS ❋ SCHLUCKAUF

	Gewöhnl. Schluckauf
	ZNS-bedingt
	Im Rahmen sklerotischer Prozesse
	Im Rahmen von Geistes- und Gemütskrankheiten
	Allgemeine Krampfneigung
	Im Rahmen von epilept. Zustandsbild
	Hysterisch
	Folge von Alkoholismus
	Bei kardial-kollaptischem Zustandsbild

Arznei	Anwendung
ulfur DOS/D6	3 x tgl. 5 Tropfen
huja DOS/D4	3 x tgl. 5 Tropfen
arium carbonicum DOS/D4	3 x tgl. 1 Messerspitze
ercurius solubilis DOS/D12	2 x tgl. 5 Tropfen
ntimonium crudum DOS/D4	3 x tgl. 1 Messerspitze
elenium DOS/D3	3 x tgl. 1 Messerspitze
atrium chloratum DOS/D30	5 Globuli 1 x wöchentlich
agister Doskar Nr. 27	3 x tgl. 20 Tropfen
chesis DOS/D12	1 – 2 stdl. 5 Tropfen
rogenium D30	5 Globuli, 2 – 3 Gaben
ratrum album DOS/D3	3 x tgl. 5 Tropfen
rbo vegetabilis DOS/D6	2 – 3 stdl. 5 Tropfen
lladonna DOS/D3 oder DOS/D4	mehrmal 5 Tropfen
prum DOS/D30	5 Globuli, einzelne Gaben
oscyamus DOS/D30	5 Globuli, einzelne Gaben
amonium DOS/D30	5 Globuli, vereinzelte Gaben
gnesium phosphoricum DOS/D6	1/4 – 1/2 stdl. 1 Messersp.
uta DOS/D12	5 Tropfen, 3 – 4 Gaben
atia DOS/D12	5 Tropfen, 2 – 3 Gaben
dum sulfuricum DOS/D3	mehrmals 5 Tropfen
dum hydrocyanicum DOS/D6	3 x tgl. 5 Tropfen

Indikation, pers. Anmerkungen

SINUSITIS

Schmerzhaft, verstopft Sekret grün bis blutig
Mit reichlich gelblichem Ausfluss
Milder Ausfluss, Kinder
Mit Schleimstraße, Rachenhinterwand
Mit scharfen Tränen
Mit begleitendem hohlen Husten
Mit Staccato-Husten
Mit Niesreiz
Neuralg. Begleitsymptome
Nachbehandlung oder chron.
Zur Reaktivierung, chron. Verlaufsform
Chron. Verlaufsform mit allgemeiner Schwäche
Resorptionsmittel, asthmoide Begleitkomponente
Hydrogen. Typ mit Warzenbildungstendenz
Konstitutionsmittel
Aktivierung des Bindegew.
Bei Neigung zu Allergie
Neigung zu starker Chroniz.

Zusatztherapie:
Bei akutem, schmerzhaften Beginn

SKLERODERMIE

Neigung zu peripheren Zyanosen

Arznei	Anwendung	S
Kalium bichromicum DOS/D4 Wechsel mit Hydrastis DOS/D3	5 Tropfen, im 1 – 2 stdl.	
Cinnabaris DOS/D6 Wechsel mit Hepar sulfuris DOS/D6	5 Tropfen, im 1 – 2 stdl.	
Pulsatilla DOS/D4	3 – 5 x tgl. 5 Tropfen	
Corallium rubrum DOS/D4	3 – 5 x tgl. 1 Messerspitze	
Euphrasia DOS/D4	3 x tgl. 5 Tropfen	
Verbascum DOS/D2	3 – 5 x tgl. 5 Tropfen	
Coccus cacti DOS/D4	3 – 5 x tgl. 5 Tropfen	
Euphorbium DOS/D6	3 x tgl. 5 Tropfen	
Cedron DOS/D3	3 x tgl. 5 Tropfen	
Silicea DOS/D6	3 x tgl. 1 Messerspitze	
Luffa operculata DOS/D4	3 x tgl. 5 Tropfen	
Stannum jodatum DOS/D6	3 x tgl. 5 Tropfen	
Kalium jodatum DOS/D3	3 x tgl. 5 Tropfen	
Thuja DOS/D4	3 x tgl. 5 Tropfen	
Calcium sulfuricum DOS/D6	3 x tgl. 1 Messerspitze	
Magnesium fluoratum DOS/D6	3 x tgl. 5 Tropfen	
Tuberculinum D30	5 Globuli 1x wöchentlich	
Medorrhinum D30	5 Globuli, einzelne Gaben	
Nasaltropfen, Magister Doskar Nr. 21	1 – 2 stdl. 5 Tropfen und	
Tropfen zur unspezifischen Abwehrsteigerung, Magister Doskar Nr. 9	3 x tgl. 15 Tropfen	
Tuberculinum D30 mit Medorrhinum D30 und Luesinum D30	im wöchentl. Wechsel jeweils 5 Globuli	
Brotanum DOS/D3	3 x tgl. 5 Tropfen	

Indikation, pers. Anmerkungen

Schilddrüsenstörung

Verdacht auf Intoxikation, Schwermetalle

Allgemeine Stoffwechselintoxikation

Starke, narbige Verziehung

Bindegewebs-Konstitutionsmittel

Sonnenbrand, blaurot

Allgemeine Wärme- und Sommerverschlimmerung

Zusätzl. Neigung zu Lichtallergie

SONNENSTICH ➡ siehe INSOLATIONSFOLGE

SOOR ➡ siehe auch GINGIVITIS, STOMATITIS

Häufig bei Dyspepsien, Verdacht auf
Magensaftschwäche (Hypazidität), Hyperazidität,
exsudativer Diathese, Crusta lactea.
Behandlung des Grundleidens erforderlich, siehe dort.

SPASMOPHILIE ➡ siehe CRAMPI

SPASTISCHE SPINALPARALYSE

Gesteigerte Reflextätigkeit

Versuch, die Reflexbahnen zu beeinflussen:
Kongestion

Schwankender Gemütszustand

Spasmophilie

Steifigkeit

Obstipationsneigung

Arznei	Anwendung
Thyreoidinum D3	2 x tgl. 5 Tropfen
Plumbum metallicum DOS/D12	im tgl. Wechsel
mit Cuprum metallicum DOS/D12	
und Cadmium metallicum DOS/D12	jeweils 3 x tgl. 5 Tropfen
Arsenicum album DOS/D6	3 x tgl. 5 Tropfen
Acidum hydrofluoricum DOS/D12	2 x tgl. 5 Tropfen
Calcium fluoratum DOS/D6	im tgl. Wechsel
mit Silicea DOS/D6	jeweils 3 x 1 Tablette
Lachesis DOS/D12	1 – 2 stdl. 5 Tropfen
Acidum hydrofluoricum DOS/D12	2 x tgl. 5 Tropfen
Fagopyrum DOS/D4	im tgl. Wechsel
mit Hypericum DOS/D4	
und Heracleum DOS/D4	jeweils 3 x 5 Tropfen
Lathyrus sativus DOS/D4	3 x tgl. 5 Tropfen
Gelsemium DOS/D4	3 x tgl. 5 Tropfen
Ignatia DOS/D4	3 x tgl. 5 Tropfen
Strychninum DOS/D4	3 x tgl. 5 Tropfen
Curare D10	3 x tgl. 5 Tropfen
Nux vomica DOS/D4	3 x tgl. 5 Tropfen

Indikation, pers. Anmerkungen

Verdacht auf
Schwermetallintoxikation

Hirnorganischer Prozess

Periphere Gefäßkonstriktion

Sensitiver Typ, empfindsam

SPEICHELFLUSS ➽ siehe SALIVATIO

SPONDYLOPATHIE ➽ siehe auch ARTHROSE, ISCHIALGIE

Umstimmungs- und Aktivierungstherapie:

Dauertherapie:
Wirbelsäule- u. Gelenkstropfen

Bei akuten Phasen
Gelenksentzündungstropfen

Nosodentherapie:

STAR ✺ siehe KATARAKT

STENOCARDIE ✺ siehe ANGINA PECTORIS

STERILITÄT

Ovarialschwäche
Aktivierung der Ovarien
1. Zyklushälfte
2. Zyklushälfte

Bei ausbleibender Wirkung

Follikelzysten

Arznei	Anwendung
Plumbum metallicum DOS/D12 und/oder Cuprum metallicum DOS/D12 und/oder Cadmium D12 und/oder Mercurius solubilis DOS/D12	jeweils 2 x tgl. 5 Tropfen
Apis DOS/D4 mit Zincum metallicum DOS/D6	3 x tgl. 5 Tr. im Wechsel
Secale cornutum DOS/D4	3 x tgl. 5 Tropfen
Phosphorus DOS/D15	jed. 2. Tag 5 Tropfen

Acidum formicicum D12 oder Formidium D12	intrakutan an den Schmerzpunkten, Intervalle 8 – 12 Tage
Vitaminsubstitution, insbesondere Kalzium und Vitamin D, zuzüglich Kalium jodatum DOS/D3 und Magnesium-Brause	3 x tgl. 5 Tropfen
Magister Doskar Nr. 2.	3 – 5 x tgl. 20 Tropfen
Magister Doskar Nr. 40	Stdl. bis 3 x tgl. 20 Tropfen
Luesinum D200	1 x monatlich 5 Globuli

Pulsatilla DOS/D3	3 x tgl. 5 Tropfen
Cimicifuga DOS/D3 zusätzlich Sepia DOS/D6	3 x tgl. 5 Tropfen ständig, morgens u. abends je 5 Tropfen
Aristolochia DOS/D2	3 x tgl. 5 Tropfen
Sulfur jodatum DOS/D3 und Acidum hydrofl. DOS/D12	3 x tgl. 5 Tropfen 2 x tgl. 5 Tropfen

Indikation, pers. Anmerkungen

Kombinierte Schwäche Ovarial/Schilddrüse

Übernervöser Frauentyp

Sexuelle Schwäche

Oligo-Azoospermie

Kongestionstyp männl.

Zusatztherapie:
Konstitutionsmittel

Frauentropfen

Stärkungstropfen

STOFFWECHSELMITTEL
➧ siehe KONSTITUTIONSMITTEL

Stoffwechseltropfen

STOMATITIS ➧ siehe auch GINGIVITIS

Regulierung der Darmflora, Behandlung von bestehenden Dyspepsien, Vitaminsubstitution, Eisenstoffwechselkontrolle, Amalgamplomben entfernen, Zahnersatz kontrollieren, PH-Wert des Speichels kontrollieren.

Im Rahmen v. Intoxikation

Lippennagen

Spülungen

STRABISMUS ✺ SCHIELEN

Hyperkinetisch, Bauchschmerzen, Wurmbefall

Absencen epilept. Zstb.

STRUMA ➧ siehe auch BASEDOW, HYPER- und HYPOTHYREOSE

Genaue Diagnosestellung, laborchemisch, gegebenenfalls mit Szintigraphie und Feinnadelbiopsie vor Behandlungsbeginn erforderlich.

Arznei	Anwendung

Graphites DOS/D12 — 2 x tgl. 5 Tropfen
Platinum DOS/D6 — 3 x tgl. 5 Tropfen
Vitex agnus castus DOS/D4 — 3 x tgl. 5 Tropfen
Vitex agnus castus DOS/D12 — 2 x tgl. 5 Tropfen
Aurum colloidale DOS/D4 — 3 x tgl. 5 Tropfen

siehe auch dort
z. B. Ferrum jodatum DOS/D6 — 3 x tgl. 5 Tropfen
und/oder Manganum aceticum DOS/D4 — 3 x tgl. 5 Tropfen
und/oder Natrium chloratum DOS/D12 — 2 x tgl. 5 Tropfen
Magister Doskar Nr. 18 — 3 – 5 x tgl. 15 – 20 Tropfen
Magister Doskar Nr. 34 — 3 – 5 x tgl. 20 – 25 Tropfen

Magister Doskar Nr. 27 — 3 x tgl. 20 Tropfen

Lachesis DOS/D12 — häufig 5 Tropfen
Arum triphyllum DOS/D3 — 3 x tgl. 5 Tropfen
Tinctura ratanniae — 20 Tr. auf 1/2 Glas Wasser
Arnikatinktur — 15 Tropfen auf ein halbes Glas Wasser

Salbeitee

China DOS/D4 — 3 x tgl. 5 Tropfen
Cicuta virosa DOS/D6 — 3 x tgl. 5 Tropfen

Indikation, pers. Anmerkungen

Jodmangelstruma
Weicher Kropf

Struma diffusa

Verzögerte Entwicklung
bei Kindern u. Jugendl.

Kombiniert mit anämischen
Zustandsbild

Kombinierte Störung
Gelenke u. Gallenblase

Konstitutionell

Kalte Knoten

Struma mit warmen Knote
(Hyperthyreose)

Zentralnervensystem
beruhigend

Bei Jodismus

Struma Hashimoto
Hypophysenregulierend

Organische Jodverbindung

Konstitutionell

SUDECK, MORBUS

Bewährte Indikation

Posttraumatisch

Bindegewebsregenerierend

SUIZIDNEIGUNG

Die in der Folge angeführten Arzneimittel können bei intensiver Allgemeinbetreuung zur Anwendung kommen, Potenzwahl mei Hochpotenzbereich.

Arznei	Anwendung	S
Thyreoidinum D4	3 x tgl. 5 Tropfen	
Spongia DOS/D3	jeweils 1 Monat hindurch	
Spongia DOS/D2	3 x tgl. 5 Tropfen	
Spongia DOS/D1		
Barium jodatum DOS/D4	3 x tgl. 5 Tropfen	
Ferrum jodatum DOS/D3	3 x tgl. 1 Messerspitze	
Hedera helix DOS/D6	3 x tgl. 5 Tropfen	
Calcium fluoratum DOS/D6	3 x tgl. 5 Tropfen	
oder Calcium carbonicum DOS/D6	3 x tgl. 5 Tropfen	
Spongia DOS/D3	3 x tgl. 5 Tropfen	
Acidum hydrofluoricum DOS/D12	3 x tgl. 5 Tropfen	
Kalium bromatum DOS/D3	3 x tgl. 5 Tropfen	
Jodum DOS/D30	1 x wöchentl. 5 Globuli	
Lycopus virg. DOS Urtinktur	3 x tgl. 3 Tropfen	
und Thyreoidinum D30	1 x tgl. 5 Globuli im tag	
im weisen Wechsel mit Jodum DOS/D15	1 x tgl. 5 Globuli	
Fucus vesiculosus DOS Urtinktur	3 x tgl. 3 Tropfen	
Die 4 obigen Medikamente können auch in Kombination verordnet werden		
Magnesium fluoratum DOS/D6	3 x tgl. 5 Tropfen	
Symphytum DOS/D6	3 x tgl. 10 Tropfen	
Arnica DOS/D4	3 x tgl. 5 Tropfen	
Calcium fluoratum DOS/D6	3 x tgl. 1 Tablette im tagwei	
im Wechsel mit Silicea DOS/D6	3 x tgl. 1 Tablette	

Indikation, pers. Anmerkungen

Melancholie

Aggressiv

Erschießen

Erstechen

Ertrinken

Aus dem Fenster springen

Ordnungssucht

Griesgram

Nörgelsucht

Zerstörungstrieb

Hysterieform

Im Rahmen hormoneller Schwankungen

Begleitende dyspeptische Beschwerden

Äußerste Schmerzempfindlich

SYMBIOSELENKUNG

Erforderlich nach Antibiotikatherapien, Dyspepsien und chronis entzündlichen Erkrankungen.

Vitaminsubstitution:

Bei Verdacht auf Mykose

Arznei	Anwendung	S
Aurum		
Mercurius solubilis		
Antimonium crudum, Anacardium, Mercurius solubilis		
Silicea, Alumina		
Rhus toxicodendron		
Hedera helix, Argentum metallicum		
Arsenicum album		
Lycopodium		
Nux vomica		
Jodum		
Cimicifuga		
Pulsatilla		
Natrium sulfuricum		
Hepar sulfuris		
Prosymbioflor	3 x tgl. 3 Tropfen, steigern auf 3 x tgl. 30 Tropfen.	
dann Symbioflor I gleichzeitig von Anfang an	2 x tgl. 20 Tropfen	
Hylaktropfen	2 x 30 Tropfen, jeweils in ein Glas Wasser und als Getränk zu den Hauptmahlzeiten	
1 Packung Antibiophilus	2 x tgl. 1 Beutel	
Nach ca. 1 Monat Omniflora	1 x tgl. 1 Kapsel	
Zusätzlich Aktivierung der darmassoziierten lymphatischen Systeme		
Phytolacca DOS/D3	3 x tgl. 5 Tropfen,	
dann Phytolacca DOS/D4	3 x tgl. 5 Tropfen	
Calcisan B + C	1 Tablette tgl.	
und Calcipot C	1 Tablette tgl.	
und Oleovit A + D	1 Kapsel tgl.	
Propolis	3 x tgl. 3 Tropfen bis 3 x tgl. 5 Tropfen	
Formica rufa DOS/D3	3 x tgl. 5 Tropfen	
und Aktivierung vorhandener Verdauungsschwächen		

Indikation, pers. Anmerkungen
Verdauungs-, Galle- und Lebertropfen
Nieren- und Blasentropfen

SYPHILIS (TABES)

Nach entsprechender schulmedizinischer Behandlung sind folgende Begleitmaßnahmen möglich:

Reaktionsmittel
Nosodentherapie

Abdominelle Koliken
Allgem. Neurasthenie
Starke Reizbarkeit
Paraesthesien
Gangunsicherheit
Schwindel bei Lageänderung
Schwindel mit Ataxie
Begleitende Herzbeschw.
Muskelzuckungen
Hydrogenoide Konstitution
Allgemeine Schwäche

TACHYKARDIE ➥ siehe PAROXYSMALE TACHYKARDIE und ORGANSTÖRUNGEN, MYOKARDIE, MYOKARDITIS, HYPERTHYREOSE, NEURASTHENIE, ANÄMIE, etc.

TELEANGIEKTASIE
PERIPHERE GEFÄSSERWEITERUNGEN

Bindegewebsschwäche (Besenreiser)
Mundwinkelrhagaden
Im Wangenbereich

Arznei	Anwendung
Magister Doskar Nr. 1	10 – 12 Tropfen 15 Min. vor dem Essen
Magister Doskar Nr. 3	3 x tgl. 10 – 15 Tropfen
Rowachol, Agnuchol	
Bitterstoffe (Padma 28)	
zusätzlich bei starkem Vergiftungsverdacht Kohlepräparate (pflanzlich und tierisch)	
Sulfur DOS/D30	einzelne Gaben, 5 Globuli
Luesinum D30	einzelne Gaben, 5 Globuli
Luesinum D200	einzelne Gaben, 5 Globuli
Formidium D12	1 Ampulle alle 14 Tage subkutan
Plumbum metallicum DOS/D12	2 x tgl. 5 Tropfen
Argentum nitricum DOS/D15	jeden 2. Tag 5 Tropfen
Nux vomica DOS/D12	2 x tgl. 5 Tropfen
Secale cornutum DOS/D6	3 x tgl. 5 Tropfen
Agaricus DOS/D12	2 x tgl. 5 Tropfen
Conium DOS/D12	2 x tgl. 5 Tropfen
Cocculus DOS/D6	3 x tgl. 5 Tropfen
Kalmia DOS/D3	3 x tgl. 5 Tropfen
Zincum valerianicum DOS/D6	3 x tgl. 5 Tropfen
Thuja DOS/D30	5 Globuli 1 x wöchentlich
Alumina DOS/D12	2 x tgl. 5 Tropfen
Acidum hydrofluoricum DOS/D12	2 x tgl. 5 Tropfen
Condurango DOS/D4	3 x tgl. 5 Tropfen
Abrotanum DOS/D3	3 x tgl. 5 Tropfen

| Indikation, pers. Anmerkungen |

TENDOVAGINITIS
SEHNENSCHEIDENENTZÜNDUNG

- Überanstrengung (Musiker)
- Überanstrengung, Bewegung bessert
- Exsudation, Bewegungsschmerzen
- Folge von Verletzung
- Resorptionsmittel innerlich
- äußerlich
- Chronische Form

THROMBOPENIE ▶ siehe PURPURA HÄMORRHAGICA

- Bei Verdacht auf Schwermetallintoxikation
- Bei Verdacht auf Lösungsmittelbelastung

THROMBOPHLEBITIS, THROMBOSE
▶ siehe auch PHLEBITIS

- Hauptmittel
- Allgem. Blutungsneigung
- Augenthrombose
- Kongestionstyp

Zusatztherapie:
Venentropfen

THYREOTOXIKOSE ▶ siehe BASEDOW

TIC

- Konstitutionell
- Augenlidzucken

Arznei	Anwendung
Ruta DOS/D200	5 Globuli, 2 – 3 Gaben in kurzen Abständen
Rhus toxicodendron DOS/D4	3 x tgl. 5 Tropfen
Bryonia DOS/D30	5 Globuli, einzelne Gaben
Arnica DOS/D4	1 – 2 stdl. 5 Tropfen
Kalium jodatum DOS/D3	3 x tgl. 5 Tropfen
mit Lugolscher Lösung bestreichen	
Formidium D6 oder Acidum formicicum D6	1 Ampulle alle 14 Tage, subkutan
Hirudo DOS/D200	5 Globuli, vereinz. Gaben
Plumbum metallicum DOS/D15	5 Globuli, jeden 2. Tag
Cadmium metallicum DOS/D15	5 Globuli, jeden 2. Tag
Mercurius solubilis DOS/D15	5 Globuli, jeden 2. Tag
Cresolum DOS/D15	5 Globuli, jeden 2. Tag
Lachesis DOS/D12	stdl. 5 Tropfen
Phosphorus DOS/D12	2 x tgl. 5 Tropfen
Crotalus DOS/D12	3 x tgl. 5 Tropfen
Elaps corallinus DOS/D12	1 – 2 x tgl. 5 Tropfen
Magister Doskar Nr. 28	3 x tgl. 20 Tropfen
Magnesium phosphoricum DOS/D12	3 x tgl. 5 Tropfen
Codeinum phosphoricum D4	3 x tgl. 5 Tropfen

Indikation, pers. Anmerkungen

	Lähmige Schwäche des Augenlides
	Hastiges Wesen
	Nervös, reizbar
	Ruhelosigkeit
	Im Rahmen von Verwurmungen
	Neurotropes Mittel
	Folge v. Schreck

Tics douloureaux siehe NEURALGIE

TINNITUS ❀ OHRKLINGELN

	Hauptmittel
	Mit Schwindelgefühl
	Kongestionstyp
	Durchblutungsmittel
	Schweißneigung
	Zusatztherapie: Venentropfen

TONSILLARABSZESS, TONSILLITIS
➽ siehe ANGINA TONSILLARIS

TORTIKOLLIS ❀ SCHIEFHALS

	Folge von Verletzung
	Folge von Überanstrengung
	Folge von Erkältung
	Folge von Zugluft

TRACHEITIS ➽ siehe BRONCHITIS

TRAUMA

	Verletzungen, Wunden, Quetschungen, Operationen
	Risswunden
	Stichwunden

Arznei	Anwendung
Gelsemium DOS/D12	2 – 3 x tgl. 5 Tropfen
Agaricus DOS/D12	2 x tgl. 5 Tropfen
Zincum metallicum DOS/D12	2 x tgl. 5 Tropfen
Tarantula DOS/D12	2 x tgl. 5 Tropfen
China DOS/D4	3 x tgl. 5 Tropfen
Ferrum picrinicum DOS/D6	3 x tgl. 5 Tropfen
Opium D30	5 Globuli, vereinz. Gaben
Chininum sulf. DOS/D3	3 x tgl. 5 Tropfen
Tabacum DOS/D12	2 – 3 x tgl. 5 Tropfen
Mandragora DOS/D6	3 x tgl. 5 Tropfen
Secale cornutum DOS/D3	3 x tgl. 5 Tropfen
und/oder Arnica DOS/D4	3 x tgl. 5 Tropfen
Acidum salicylicum DOS/D4	3 x tgl. 5 Tropfen
Magister Doskar Nr. 28	3 x tgl. 20 Tropfen
Arnica DOS/D4	3 x tgl. 5 Tropfen
Rhus toxicodendron DOS/D4	3 x tgl. 5 Tropfen
Dulcamara DOS/D4	3 x tgl. 5 Tropfen
Zincum metallicum DOS/D30	5 Globuli, vereinz. Gaben
Arnica DOS/D4	häufig 5 Tropfen
Calendula DOS/D2	häufig 5 Tropfen
Ledum DOS/D2	häufig 5 Tropfen

Indikation, pers. Anmerkungen

Nervenverletzung

Knochenverletzung, Verstauchung

Sehnenverletzungen

Äußerlich:

Zusatztherapie:
Verletzungstropfen

TREMOR ▶ siehe auch MORBUS PARKINSON, HYPERTHYREOSE

Konstitutionell, nervös, zittrig

Fahriges Wesen

Mit Schweißneigung

Besserung durch Musik

Neurasthenie

Postinfektiös

Arteriosklerotisch

Im Rahmen von Paresen

Schwermetall

Begl. Herzbeschwerden

Unruhe der Beine

Kalte Extremitäten

TRIGEMINUS ▶ siehe NEURALGIE

TUBENKATARRH ▶ siehe EUSTACHITIS

TUBERCULOSIS PULMONUM

Nach entsprechender schulmedizinischer Behandlung

Konstitutionell

Asthenischer Typ

Anämischer Typ

Gedunsener Typ

Arznei	Anwendung
Hypericum DOS/D3	3 x tgl, 5 Tropfen
Symphytum DOS/D6	3 x 5 – 10 Tropfen
Ruta DOS/D4	3 x tgl. 5 Tropfen
Umschläge mit Arnica ad usum externum, verdünnt mit Wasser im Verhältnis 1 : 2 – 1 : 3	
Magister Doskar Nr. 25	3 x tgl. 15 – 20 Tropfen
Calcium phosphoricum DOS/D12	2 x tgl. 1 Tablette
Agaricus DOS/D12	2 x tgl. 5 Tropfen
Mercurius solubilis DOS/D12	2 x tgl. 5 Tropfen
Tarantula hispanica DOS/D12	2 x tgl. 5 Tropfen
Argentum nitricum DOS/D12	2 x tgl. 5 Tropfen
Gelsemium DOS/D12	2 x tgl. 5 Tropfen
Barium carbonicum DOS/D4	3 x tgl. 1 Messerspitze
Causticum Hahnemanni DOS/D12	2 x tgl. 5 Tropfen
Plumbum metallicum DOS/D15	5 Globuli, jeden 2. Tag
Cadmium metallicum DOS/D15	5 Globuli, jeden 2. Tag
Latrodectus mactans DOS/D12	2 x tgl. 5 Tropfen
Zincum metallicum DOS/D12	2 x tgl. 5 Tropfen
Araninum D12	2 x tgl. 5 Tropfen
Calcium phoshoricum DOS/D6 im Wechsel mit	3 x tgl. 1 Tablette, günstig
Arsenum jodatum DOS/D6	3 x tgl. 5 Tropfen
Ferrum phoshoricum DOS/D6	3 x tgl. 5 Tropfen
Calcium carbonicum DOS/D6	3 x tgl. 1 Tablette

Indikation, pers. Anmerkungen

Fieberneigung mit Hitze

Fieber mit Frösteln

Mit Kreislaufschwäche

Blutungsneigung

Begleitende Pleuritis

Gelblicher Auswurf mit großer Schwäche

Kavernenbildung

Resorptionsmittel

Vernarbungsmittel

Umstimmungsmittel

TYPHUS, PARATHYPHUS, CHRONISCHE SALMONELLENINFEKTION

Neben schulmedizinischer Basistherapie:

Komplette Organotropie

Allg. abwehrsteigernd

Immunstimulierend

Antiseptisch

Bei Kräfteverfall

Kollaptisches Zustandsbild

Hitzewallungen

Subfebril

Frösteln

Acrocyanose

Zusatztherapie:
Tropfen zur unspezifischen Abwehrsteigerung

Herz- u. Kreislauftropfen

Durchfalltropfen

ULCUS CORNEAE ➽ siehe KERATITIS

Arznei	Anwendung
Lachesis DOS/D12	3 x tgl. 5 Tropfen
Pyrogenium D12	3 x tgl. 5 Tropfen
Kalium phosphoricum DOS/D6	3 x tgl. 5 Tropfen
Phosphorus DOS/D12	2 x tgl. 5 Tropfen
Bryonia DOS/D4	3 x tgl. 5 Tropfen
Stannum jodatum DOS/D4	3 x tgl. 1 Messerspitze
Acidum nitricum DOS/D12 im Wechsel mit Acidum hydrofluoricum DOS/D12	2 x tgl. 5 Tropfen, bewährt 2 x tgl. 5 Tropfen
Kalium jodatum DOS/D3	3 x tgl. 5 Tropfen
Silicea DOS/D6	3 x tgl. 1 Tablette
Formidium D12 oder Acidum formicicum D12	1 Ampulle alle 14 Tage, subkutan
Baptisia DOS/D4	1 – 2 stdl. 5 Tropfen
Ferrum phosphoricum DOS/D6	1 – 2 stdl. 5 Tropfen
Echinacea DOS Urtinktur	3 x tgl. 5 – 10 Tropfen
Oleum terebinthinae DOS/D3	3 x tgl. 5 Tropfen
Chininum arsen. DOS/D4	3 x tgl. 5 Tropfen
Veratrum album DOS/D3	3 x tgl. 5 Tropfen
Lachesis DOS/D12	1 – 2 stdl. 5 Tropfen
Ailanthus glandulosa DOS/D4	3 x tgl. 5 Tropfen
Pyrogenium D15	akut 5 Globuli 3 x tgl. chron. jeden 2. Tag 5 Glob.
Carbo vegetabilis DOS/D6	3 x tgl. 5 Tropfen
Magister Doskar Nr. 9	3 x tgl. 15 Tropfen
Magister Doskar Nr. 15	häufig 10 – 12 Tropfen
Magister Doskar Nr. 38	3 – 5 x tgl. 20 Tropfen

Indikation, pers. Anmerkungen

ULCUS CRURIS ▶ siehe auch VARIZEN

	Arterielle Durchblutungsstörungen Begleitende Paraesthesie (diabetogen)
	Hypertoniker
	Venöse Durchblutungsstörungen Bläulich, livid
	Nächtl. Schmerzen Wärme bessert
	Allgemeine Zyanose, Kälte bessert
	Jucken, Hepatose
	Stechende Schmerzen
	Bluten
	Neigung zu Blutungen
	Neigung zu Verhärtungen
	Venektasien
	Senkungsbeschwerden
	Zusatztherapie: Venentropfen
	Äußerlich:

ULCUS DUODENI
ZWÖLFFINGERDARMGESCHWÜR
▶ siehe auch ULCUS VENTRICULI

	Reizbarer Neurastheniker, Obstipationsneigung
	Schmerzen im Rücken, weiße Zunge
	Kaffeeunverträglichkeit
	Fettunverträglichkeit
	Übersäuerung
	Zäher Schleim, Räusperzwang, Organotropie

| Arznei | Anwendung | |

Secale cornutum DOS/D4	3 x tgl. 5 Tropfen
Arnica DOS/D4	3 x tgl. 5 Tropfen
Lachesis DOS/D12	3 x tgl. 5 Tropfen
Arsenicum album DOS/D6	3 x tgl. 5 Tropfen
Carbo vegetabilis DOS/D6	3 x tgl. 5 Tropfen
Lycopodium DOS/D6	3 x tgl. 5 Tropfen
Hepar sulfuris DOS/D6	3 x tgl. 5 Tropfen
Acidum nitricum DOS/D6	3 x tgl. 5 Tropfen
Hamamelis DOS Urtinktur	3 – 5 x tgl. 10 – 20 Tropfen
Acidum hydrofluoricum DOS/D6	3 x tgl. 5 Tropfen
Calcium fluoratum DOS/D6	3 x tgl. 5 Tropfen
Sepia DOS/D6	3 x tgl. 5 Tropfen
Magister Doskar Nr. 28	3 x tgl. 20 Tropfen

Lokalbehandlungen: Bäder und feuchte Umschläge mit Käsepappel. Druckverbände verhindern Stauungen und ermöglichen arteriellen Zufluss.

Anacardium orientale DOS/D12	1 – 2 x tgl. 5 Tropfen
Bismutum subnitricum, DOS/D6	3 x tgl. 5 Tropfen
Ignatia DOS/D12	2 x tgl. 5 Tropfen
Mandragora e radice siccato DOS/D6	3 x tgl. 5 Tropfen
Robinia pseudacacia DOS/D3	3 x tgl. 5 Tr. vor dem Essen
Kalium bichromicum DOS/D4	3 x tgl. 5 Tropfen

Indikation, pers. Anmerkungen

Zusatztherapie:
Neurasthenietropfen

Magen- und Verdauungsstörungstropfen

ULCUS VENTRICULI ❋ MAGENGESCHWÜR

Erwartungsängste

Stress, Obstipationsneigung

Folge von nervöser Erschöpfung

Nächtl. Verschlimmerung

Blutungsneigung

Entkrampfend

Rhagadenbildung

Erbrechen unverdauter Speisen

Folge von Überessen

Verdacht auf Anacidität

Zungenbrennen

Zusatztherapie:
Neurasthenietropfen

Magen- und Verdauungsstörungstropfen

URÄMIE ❋ HARNVERGIFTUNG

Zur Herz-/Kreislaufunterstützung

Erbrechen

Blasse Zyanose

Nephrosklerose

Zusatztherapie:
Nieren- u.Blasentropfen

Arznei	Anwendung
Magister Doskar Nr. 32	3 – 5 x tgl. 20 Tropfen
Magister Doskar Nr. 37	3 – 5 x tgl. 15 – 20 Tr.
Argentum nitricum DOS/D12	3 x tgl. 5 Tropfen
Nux vomica DOS/D12	2 – 3 x tgl. 5 Tropfen
Phosphorus DOS/D12	3 x tgl. 5 Tropfen
Arsenicum album DOS/D6	3 x tgl. 5 Tropfen
Hydrastis DOS/D1	3 x tgl. 5 – 10 Tropfen
Atropinum sulfuricum DOS/D4	3 x tgl. 5 Tropfen
Acidum nitricum DOS/D4	3 x tgl. 5 Tropfen
Kreosotum DOS/D4	3 x tgl. 5 Tropfen
Antimonium crudum DOS/D4	3 x tgl. 1 Messerspitze
Condurango DOS/D3	3 x tgl. 5 Tropfen
Capsicum DOS/D6	3 x tgl. 5 Tropfen
Magister Doskar Nr. 32	3 – 5 x tgl. 15 – 20 Tropfen
Magister Doskar Nr. 37	3 – 5 x tgl. 15 – 20 Tropfen

Sauerrahm, löffelweise über den Tag verteilt. Regulierung des Säure/Basenhaushalts bei chronischer Stoffwechselübersäuerung.

Arznei	Anwendung
Scilla DOS Urtinktur	3 x tgl. 5 Tropfen
und/oder Helleborus DOS Urtinktur	3 x tgl. 5 Tropfen
und/oder Apocynum DOS Urtinktur	3 x tgl. 5 Tropfen
und/oder Strophanthus DOS Urtinktur	3 x tgl. 5 Tropfen
Cuprum arsenicosum DOS/D4	2 – 3 stdl. 1 Messerspitze
Acidum hydrocyanicum DOS/D6	3 x tgl. 5 Tropfen
Plumbum metallicum DOS/D6	3 x tgl. 5 Tropfen
Magister Doskar Nr. 3	3 x tgl. 10 – 12 Tropfen

Indikation, pers. Anmerkungen

URETHRITIS ➦ siehe auch CYSTITIS

Gemeinsam mit gynokologischen Indikationen

Eitriger Ausfluss

Wundmachender, übel riechender Harn

Milchiger Ausfluss, vergeblicher Drang

Brennen mit Krampfgefühl

Urogenitaler Reizzustand

Prostatorrhoe

Unterbrochener Harnstrahl

Folge von Gonorrhoe

Organotropie

Hypomenorrhoe

Zusatztherapie:
Blasentropfen

Reizblasentropfen

URTICARIA ❋ NESSELSUCHT

Akut, Kühle bessert

Brennen

Juckt, brennt, Blasen

Kälteurticaria

Infektiös, toxisch

Nekrotisierende Form

Harnsaure Diathese, hauptsächl. im Gesicht

Reaktion auf Druck

Zusatztherapie:
Konstitutionsmittel, siehe do

Arznei	Anwendung
Aristolochia DOS/D4	3 x tgl. 5 Tropfen
Mercurius sublimatus corrosivus DOS/D6	3 x tgl. 5 Tropfen
Acidum nitricum DOS/D6	3 x tgl. 5 Tropfen
Balsamum copaivae DOS/D2	3 x tgl. 1 Messerspitze
Cantharis DOS/D6	3 x tgl. 5 Tropfen
Cannabis sativa D6	3 x tgl. 5 Tropfen
Selenium DOS/D6	3 x tgl. 5 Tropfen
Clematis DOS/D6	3 x tgl. 5 Tropfen
Thuja DOS/D4	3 x tgl. 5 Tropfen
Cubeba DOS/D3	3 x tgl. 5 Tropfen
und/oder Balsamum peruvianum DOS/D2	3 x tgl. 5 Tropfen
Pulsatilla DOS/D3	3 x tgl. 5 Tropfen
Magister Doskar Nr. 8	Anfangs 1 – 2 stdl., später 3 x tgl. 12 – 15 Tropfen
Magister Doskar Nr. 35	Akut stdl. 10 – 20 Tropfen, chron. 3 x tgl. 15 – 20 Tr.
Rowatinexkapseln	
Apis DOS/D3	1 – 2 stdl. 5 Tropfen
Urtica urens DOS/D4	3 – 4 stdl. 5 Tropfen
Rhus toxicodendron DOS/D4	3 – 4 stdl. 5 Tropfen
Dulcamara DOS/D3	1 – 2 stdl. 5 Tropfen
Echinacea DOS Urtinktur	1 – 2 stdl. 5 Tropfen
Medusa DOS/D3	2 – 3 stdl. 5 Tropfen
Sarsaparilla DOS/D4	3 x tgl. 5 Tropfen
Sepia DOS/D6	3 x tgl. 5 Tropfen

Indikation, pers. Anmerkungen

UTERUSBLUTUNG ➽ siehe METRORRHAGIE

UTERUS DESCENSUS ➽ siehe PROLAPS UTERI

VAGINALMYKOSE ➽ siehe MYKOSE

VAGINISMUS ✣ SCHEIDENKRAMPF

Stimmungslabil, Sexualneurose
Stauungstyp
Ovarielle Schwäche
Fissuren, schmerzhaft
Verkrampfungstyp
Neurovegetativ
Konstitutionell, Trockenheit

VAGINITIS ➽ siehe FLUOR VAGINALIS

VARICELLEN ✣ SCHAFBLATTERN

Akut, Beginn
Folgemittel
Abwehrkraftsteigernd
Bei starker Bläschenbildung
Äußerlich:

VARIZENKRAMPFADERN ➽ siehe auch PHLEBITI

Konstitutionell
Nach Verletzung
Hepatopathisch
Hypo-ovariell
Wadenkrämpfe
Begleit. Hautrhagaden
Schwangerschaftsvarizen
Thromboseneigung
Entzündungsneigung, schme
Thromboseprophylaxe
Zusatztherapie: Venentropfe

| Arznei | Anwendung | |

Platinum metallicum DOS/D12	2 x tgl. 5 Tropfen
Sepia DOS/D6	3 x tgl. 5 Tropfen
Asarum europaeum DOS/D3	3 x tgl. 5 Tropfen
Acidum nitricum DOS/D6	3 x tgl. 5 Tropfen
Magnesium phosphoricum DOS/D12	2 x tgl. 5 Tropfen
Ignatia DOS/D12	3 x tgl. 5 Tropfen
Natrium chloratum DOS/D12	2 x tgl. 5 Tropfen

Aconitum DOS/D30	5 Globuli, mehrere Gaben
Ferrum phosphoricum DOS/D6	stdl. 5 Tropfen
Echinacea DOS Urtinktur	2 – 3 stdl. 5 Tropfen
Rhus toxicodendron DOS/D4	3 x tgl. 5 Tropfen
Sempervivumtinktur	

Calcium fluoratum DOS/D6	3 x tgl. 5 Tropfen
Arnica DOS/D4	2 – 3 stdl. 5 Tropfen
Lycopodium DOS/D6	3 x tgl. 5 Tropfen
Pulsatilla DOS/D3	3 x tgl. 5 Tropfen
Cuprum metallicum DOS/D6	3 x tgl. 5 Tropfen
Acidum hydrofluoricum DOS/D12	3 x tgl. 5 Tropfen
Aesculus DOS/D3	3 x tgl. 5 Tropfen
Hamamelis DOS Urtinktur	3 x tgl. 5 – 10 Tropfen
Carbo vegetabilis DOS/D6	3 x tgl. 5 Tropfen
Lachesis DOS/D12	2 x tgl. 5 Tropfen
Magister Doskar Nr. 28	3 x tgl. 20 Tropfen

Indikation, pers. Anmerkungen

VERUCCAE ❋ WARZEN

Bewährt
Nachbehandlung
Nosode
Konstitutionell
Verhornende Warzen
Leicht blutend
Juckend, brennend

VERTIGO ❋ SCHWINDEL ➡ siehe auch MENIÈR

Arteriosklerotisch
Altersmittel
Hypertonie
Kollaptisch, Übelkeit
Begleitende Diarrhoen
Reisekrankheit
Folge von Stress
Mit Ohrensausen
Schwindel von der Höhe
Neigung zu Absencen
Ängstlicher Schwindel
Wetterwechsel
Kongestionstyp
Nach Erkrankungen
Nach Verletzungen

Zusatztherapie:
Sklerosetropfen

Herz- u. Kreislauftropf., mil
Herz- u. Kreislauftropfen
Schwindeltropfen
Angina pectoris-Tropfen

Arznei	Anwendung
...uja DOS/D4	3 x tgl. 5 Tropfen
...ujatinktur	äußerlich
...uja DOS/D30	5 Globuli, 1 x wöchentlich
...edorrhinum D30	5 Globuli, 1 x wöchentlich
...lcium carbonicum DOS/D12	2 x tgl. 5 Tropfen
...ntimonium crudum DOS/D4	3 x tgl. 1 Messerspitze
...cidum nitricum DOS/D6	3 x tgl. 5 Tropfen
...usticum Hahnemanni DOS/D12	2 x tgl. 5 Tropfen
...helidonium DOS Urtinktur	äußerlich
...rium carbonicum DOS/D4	3 x tgl. 1 Messerspitze
...onium DOS/D4	3 x tgl. 5 Tropfen
...scum album DOS Urtinktur	3 x tgl. 5 Tropfen
...bacum DOS/D12	3 x tgl. 5 Tropfen
...ratrum album DOS/D3	3 x tgl. 5 Tropfen
...occulus DOS/D4	3 x tgl. 5 Tropfen
...ux vomica DOS/D12	2 x tgl. 5 Tropfen
...aninum D12	3 x tgl. 5 Tropfen
...rgentum nitricum DOS/D12	2 x tgl. 5 Tropfen
...cuta virosa DOS/D12	2 x tgl. 5 Tropfen
...osphorus DOS/D12	2 x tgl. 5 Tropfen
...elsemium DOS/D12	2 x tgl. 5 Tropfen
...urum metallicum DOS/D6	3 x tgl. 5 Tropfen
...ina DOS/D3	3 x tgl. 5 Tropfen
...nica DOS/D4	3 x tgl. 5 Tropfen
...agister Doskar Nr. 10	3 x tgl. 25 Tropfen über lange Zeit
...agister Doskar Nr. 15	häufig 10 – 12 Tropfen
...agister Doskar Nr. 16	3 x tgl. 20 Tropfen
...agister Doskar Nr. 31	bedarfsweise 20 Tropfen
...agister Doskar Nr. 39	akut 1/4 stdl. 20 Tropfen vorbeugend 3 x tgl. 20 Tr.

Indikation, pers. Anmerkungen

VERBRENNUNGEN ➽ siehe COMBUSTIO

VEGETATIVE DYSTONIE ➽ siehe NEURASTHEN

VITILIGO ❋ ENTFÄRBTE HAUTPIGMENTSTELLEN

                    Nosodentherapien

ZAHNFLEISCHENTZÜNDUNG
➽ siehe GINGIVITIS

Arznei	Anwendung	

esinum D200 oder DOS/D30
edorrhinum D200 oder DOS/D30
berculinum D200 oder DOS/D30

pia DOS/D6   3 x tgl. 5 Tropfen

Zusammenfassung der Komplexmittel Mag. Doskar

Mag. Doskar Nr. 1:
Verdauungs-, Galle- und Lebertropfen, Zusammensetzung: Carduus mar. D2, Chelidonium D3, Taraxacum D3

Mag. Doskar Nr. 2:
Wirbelsäule- und Gelenkstropfen, Zusammensetzung: Symphytum D8, Ruta D2, Aesculus D3, Hypericum D3, Rhus toxicodendron D4.

Mag. Doskar Nr. 3:
Nieren- und Blasentropfen,
Zusammensetzung: Berberis D3, Solidago D3.

Mag. Doskar Nr. 4:
Beruhigungs- und Schlaftropfen für Kinder,
Zusammensetzung: Zincum valerianicum D30, Coffea D12, Helleborus niger D4.

Mag. Doskar Nr. 5:
Bettnässertropfen, Zusammensetzung: Ferrum met. D12, Belladonna D6.

Mag. Doskar Nr. 6:
Heuschnupfentropfen, Zusammensetzung: Gelsemium D3, Euphorbium D6, Echinacea D1, Alumen chromicum D2.

Mag. Doskar Nr. 7:
Asthmatropfen für Kinder, Zusammensetzung: Ipecacuanha D2, Cuprum aceticum D4, Calcium phos. D12.

Mag. Doskar Nr. 8:
Blasentropfen, Zusammensetzung: Dulcamara D3, Equisetum D1, Petroselinum D1, Sepia D6.

Mag. Doskar Nr. 9:
Tropfen zur unspez. Abwehrsteigerung,
Zusammensetzung: Echinacea D1, Sulfur jod. D4, Mercurius bijodatus D4, Vincetoxicum D12.

Mag. Doskar Nr. 10:
Sklerosetropfen, Zusammensetzung: Ba. carb. D6, Ba. jod. D4, Ambra D3, Ginseng D1, Hyoscyamus D30, Helleborus niger D4, Zincum met. D12.

Mag. Doskar Nr. 11:
Migränetropfen für Frauen, Zusammensetzung: Iris D6, Ignatia D4, Cimicifuga D6, Secale cornutum D3, Ipecacuanha D4.

Mag. Doskar Nr. 12:
Migränetropfen für Männer, Zusammensetzung: Iris D6, Ignatia D4, Nux vomica D12, Secale cornutum D3, Ipecacuanha D4.

Mag. Doskar Nr. 13:
Nerventropfen für Männer, Zusammensetzung: Nux vomica D12, Lycopodium D6, Sulfur D12, Aurum D12, Ambra D3.

Mag. Doskar Nr. 14:
Nerven- und Examenstropfen, Zusammensetzung: Coffea D12, Gelsemium D30, Argentum nitricum D12, Ambra D3, Strophanthus D4.

Mag. Doskar Nr. 15:
Herz- und Kreislauftropfen mild, Zusammensetzung: Cactus D3, Crataegus D3, Veratrum alb. D3.

Mag. Doskar Nr. 16:
Herz- und Kreislauftropfen, Zusammensetzung: Crataegus D1 75%, Aurum coll D4 5%, Strophanthus D4 5%, Cactus D2 5%, Camphora D2 5%, Valeriana D1 5%.

Mag. Doskar Nr. 17:
Schultropfen für Kinder,
Zusammensetzung: Strophanthus D4, Ambra D3.

Mag. Doskar Nr. 18:
Frauentropfen, Zusammensetzung: Cimcifuga D3, Pulsatilla D3, Sepia D6, Ambra D3.

Mag. Doskar Nr. 19:
Jugend Aknetropfen, Zusammensetzung: Kalium jod. D3, Juglans cinera D2, Berberis vulg. D3.

Mag. Doskar Nr. 20:
Grippetropfen, Zusammensetzung: Aconitum D6, Gelsemium D3, Mercurius bijodatus D4, Eupatorium D2, Phosphorus D6, Bryonia D3, Lachesis D12.

Mag. Doskar Nr. 21:
Halstropfen, Zusammensetzung: Belladonna D4, Mercurius bijodatus D4, Causticum D6, Apis D4.

Mag. Doskar Nr. 22:
Stärkungstropfen für Kinder, Zusammensetzung: Ferrum phos. D12, Calcium phos. D12, China D4.

Mag. Doskar Nr. 23:
Prostatatropfen, Zusammensetzung: Selen D6, Chimaphila D1, Digitalis D4, Sabal serrulatum D1.

Mag. Doskar Nr. 24:
Hustentropfen, Zusammensetzung: Ammonium bromatum D3, Ipecacuanha D2, Rumex crispus D2, Phosphorus D5, Drosera rot. D4.

Mag. Doskar Nr. 25:
Verletzungstropfen, Zusammensetzung: Arnica D3, Ruta D3, Calendula D1, Ledum D2, Hypericum D3.

Mag. Doskar Nr. 26:
Sinusitistropfen, Zusammensetzung: Kalium bichromicum D4, Hydrastis D3, Hepar sulfuris D10, Silicea D12, Mercurius bijodatus D3, Calcium fluoratum D12.

Mag. Doskar Nr. 27:
Stoffwechseltropfen, Zusammensetzung: Lycopodium D6, Natrium sulfuricum D6, Natrium phosphoricum D6, Calcium carbonicum D15, Sulfur D15, Silicea D15, Thuja D6, Magnesium phosphoricum D12, Hedera helix D6, Acidum hydrofluoricum D15.

Mag. Doskar Nr. 28:
Venentropfen, Zusammensetzung: Aesculus D3, Laurocerasus D4, Strophanthus D2, Secale cornutum D3, Calcium fluoratum D12, Silicea D12.

Mag. Doskar Nr. 29:
Neuralgietropfen, Zusammensetzung: Aconitum D6, Verbascum D2, Colocynthis D4, Magnesium phosphoricum D12, Plantago D1.

Mag. Doskar Nr. 30:
Schlaftropfen, Zusammensetzung: Ambra D3, Coffea D12, Strophanthus D2, Zincum metallicum D30, Avena sativa D1.

Mag. Doskar Nr. 31:
Schwindeltropfen, Zusammensetzung: China D3, Cocculus D4, Conitum D4, Secale cornutum D3, Veratrum album D3.

Mag. Doskar Nr. 32:
Neurasthenietropfen, Zusammensetzung: Acidum phosphoricum D3, Kalium phosphoricum D6, Nux vomica D12, Anacardium D12, Ignatia D12.

Mag. Doskar Nr. 33:
Entwöhnungstropfen, Zusammensetzung: Tabacum D30, Nux vomica D30, Magnesium phosphoricum D12, Acidum phosphoricum D3, Ambra D3.

Mag. Doskar Nr. 34:
Stärkungstropfen, Zusammensetzung: Avena sativa D1, Ginseng D1, China D2, Acidum phosphoricum D3, Damiana D1.

Mag. Doskar Nr. 35:
Reizblasentropfen, Zusammensetzung: Petroselinum D1, Causticum Hahnemanni D6, Dulcamara D3, Cantharis D6, Aristolochia D4.

Mag. Doskar Nr. 36:
Tropfen bei Regelbeschwerden, Zusammensetzung: Magnesium phosphoricum D12, Belladonna D3, Viburnum opulus D1, Caulophyllum thalictroides D3, Chamomilla D2.

Mag. Doskar Nr. 37:
Magen- und Verdauungsstörungs-Tropfen, Zusammensetzung: Nux moschata D3, Asa foetida D3, Iris D3, Atropium sulfuricum D4, Nux vomica D6, Arsenicum album D6.

Mag. Doskar Nr. 38:
Durchfalltropfen, Zusammensetzung: Ferrum phosphoricum D12, Arsenicum album D6, Veratrum album D4.

Mag. Doskar Nr. 39:
Angina pectoris-Tropfen, Zusammensetzung: Crataegus D1, Cactus D1, Iberis amara D2, Spigelia D2, Kalium carb. D3.

Mag. Doskar Nr. 40:
Gelenks-Entzündungstropfen, Zusammensetzung: Bryonia D2, Colchicum D4, Rhus toxicodendron D4, Echinacea D1, Apis D3.

Weiters im Verlag des Österreichischen Kneippbundes, 8700 Leoben, Kunigundenweg 10, erschienen:

PROF. HADEMAR BANKHOFER:
Sanfte Medizin, 1.000 Hausmittel für Ihre Gesundheit, 300 Seiten, Hartdeckel.
ISBN 3-900696-45-4, S 228,– / DM 31,30 / sfr 28,80.

Die 500 besten Vitaltips, zu Ernährung, Lebensstil, Hausmitteln, Heilkräuter usw. 280 Seiten, Hartdeckel.
ISBN 3-900696-45-4, S 248,– / DM 34,– / sfr 31,30.

Gesundheit aus dem Kochtopf, Tips und Tricks der Vollwertkost, 180 Seiten, Hartdeckel, sehr schöne Bilder. Lieferbar ab April 97 (Neuerscheinung).
ISBN 3-900696-98-5, S 228,– / DM 31,30 / sfr 28,80.

DR. MED. KARL GARTNER:
Entspannung durch Massage, Handbuch zu allen wichtigen Techniken, 300 Seiten, viele Bilder, Hartdeckel.
ISBN 900696-76-4.

Heilgymnastik für den Hausgebrauch, Behandlung und Vorbeugung, Video, Dauer 25 Minuten. Lieferbar ab April 97 (Neuerscheinung).
ISBN 3-900696-87-X, S 298,– / DM 40,80 / sfr 37,60.
Buch, Hartdeckel, 70 Farbbilder, 140 Seiten, Hartdeckel.
ISBN 3-900696-86-1, S 228,– / DM 31,30 / sfr 28,80.

Meditation, Urlaub für die Seele, Techniken für den Hausgebrauch. Lieferbar ab Mai 97 (Neuerscheinung).
Buch (120 Seiten, Paperback, viele Bilder) und Video (Dauer: 25 Minuten, fantastische Aufnahmen) im Set:
ISBN 3-901794-00-X, S 298,– / DM 40,80 / sfr 37,60.

DR. MED. WOLFGANG EXEL:
So besiegen Sie die Allergie, Die Allergie als ganzheitsmedizinisches Problem. 254 Seiten, gebunden, Farbbilder,.
ISBN 3-900696-42-X, S 298,– / DM 40,80 / sfr 37,60.

DR. MED. ALEXANDER MENG, DR. WOLFGANG EXEL:
Chinesisch heilen. Anleitung zur Selbsthilfe mit Akupressur. 180 Seiten, fest gebunden, viele Zeichnungen.
ISBN 3-900696-53-5, S 198,– / DM 27,30 / sfr 25,10.

Erhältlich in Apotheken und im Buchhandel!